Ganzkörper-Hyperthermie und Fiebertherapie
Martin Heckel

Ganzkörper-Hyperthermie und Fiebertherapie

Grundlagen und Praxis

Martin Heckel

20 Abbildungen

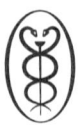 Hippokrates Verlag Stuttgart

CIP-Titelaufnahme der Deutschen Bibliothek

Heckel, Martin:
Ganzkörper-Hyperthermie und Fiebertherapie : Grundlagen
und Praxis / Martin Heckel. – Stuttgart :
Hippokrates-Verl., 1990
 ISBN 3–7773–0931–1

Anschrift des Verfassers:

Dr. med. Martin Heckel
Gerstenweg 11
7300 Esslingen

Wichtiger Hinweis

Medizin als Wissenschaft ist ständig im Fluß. Forschung und klinische Erfahrung erweitern unsere Kenntnisse, insbesondere was Behandlung und medikamentöse Therapie anbelangt. Soweit in diesem Werk eine Dosierung oder eine Applikation erwähnt wird, darf der Leser zwar darauf vertrauen, daß Autoren, Herausgeber und Verlag größte Mühe darauf verwandt haben, daß diese Angabe genau dem **Wissensstand bei Fertigstellung** des Werkes entspricht. Dennoch ist jeder Benutzer aufgefordert, die Beipackzettel der verwendeten Präparate zu prüfen, um in eigener Verantwortung festzustellen, ob die dort gegebene Empfehlung für Dosierungen oder die Beachtung von Kontraindikationen gegenüber der Angabe in diesem Buch abweicht. Das gilt nicht nur bei selten verwendeten oder neu auf den Markt gebrachten Präparaten, sondern auch bei denjenigen, die vom Bundesgesundheitsamt (BGA) in ihrer Anwendbarkeit eingeschränkt worden sind.
Geschützte Warennamen (Warenzeichen) werden nicht besonders kenntlich gemacht. Aus dem Fehlen eines solchen Hinweises kann also nicht geschlossen werden, daß es sich um einen freien Warennamen handele.

ISBN 3-7773-0931-1

© Hippokrates Verlag GmbH, Stuttgart 1990

Printed in Germany 1990

Satz und Druck: Buchdruckerei Schäuble, Stuttgart
Grundschrift: 9/9.5 Times (System Autologic)

Inhaltsverzeichnis

Vorwort

Vorangestellt sei die Überzeugung, daß die therapeutischen und präventiven Möglichkeiten der seriellen systemischen Ganzkörperhyperthermie (SHT) und Fiebertherapie bei weitem nicht ausgeschöpft sind. Im Vergleich zu früheren medizingeschichtlichen Epochen nehmen sie heute nur einen sehr geringen Stellenwert ein. Je mehr sich jedoch neben den hervorragenden Erfolgen auch die Grenzen einer organbezogenen, kausalanalytischen Betrachtungsweise in der Medizin abzeichnen, um so eher werden Impulse wach, die Gesamtheit des Organismus ins Blickfeld therapeutischen Handelns zu stellen. Die systemische Ganzkörperhyperthermie und die Fiebertherapie greifen auf die universellste Weise in alle Funktionen des individuellen Organismus ein.

Wir haben versucht darzustellen, wie eine kontrollierte Körpertemperaturerhöhung um wenige Celsiusgrade in den verschiedensten Geweben und Organen Funktionssteigerungen auszulösen sowie fehlgeleitete Regulationssysteme anzustoßen und bestenfalls in ein normales Gleichgewicht zurückzuführen vermag. Trotz einer riesigen Fülle von Einzelbeobachtungen und Befunden müssen wir uns bis jetzt mit noch sehr lückenhaften Einblicken bescheiden. So sind diesem Buch auch ungewollte Irrtümer nachzusehen; konstruktive Kritik und ergänzende Mitteilungen sind willkommen.

Zweifellos stehen der Verbreitung der Ganzkörperhyperthermie auch methodische Schranken im Wege. Mit der Entwicklung der Infrarot-Hyperthermie (IRHT) glauben wir die Voraussetzung für eine breitere Anwendung und Erforschung dieses therapeutischen Prinzips geschaffen zu haben. Die berührungsfreie Wärmeenergieübertragung und die Unabhängigkeit von festen Einrichtungen macht dieses Verfahren nicht nur leicht praktikabel, es erlaubt auch eine störungsfreie Überwachung vieler Meßwerte. Da sich das Maß der Belastung als bedeutsamer Faktor für die Verträglichkeit der Behandlung erwiesen hat und im wesentlichen deren Kontraindikationen bestimmt, lag uns besonders daran, den Streß der Behandlung möglichst zu verringern und die erreichten Körpertemperaturen auch ohne stetige Wärmebelastung von außen her durch alleinige Thermoisolation längere Zeit aufrechtzuerhalten.

Die Ganzkörperhyperthermie und die Fiebertherapie können sich heute ausschließlich als begleitende Behandlungsmaßnahmen verstehen, die die bewährten chirurgischen, medikamentösen und physikalischen Therapieverfahren ergänzen. Es ist allerdings denkbar, daß ihr Wirkungsspektrum manche therapeutischen Einsätze verzichtbar macht, in ausweglosen Krankheitsstadien noch positive Akzente zu setzen vermag und auch einen Platz in der Präventivmedizin finden wird.

1 Einleitung:
Geschichtliche Wegmarken, Definitionen, Aufbau des Buches

In der Medizingeschichte hatte die therapeutische Anwendung der durch kontrollierte Zufuhr und Rückstauung von Wärme auf physikalischem Wege erzeugten Körpertemperaturerhöhung ein sehr wechselhaftes Schicksal. Das gleiche gilt für die Fiebertherapie, deren augenfälligstes Kennzeichen ebenfalls die Steigerung der Körpertemperatur ist. Die Frage, ob Fieber überhaupt nützlich sei oder ob es ein Krankheitssymptom unter anderen darstelle, das bekämpft werden muß, wird auch heute nicht einheitlich beantwortet.

Der vielzitierte Ausruf des im 4. vorchristlichen Jahrhundert tätigen griechischen Arztes Parmenides: »Ich heile alle Krankheiten, wenn ich nur Fieber erzeugen könnte«, ist die enthusiastisch übersteigerte Reaktion auf unerwartet beobachtete Besserungen von damals unheilbaren chronischen Leiden, nachdem Kranke eine hochfieberhafte Infektion überlebt hatten. Der Wunsch, Fieber gezielt als Therapeutikum einzusetzen, zieht sich wie ein roter Faden durch die Jahrhunderte der Medizingeschichte.

Einen wegweisenden Schritt in der jüngeren Vergangenheit unternahm der Wiener Psychiater *Wagner von Jauregg*, als er nach 30jährigem Zögern zwei an der spätluetischen progressiven Paralyse dahinsiechende Kranke mit Plasmodien der Malaria tertiana infizierte und tatsächlich eine Wende in dem damals absolut unheilbaren Krankheitsbild erreichte. Dies geschah im Juni 1917. Seine mutige Tat wurde 10 Jahre später durch die hohe wissenschaftliche Auszeichnung des Nobelpreises für Medizin gewürdigt. Jahrzehntelang galt die Malariatherapie dann als Standardverfahren für spätluetische Krankheitsstadien und auch andere unbeeinflußbare chronische Erkrankungen. Ernste Zwischenfälle und tödliche Komplikationen wurden in Kauf genommen.

Andererseits versuchte man bald, die Temperaturgrade eines Fiebers auch mit physikalischen Mitteln, und dadurch besser steuerbar, hervorzurufen. Wenn dabei zwar die Wirkung eines Infektionsfiebers meist nicht erreicht wurde, so überraschten die klinischen Ergebnisse der Ganzkörperhyperthermie oder auch systemischen Hyperthermie (SHT) doch ebenfalls. Und die Überwärmungsbehandlung vieler Erkrankungen stand jahrzehntelang in hoher Blüte. Diese physikalischen Verfahren waren jedoch mit erheblichen Belastungen für den Patienten und das überwachende Personal verbunden. Auch konnte die mangelnde Kenntnis, was eigentlich dabei im Körper vorging, auf die Dauer nicht befriedigen.

So wurde die Ganzkörperhyperthermie auch rasch und weitgehend verlassen, als sich neuentwickelte Pharmaka bei den angewandten Indikationen als wirksam erwiesen, so die Sulfonamide und Antibiotika bei Infektionen und die Kortikosteroide beim chronisch-entzündlichen Rheumatismus wie auch bei Allergien.

Seit den 50er Jahren führten nur wenige Ärzte und Kliniken die Ganzkörperhyperthermie und Fiebertherapie weiter. In der Wissenschaft nahmen sie – bis heute – eher eine Außenseiterstellung ein. Um 1965 besann sich die onkologische Forschung der Mitteilungen namhafter deutscher Chirurgen, die kurz vor der Jahrhundertwende über Tumorrückbildungen während und nach hochfieberhaften Erysipelinfektionen berichtet hatten. Neue Methoden der Experimentalmedizin konnten belegen, daß maligne Zellen unter bestimmten Bedingungen selektiv hitzeempfindlicher waren als Normalzellen. Seither befassen sich weltweit viele Forschergruppen mit der Temperaturerhöhung über 42,5 °C in Tumoren, und die Literatur ist ins Unüberschaubare angewachsen. Körpertemperaturen unterhalb dieser Extremgrade gelten aus onkologischer Sicht eher als suspekt.

Wesentliche Impulse für die erneute wissenschaftliche Beschäftigung mit Körpertemperaturen zwischen 37 und 41 °C gingen in den letzten Jahren vom Fachbereich der physikalischen Medizin aus. Nachdem seit der letzten monographischen Darstellung der Ganzkörperhyperthermie (*Lampert* 1948) nun mehr als 40 Jahre vergangen sind, erschienen in diesem Jahrzehnt zwei wesentliche Monographien. Über Hyperthermie- und Fieberwirkungen bei Mensch und Tier hat *Schmidt* 1987 (1. Auflage, 1975) eine kritische Übersicht über die fast unübersehbare Weltliteratur vorgelegt. *Bühring* hat 1984 sehr differenzierte Untersuchungsergebnisse bei der Ganzkörperhyperthermie im Überwärmungsbad mitgeteilt und diskutiert.

Auch werden die thermophysiologischen und biochemischen Vorgänge bei einer Fieberreaktion wieder intensiv bearbeitet. Neben vielen Zeitschriftenpublikationen erschien 1979 eine Monographie von *Kluger* über Biologie, Evolution und Funktion des Fiebers.

Das Fieber war vor der Erfindung und ärztlichen Anwendung des Thermometers viele Jahrhunderte lang ein sehr differenziert bewertetes Krankheitssymptom. Es war zwar mit fühlbarer Körperhitze vergesellschaftet, erschloß aber dem sorgsam beobachtenden Arzte eine reiche Facette zusätzlicher Erscheinungen, auf die in letzter Zeit vor allem *Bühring* (1988) wieder hingewiesen hat. Jedenfalls ist die heute gültige Meinung nicht ganz neu, daß die Körpertemperaturerhöhung nur einen begrenzten Ausschnitt aus den Wirkungen des Fiebers, und wahrscheinlich nicht einmal den wirksamsten, darstellt. Künstlich gesetzte Fieberreaktionen wirken sich offenbar oft auch dann therapeutisch positiv aus, wenn dabei nur geringe Körpertemperaturerhöhungen ausgelöst werden (*Büssow* 1937, *Spiecker* 1950).

So können wir in einer Darstellung, die sich vorwiegend mit der auf physikalischem Wege erzeugten systemischen Hyperthermie befaßt, nicht auf den ständigen Vergleich mit dem vom Organismus aktiv erzeugten Fieber verzichten und müssen immer wieder versuchen herauszuarbeiten, wo Unterschiede und Gemeinsamkeiten liegen und ob vielleicht auch eine sinnvolle Kombination möglich ist.

Zunächst stehen wesentliche definitorische Klärungen an. Der Begriff »Hyperthermie« wird im Schrifttum in zunehmend verwirrender Vielfalt angewandt, besonders seitdem sich die onkologische Forschung in den letzten zwei Jahrzehnten mit Nachdruck auf die direkte Beeinflussung maligner Tumoren durch hohe Temperaturgrade konzentriert. Verständlicherweise ist die Definition der Hyperthermie auf onkologischer Ebene relativ eng gefaßt: »Von Hyperthermie im klinisch-onkologischen Sinne spricht man dann, wenn zum Zwecke einer Tumorbehandlung Temperaturen oberhalb der normalen Körpertemperatur entweder systemisch (40–43 °C) oder lokal begrenzt (über 42 °C) im Tumor erzeugt werden«. Körpertemperaturerhöhungen unterhalb dieser Grade werden hier allenfalls als »moderate« Hyperthermie angesprochen und als »behagliche Wärme« charakterisiert (*Wiedemann* u. Mitarb. 1988).

In der Pathophysiologie erscheint der Begriff Hyperthermie als Auswirkung einer Hitzebelastung, in der Anästhesiologie als der meist tödliche Narkosezwischenfall einer »malignen Hyperthermie«, in der Sportmedizin als oft bedrohliche Begleiterscheinung des Marathonlaufes. Auch in Laboratorien, wo mit Zellkulturen, isolierten Organen und Versuchstieren gearbeitet wird, wird der Begriff Hyperthermie verwendet.

Diese begrifflichen Mehrdeutungen und Unschärfen belasten die vorurteilsfreie Beschäftigung mit dem Thema Hyperthermie. Eine klare definitorische Unterteilung der verschiedenen Hyperthermieformen und -grade ist unverzichtbar.

Von der Wortzusammensetzung ausgehend bedeutet Hyperthermie bei Mensch und Tier zunächst lediglich, daß in bestimmten Bereichen des Organismus eine höhere Temperatur besteht als normalerweise dort anzutreffen ist. Je nach der Größe dieser Bereiche ist dabei zu unterscheiden zwischen der eng begrenzten »lokalen Hyperthermie« (LHT), der auf umschriebene größere Körperbezirke beschränkten »regionalen Hyperthermie« (RHT) und der den gesamten Organismus einbeziehenden »Ganzkörperhyperthermie«, »Ganzkörperüberwärmung« oder »systemischen Hyperthermie« (SHT). Die systemische Hyperthermie betrifft ausschließlich die mit physikalischen Mitteln erzeugte Körpertemperaturerhöhung. Für die beim Fieber entstehende Steigerung der Körpertemperatur kann der Begriff »thermische Fieberreaktion« oder »Fieber-Hyperthermie« Verwendung finden.

Mit wertenden Attributen hinsichtlich der bei einer SHT erreichten Temperaturhöhe erscheint uns Zurückhaltung geboten. Bezeichnungen wie mäßige, moderate, intensive Hyperthermie sind für eine vergleichende Betrachtung zu ungenau. Vielmehr muß angestrebt werden, die Temperaturgrade und möglichst auch die Dauer ihrer Einwirkung so eindeutig wie möglich zu bestimmen und z. B. mit 41 °C/80 Minuten oder 39 °C/48 Stunden anzugeben.

Ferner kann eine Gliederung der SHT in standardisierte Temperaturstufen bei vergleichenden Studien nützlich sein. Wir empfehlen Stufen von jeweils 1 ± 0,5 °C, aufbauend auf eine Grundtemperatur von 36,5 °C:

- von 36,5 bis 37,5 °C »prähypertherme Stufe«
- von 37,5 bis 38,5 °C »kleine« oder »milde« SHT
- von 38,5 bis 39,5 °C »mittlere« SHT
- von 39,5 bis 40,5 °C »hohe« SHT
- von 40,5 bis 41,5 °C »extensive« SHT
- von 41,5 bis 42,5 °C und mehr »extreme« SHT.

Diese Einteilung schließt ein, daß zu einer therapeutischen SHT ausnahmslos die kontinuierliche Messung der Körpertemperatur gehört. Wärmeanwendungen, die zwar die Körpertemperatur anheben, aber üblicherweise ohne Temperaturkontrolle erfolgen, können in diesem Buch allenfalls am Rande erwähnt werden.

Unsere Darstellung stützt sich neben alten und neueren Publikationen besonders auf die genannten Monographien von *Bühring* (1984) und *Schmidt* (1987). Auf Grund unserer jahrzehntelangen Studien und praktischen Erfahrungen soll versucht werden, die bisherigen Kenntnisse in eine Systematik einzugliedern, die möglichst viele Aspekte dieses universellen Therapieprinzips berücksichtigt. Eine auf die Therapie ausgerichtete zusammenfassende Übersicht über die systemische Hyperthermie und Fiebertherapie fehlt seit dem Buch von *Lampert* »Überwärmung als Heilmittel« (1948). Somit ist eine Lücke von mehr als 40 Jahren zu schließen. Über die Fiebertherapie ist uns keine Übersicht in Buchform bekannt.

Beim Aufbau des vorliegenden Buches sind wir bestrebt, in folgerichtigen Schritten in das Verständnis der beiden Therapieverfahren einzuführen. Zunächst werden die thermophysiologischen Voraussetzungen einer Körpertemperaturerhöhung betrachtet, die einesteils durch fiebererzeugende »pyrogene« Substanzen angeregt, andernteils durch überschießende Wärmezufuhr von außen her erzeugt werden kann. In diesem Rahmen werden auch diejenigen biochemischen Eigenschaften der Pyrogene abgehandelt, die selbst ohne Temperatursteigerung eine hohe immunologische Aktivität entfalten können.

Sodann werden die wesentlichen Methoden zur Durchführung einer kontrollierten SHT beschrieben, soweit sie von historischer Bedeutung oder auch heute noch anwendbar sind. Die vom Verfasser entwickelte Infrarot-Hyperthermie (IRHT) wird vergleichend eingeordnet. Auch die Therapieformen, die unter dem Begriff Fiebertherapie zusammenzufassen sind, werden aufgezeigt.

Die erwiesenen und wahrscheinlichen

Wirkungen einer zumutbaren Temperaturerhöhung im Gesamtkörper werden ausschließlich im Blick auf eine mögliche und begründbare therapeutische Effizienz aufgeführt. Die schädigenden Folgen des Hitzschlages oder einer unkontrollierten bzw. extremen SHT-Therapie wurden vorrangig von *Schmidt* (1987) abgehandelt und treten in unserer Darstellung zurück. Doch werden die Belastungsfaktoren einer SHT und Fiebertherapie eingehend besprochen, da sie von hervorstechender klinischer Bedeutung sind und die Indikationsbreite der beiden Therapieverfahren begrenzen.

Abschließend wird versucht, Richtlinien für eine begründete Indikationsstellung zu erarbeiten, die auch als Grundlage für bisher noch nicht vorliegende kontrollierte Therapiestudien dienen könnten.

Im Rahmen einer praxisorientierten Darstellung verzichten wir bewußt auf mathematische Symbole und theoretische Ausführungen. Auch streben die gegebenen Literaturbelege keine Vollständigkeit an; es wird auf die ausführlichen Literaturverzeichnisse in den obengenannten Monographien von *Bühring* und *Schmidt* sowie in den einschlägigen physiologischen Sammelwerken verwiesen.

Natürlich kann die Darstellung eines so breit verzweigten Bereiches durch einen einzelnen Autor nur fragmentarisch und nicht frei von ungewollten Irrtümern sein. Mit Absicht und auf Grund der Faszination, die dieses Thema auszuüben vermag, ist sie mitunter subjektiv und persönlich gestaltet, bemüht sich aber um eine möglichst kritische Sicht.

2 Thermophysiologische Grundlagen der SHT und des Fiebers

Das Wissen über thermophysiologische Vorgänge hat sich in den letzten Jahrzehnten immens erweitert. Wichtige Impulse gingen dabei von der Regeltheorie aus. Tiefere Einblicke vermitteln die neueren Lehrbücher der Physiologie sowie monographische Darstellungen (*Schütz* u. a. 1982, *Werner* 1984, *Priebe* 1986). Wir versuchen, die sehr komplizierten Zusammenhänge und Wechselwirkungen möglichst knapp und anschaulich aufzuzeigen, soweit sie für das Verständnis der SHT und des Fiebers erforderlich sind.

2.1 Temperaturverteilung im Körper

Wärme ist eines der kardinalen Kennzeichen des Lebens, Voraussetzung für den ungestörten Ablauf aller wesentlichen Funktionen des Lebendigen. Aus physikalischer Sicht ist Wärme Bewegungsenergie. Bei zunehmenden Temperaturen führen die Moleküle eine verstärkte Bewegung um ihren Ruhepunkt aus und geben ihre kinetische Energie an benachbarte Teilchen konduktiv weiter.

In den homoiothermen Warmblütern sorgt ein differenziertes Regulationssystem unter hohem Energieaufwand für eine gleichmäßige, von der Außentemperatur unabhängige Innenwärme, während die äußeren Körperschichten noch eine deutliche Abhängigkeit von der Umgebungswärme – ähnlich wie bei wechselwarmen Tierarten – aufweisen.

Man nennt den relativ gleichmäßig temperierten Innenraum, der die lebenswichtigen Organe Gehirn, Herz, Leber, Nieren, Verdauungstrakt und hormonbildende Organe beherbergt, den Temperatur-»Kern« des Körpers, den wechselwarmen äußeren Bereich die Temperatur-»Schale«. Zur Schale gehören die gesamte Haut und Unterhaut, in mehr oder weniger großem Ausmaß die Arme und Beine mit den in ihnen liegenden Muskeln, Knochen, Gelenken, peripheren Nerven, Blut- und Lymphgefäßen.

Die Grenzen zwischen Kern und Schale sind fließend. Nimmt der Gesamtwärmeinhalt des Körpers durch verstärkte Stoffwechselaktivität oder durch von außen aufgenommene Wärme zu, so füllt sich die Temperaturschale von innen oder außen her mit Wärme auf. In dem Maße, wie sich ihre Temperatur der des Kernes angleicht, verschiebt sich die Grenze zwischen Kern und Schale zur Körperperipherie hin.

Bei niedriger Außentemperatur kühlen zunächst die Schalenbereiche ab. Als funktioneller Wärmepuffer bewahren sie den Kern möglichst lange vor einer Erniedrigung seiner Innentemperatur, sie nehmen dabei eine thermisch bedingte Funktionseinschränkung der in ihr liegenden Gewebe, wie z. B. der Muskeln, in Kauf.

Diese zweifellos vergröberte Vorstellung ist in der klassischen Skizze von *Aschoff* und *Wever* (1958) veranschaulicht *(Abb. 1)*. Sie könnte den Eindruck erwecken, die Ausbreitung der Wärme von innen nach außen erfolge allein durch Wärmeleitung (Konduktion) von Schicht zu Schicht des Körpers. Tatsächlich sind die Vorgänge des Wärmeaustausches zwischen Kern, Schale und Außenwelt sehr viel komplizierter.

Den bedeutendsten Anteil für einen raschen Zu- und Abtransport von Wärme innerhalb des Körpers übernimmt das in den arteriellen und venösen Gefäßen fließende Blut. Bewegliche Moleküle werden durch »Konvektion« rasch an einen anderen Ort transportiert und geben dort Anteile ihrer erhöhten kinetischen Energie konduktiv an Teilchen ab, mit denen sie in enge Berührung kommen, oder sie nehmen Wärmeenergie auf und führen

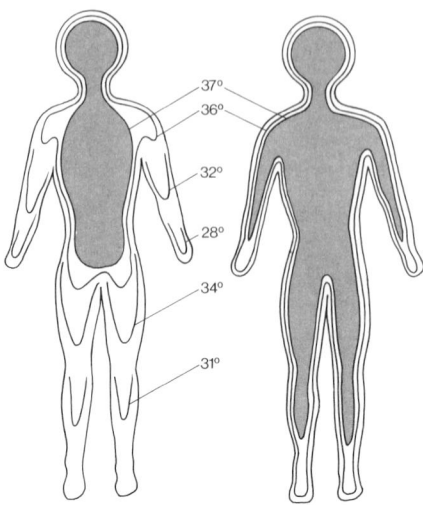

Abb. 1   Temperaturrelationen zwischen Temperaturkern (dunkel) und -schale (weiß) des Körpers: bei kühler Umgebung (20 °C) Volumenvergrößerung der Schale, bei Wärmezufuhr (35 °C) Ausdehnung des Kernbereichs (aus *Aschoff* und *Wever* 1958)

sie von dem stärker erwärmten Bereich ab.

Die wärmeführende Blutströmung wird sehr komplex gesteuert durch Kontraktion und Erweiterung der Arterien und der oberflächlichen Hautgefäße sowie durch arteriovenöse Anastomosen, die überbrückend im präkapillären und als Mikroanastomosen auch im kapillären Bereich angelegt sind. Die arterielle Durchblutungsgröße kann im Bedarfsfall durch Nebenschlußgefäße erhöht werden, wobei sich die bereits bestehenden, aber normalerweise ungenutzten Kollateralen öffnen oder durch Kapillarsprossung neu bilden. Von thermophysiologischer Bedeutung ist ferner ein Wärmeaustausch im Gegenstromprinzip zwischen benachbart verlaufenden Arterien und Venen.

Bei intensiven Temperatureinflüssen von außen und innen kommt es zu einschneidenden Verschiebungen des zwischen der Körperschale und den Organen des Kör-

perkerns fließenden wärmetragenden Blutvolumens.

Der Gesamtwärmeinhalt des Körpers ist bei gleicher Kerntemperatur sehr variabel und hängt davon ab, wie weit die Körperschale mit Wärme aufgefüllt ist. Bei den in unseren Breitengraden üblichen Außentemperaturen besteht normalerweise stets ein radiales und axiales Temperaturgefälle im Körper von innen nach außen. Der Temperaturgradient bewegt sich zwischen etwa 37 °C im Kernbereich und einer mittleren Temperatur von 25 bis 34 °C an der Hautoberfläche. Der Temperaturunterschied innerhalb des Körpers kann also, abhängig von der Außentemperatur und der Gewebsdurchblutung, immerhin bei Werten von 3–12 °C und oft noch höher liegen. Diese erheblichen Temperaturunterschiede zwischen dem Innern des Körpers und seinen oberflächennahen Bereichen schlagen sich auch in der bevorzugten Lokalisation bestimmter Krankheitserscheinungen nieder (*Rodbard* 1981). Eine, auch ohne äußere Erwärmung aufrechterhaltene, relativ weite Verschiebung der Kern-Schalen-Grenze nach der Peripherie hin ist wohl für das angenehme Körpergefühl einer behaglichen Durchwärmung charakteristisch.

Die im Körperkern gelegenen parenchymatösen Organe sind ebenfalls nicht gleich temperiert. Je nach den gerade bestehenden Stoffwechselaktivitäten und Durchblutungsgrößen gleicht die Wärmeverteilung im Körperkern eher einer Landschaft mit Hügeln und Tälern. Eine relativ stabile Temperatur dürfte in den thermisch gut abgeschirmten Bereichen des Mittelhirns bestehen, besonders in der mehr oder weniger abgrenzbaren Region des vorderen, präoptischen Hypothalamus, die die thermosensiblen Neuronen des »Temperaturzentrums« beherbergt. Auf welche Weise verteidigt der Warmblüterorganismus seine Kerntemperatur von etwa 37 °C gegen Wärme- und Kälteeinflüsse von innen oder außen?

2.2 Regelsystem für die Körpertemperatur

Unter den zahlreichen und hierarchisch angeordneten Regulationssystemen, deren rasche und effektive Funktion einen gesunden Organismus kennzeichnen, ist die Thermoregulation in den obersten Rängen angesiedelt. Die hier ablaufenden Vorgänge sind besser verständlich geworden, seitdem die Theorie und Praxis der technischen Regelung (Kybernetik) in die Interpretation biologischer Phänomene einbezogen wurde.

Die »Biokybernetik« ist jedoch wesentlich komplexer als die technischen Regelsysteme. Eine wesentliche Diskrepanz betrifft den Begriff des Sollwertes. Wenn dieser im technischen Bereich eine definierte meß- und einstellbare Größe darstellt, so ist er im biologischen Bereich und besonders bei der Temperaturregulation eine absolut virtuelle Größe, die sich jeder Meßbarkeit mit dem physiologischen Rüstzeug entzieht. Allein die in Erscheinung tretenden und der Beobachtung zugänglichen sekundären Regelmechanismen (Stellglieder) lassen Rückschlüsse auf die jeweils zu vermutende Sollwerteinstellung zu.

Auch kann man sich das für die Sollwerteinstellung zuständige Temperaturzentrum nicht als ein anatomisch abgegrenztes Areal, sondern eher als einen im Hypothalamus verstreuten neuronal-synaptischen Zellverband vorstellen, in dem nicht nur lokale Temperaturempfindungen, sondern auch afferente nervale Impulse aus den Wärmerezeptoren verschiedener Körperregionen integriert und verarbeitet werden (multiple input system).

Am besten bekannt sind die Thermozeptoren der Haut und die zentripetale, afferente Leitung der hier ausgelösten nervalen Impulse. Die an der Haut wahrgenommenen Temperaturqualitäten werden intensiv im Wachbewußtsein empfunden im Gegensatz zu den recht unbestimmten Temperaturempfindungen im Körperinneren, die sich auf das allgemeine Gefühl inneren Frierens und behaglicher Durchwärmung beschränken. So ist auch über die inneren Thermorezeptoren im Rückenmark, Bauchraum, in der Muskulatur und in anderen Geweben anatomisch und funktionell weniger bekannt als über die Rezeptoren der Haut. Im Gegensatz zu den sehr zahlreichen und direkt unter der Epidermis angeordneten Kälterezeptoren liegen die spärlicheren Wärmerezeptoren etwas tiefer im Korium der Haut. Die thermischen Impulse werden vorwiegend über den Tractus spinothalamicus des Rückenmarkes zentripetal dem Mittelhirn zugeleitet.

Im Rückenmark befinden sich bereits Unterzentren für eine reflektorische segmentale Temperaturregelung. Im Mittelpunkt der Thermoregulation stehen jedoch die als Temperaturzentrum bezeichneten Areale im vorderen Hypothalamus. Das Temperaturzentrum besteht aus Nervenzellen mit hoher biochemischer Temperatursensibilität. Diese sind in der Lage, bei Änderungen der lokalen Bluttemperatur im Hypothalamus wie auch nach integrierender Verarbeitung der aus der Peripherie ankommenden nervalen Impulsmitteilungen die anatomisch benachbarten Zentren des vegetativen Nervensystems und neurohormonale Zentren zu beeinflussen, die dann die »Stellglieder« der Temperaturregelung in Gang setzen (*Simon* u. *Riedel* 1982).

Die Temperatursensibilität der neuronalen Zellstrukturen des Temperaturzentrums ist normalerweise so eingestellt, daß bei einer lokalen Hypothalamustemperatur von etwa 37 °C und einem ausgeglichenen Integrationsergebnis der peripheren Temperaturinformationen keine wesentlichen thermoregulatorischen Steuerimpulse abgegeben werden. Regeltechnisch stehen Sollwert und Istwert auf gleicher Höhe, es besteht ein thermoneutraler Zustand. Dieses labile Gleichgewicht wird instabil, wenn sich entweder der zentrale Temperatur-Sollwert oder der registrierte Temperatur-Istwert so gegeneinander verschieben, daß eine »Regelabweichung« entsteht.

2.2.1 Grundphänomene der Regelabweichung

Eine Abweichung vom labilen Gleichgewicht der Temperaturregelung kann sich in jeweils entgegengesetzter Richtung polarisieren. Entweder kommt der Sollwert auf eine höhere Temperaturstufe als der Istwert oder umgekehrt *(Abb. 2a* und *b).*

Regelabweichung Sollwert höher als Istwert

Abwärtsbewegung des Istwertes bei normalem Sollwert durch äußere Abkühlung

Bei längerdauernden Kälteeinflüssen von außen her sinkt schließlich die Temperatur des an das hypothalamische Zentrum heranfließenden Blutes so weit ab, daß hier die Differenz zum eingestellten Normalsollwert als »Störgröße« wahrgenommen wird. Eine »Kältereaktion« wird ausgelöst, gegenregulatorische Aufwärmungsmechanismen werden als »Stell-

Abb. 2   Typische Regelabweichungen zwischen zentralem Sollwert (SN normal, SH erhöht) und Isttemperatur des Körpers (IT) beim Fieber und bei der SHT. Die Winkelgröße ra zeigt das Maß der Regelabweichung, der Pfeil ihre Richtung an.

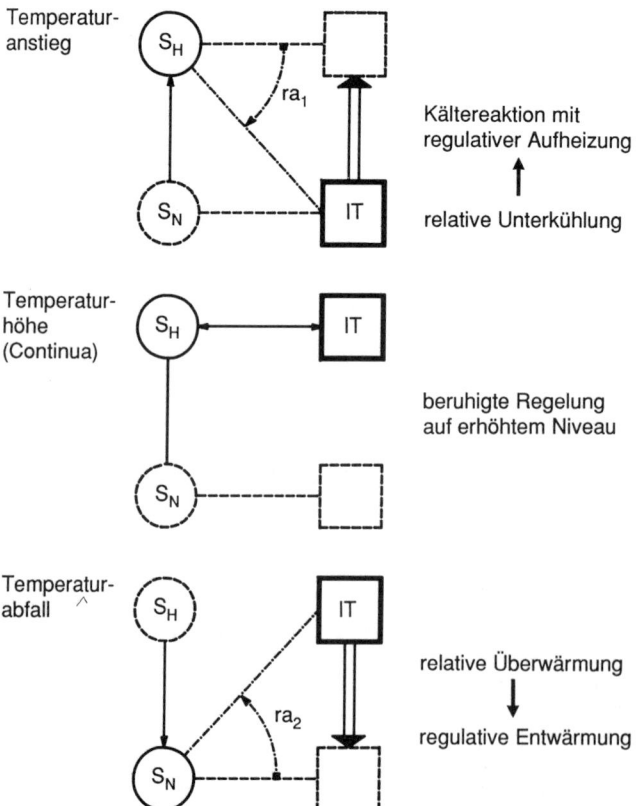

2a   Regelabweichungen bei der Fieberreaktion.

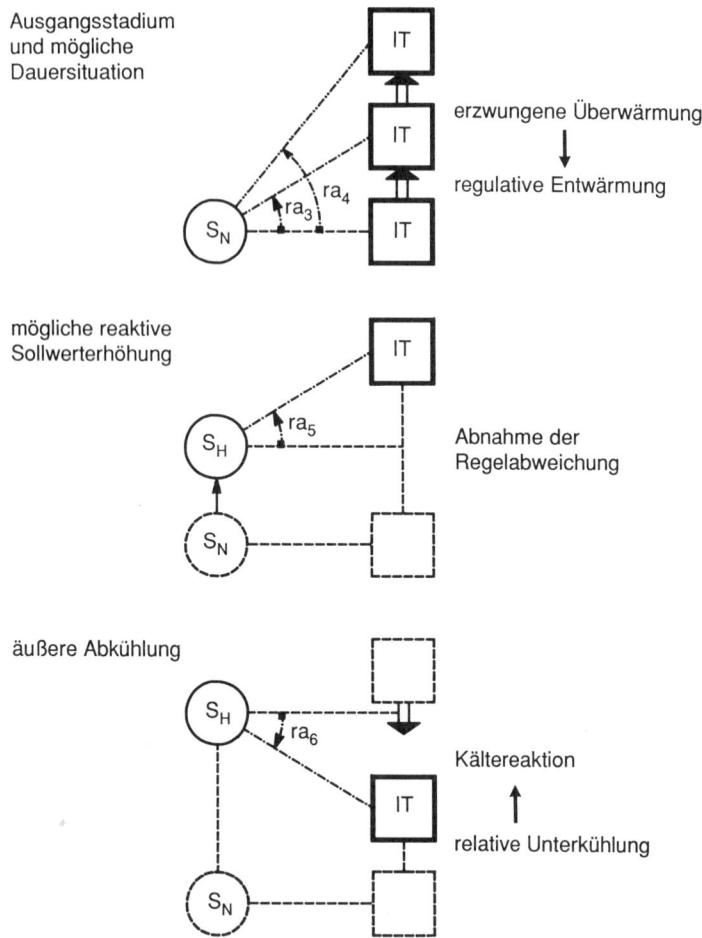

Ausgangsstadium und mögliche Dauersituation

erzwungene Überwärmung

↓

regulative Entwärmung

mögliche reaktive Sollwerterhöhung

Abnahme der Regelabweichung

äußere Abkühlung

Kältereaktion

↑

relative Unterkühlung

2b Regelabweichungen bei der SHT. Je höher IT, um so größer wird die Regelbelastung, sie vermindert sich jedoch bei »Nachziehen« des Sollwertes. Bei rascher äußerer Abkühlung kann nun eine Kältereaktion entstehen.

glieder« in Gang gesetzt. Gleichzeitig werden alle Entwärmungsmöglichkeiten soweit wie möglich gedrosselt; und die Tendenz geht dahin, äußere Wärmeeinflüsse zu Hilfe zu rufen.

Eine solche Reaktion kann auch allein durch starke afferente Kälteimpulse aus den Hautrezeptoren eintreten, bevor eine Abkühlung des Körperkerns und damit des Blutes erfolgt ist. Dieses als »Störgrößenaufschaltung« bezeichnete Phänomen ist gewissermaßen als vorsorgliche Maßnahme gegen eine drohende Erniedrigung der Kerntemperatur zu deuten. Der beschriebene Reaktionsablauf ist immer mit subjektivem Frieren verbunden.

Aufwärtsbewegung des Sollwertes bei normalem Istwert am Anfang einer Fieberreaktion

Durch bestimmte noch zu erörternde Substanzen, sog. endogene Pyrogene, wird die Thermosensibilität der hypothalamischen Strukturen biochemisch so verändert, daß der Funktionszustand einer Sollwerterhöhung entsteht. Die normale Bluttemperatur und die peripheren Rezeptorimpulse werden nun im Temperaturzentrum als zu niedrig registriert, z. B. wenn der zentrale Sollwert auf 40 °C angehoben wurde, die aktuelle Körpertemperatur aber noch beim Normwert von 37 °C liegt. Wiederum wird eine Kältereaktion ausgelöst. Die thermoregulatorisch ausgegebenen Steuerimpulse regen die Aufwärmungsmechanismen des Organismus an *(Abb. 2a oben)*. Hat die Körpertemperatur hierdurch die Höhe des Sollwertes erreicht, ist die Regelabweichung zwischen Soll- und Istwert behoben. Die Thermoregulation hat auf dem erhöhten Temperaturniveau wieder ihr labiles Gleichgewicht erreicht. Diese Regelsituation wird im Stadium der Fieber-Kontinua vermutet *(Abb. 2a Mitte)*.

Äußere Abkühlung bei erhöhtem Sollwert und angeglichenem Istwert

Bei der früher durchgeführten Behandlung hohen Fiebers mit kalten Bädern wurden ausgeprägte Kältereaktionen des Körpers beschrieben. Eine unerwartete Kältereaktion ist aber auch gelegentlich in der Abkühlungsphase einer über 39 °C hinausgehenden SHT zu beobachten. Dieses paradox erscheinende Phänomen spricht für eine fieberähnliche Sollwertverstellung nach oben auch bei der SHT *(Abb. 2b unten)*. Einflüsse von seiten der Hautrezeptoren können im Sinne einer Störgrößenaufschaltung gleichwohl mitspielen.

Lokale Kühlung des hypothalamischen Temperaturzentrums bei normal eingestelltem Sollwert im Tierexperiment

Bei Versuchen mit Ratten wurde die Lokaltemperatur mittels einer in die hypothalamische Region implantierten Kühlsonde künstlich erniedrigt. Ein solches Experiment täuscht dem Temperaturzentrum eine erniedrigte Bluttemperatur vor, und es entsteht ebenfalls eine Regelabweichung, welche die Steuerung auf Aufwärmung umschaltet und Fiebertemperaturen hervorruft. Wenn ein solches Vor-

gehen humanmedizinisch auch nicht in Frage kommt, so ist es prinzipiell doch interessant. Denn nun entsteht bei normal eingestelltem Sollwert und dem im Hypothalamus durch lokale Kühlung erniedrigten Istwert die gleiche Regelabweichung wie am Beginn des natürlichen Fiebers. Unter tierexperimentellen Bedingungen wird ein fieberähnlicher Ablauf auf rein physikalischem Wege, also ohne biochemische Beeinflussung des Temperaturzentrums, herbeigeführt. Die Ergebnisse der Marburger Forschergruppe *(Banet u. Mitarb. 1981)* werden uns in einem späteren Kapitel noch beschäftigen.

Regelabweichung Istwert höher als Sollwert

Rückkehr des hochgestellten Sollwertes zur Norm beim Fieberabfall

Im Temperaturzentrum werden die bestehenden hohen Fiebertemperaturen des Körpers nun als Hyperthermie registriert. An die vegetativen Ausführungsstellen gehen Entwärmungsimpulse aus, bis sich die Körpertemperatur dem gefallenen Sollwert angeglichen hat. Bei der »kritischen« Entfieberung nimmt man eine sehr plötzliche Rückverstellung des Sollwertes an *(Abb. 2a unten)*.

Intensive Wärmezufuhr von außen und/oder gesteigerte innere Wärmebildung bei normalem Sollwert

Als Abwehr gegen eine Kerntemperaturerhöhung werden Entwärmungsmechanismen im Sinne einer »Störgrößenaufschaltung« schon in Gang gesetzt, bevor die Isttemperatur den Sollwert übersteigt. Eine weitere Zunahme des Wärmeinhaltes des Körpers erhöht schließlich die Kerntemperatur über den Sollwert und die Entwärmungsimpulse werden mit zunehmender Regelabweichung intensiviert, bis entweder die erhöhte Isttemperatur wieder absinkt oder aber der Sollwert sich ihr entgegenbewegt. Eine solche Regelsituation besteht bei allen Formen ungewollter Überhitzung, beim Hitzschlag, sie kennzeichnet aber auch die thermoregulatorische Situation bei der therapeutischen SHT *(Abb. 2b oben* und *Mitte).*

Erhöhung des Wärmeinhaltes des Körpers durch alleinige Thermoisolation

Da schon der Ruheumsatz des Warmblüterorganismus überschüssige Wärme freisetzt, vermehrt sich der Wärmeinhalt auch dann, wenn eine optimale Thermoisolation des Körpers seine Wärmeabgabe an die Außenumgebung verhindert. Die nun zunehmende Regelabweichung löst Entwärmungsmechanismen aus.

2.2.2 Stellglieder zur Körperaufwärmung

Steuerimpulse des Temperaturzentrums, die auf eine Erhöhung der Körpertemperatur hin ausgerichtet sind, werden ausgegeben, wenn der zentrale Sollwert über der registrierten Isttemperatur liegt, also vor allem beim Beginn einer Fieberreaktion und bei der oben erwähnten experimentellen Kühlung des Hypothalamus im Tierversuch. Bei dieser mit subjektiv empfundenem Frösteln verbundenen »Kältereaktion« treten folgende reaktive Mechanismen auf hormoneller, nervaler und vegetativer Ebene in Funktion:

Erhöhung der metabolischen Wärmebildung

Sämtliche Stoffwechselprozesse werden auf nervalem Wege und später auch hormonell über die Schilddrüse angefacht, sie setzen dadurch vermehrt Wärme frei. Eine thermisch wirksame Stoffwechselsteigerung ist in den parenchymatösen Organen Leber, Nieren, Herz, Gehirn jedoch begrenzt und kann sich auf deren Funktion störend auswirken. Die größte Wärmemenge kann vom quergestreiften Muskelgewebe freigesetzt werden. Das Temperaturzentrum gibt unwillkürliche Impulse zur isometrischen Tonuserhöhung der Skelettmuskulatur aus, die subjektiv als krampfartige, mitunter schmerzhafte Anspannung der Muskula-

tur besonders im Rücken und Nacken, in Oberschenkeln und Waden empfunden wird. Auf die tonische Dauerkontraktion setzen sich bei sehr heftigen zentralen Steuerimpulsen klonische Kontraktionsrhythmen auf und führen zum Erscheinungsbild des Kältezitterns und Schüttelfrostes bei Fieberanstieg. Die Wärmeproduktion in der Muskulatur kann sich dabei um das 10–20fache steigern.

Drosselung der Wärmeabgabe

Die natürliche Wärmeabgabe an die Außenumgebung wird maximal vermindert. Die arteriellen Gefäße kontrahieren sich und führen kaum mehr wärmeführendes Blut an die Körperoberfläche. Die Haut wird blaß. Die Muskeln der Erectores pilorum kontrahieren sich – als Reminiszenz an frühere Entwicklungsstufen fellartiger Körperbehaarung – zur »Gänsehaut«, um die isolierende Luftgrenzschicht über der Körperoberfläche zu verbreitern. Der Körper kauert sich unwillkürlich zusammen und verkleinert so seine wärmeabgebende Oberfläche, ein bedeutsamer Faktor der Thermoisolation.

Verhalten

Neben der im Körperinneren gesteigerten Wärmeproduktion strebt das Individuum auch danach, die »Kältereaktion« durch sein Verhalten zu mildern und abzukürzen. Es sucht eine Umgebung auf, die ihm Wärme von außen zuführt. Beim Fieberanstieg werden Wärmflaschen oder Heizkissen angelegt, wird heiße Flüssigkeit, mitunter vermischt mit leicht metabolisch verbrennbarem Alkohol, getrunken. Auch ein heißes Bad verkürzt die Regelabweichung in der Phase des Fieberanstiegs.
Kluger (1979) hat überzeugend beschrieben, wie sogar wechselwarme Tiere, bei denen keine Thermoregulation im eigentlichen Sinne ausgebildet ist, nach einer fiebererzeugenden Endotoxininjektion allein durch ihr Verhalten ihre Körpertemperatur erhöhen, indem sie eine warme Außenumgebung aufsuchen oder ih-

rem Körper durch Querstellung zum Einfall des Sonnenlichtes eine größere Einwirkungsfläche für die infrarote Strahlung anbieten. Sowohl konduktive wie auch strahlende Wärme wird also in dieser thermoregulatorischen Phase aufgesucht. Dabei ist für unser Thema interessant, daß die Wärmezufuhr von außen, die am Anfang einer SHT steht, zugleich auch den Körpertemperaturanstieg beim Beginn einer Fieberreaktion unterstützt.

2.2.3 Stellglieder zur Körperentwärmung

Die Wärmeableitung an der Hautoberfläche und an den Schleimhäuten der oberen Luftwege ist die einzig effektive Möglichkeit, den Wärmeinhalt des Körpers zu verringern. Von einer Herabsetzung des Stoffwechsels ist keine wesentliche thermische Wirkung zu erwarten.

Bei der Entwärmung wirken wiederum mehrere Mechanismen zusammen:

Transpiration und Schweißverdunstung

Die Transpiration umschließt die insensible und sensible Abgabe von Körperwasser durch die Haut und seine Verdampfung in die umgebende Luft. Die äußerlich eindrucksvollste Erscheinung einer erhöhten Hautwasserabgabe ist das Schwitzen. Es wirkt allerdings nur kühlend, wenn die von den Schweißdrüsen der Haut ausgeschiedene Flüssigkeit verdunsten kann. Die Verdunstungskühlung ist eines der wirksamsten Mittel zum raschen Wärmeentzug, da der Übergang von der flüssigen in die gasförmige Phase relativ hohe thermische Energiemengen erfordert. Diese werden am Ort der Verdunstung abgezogen. Eine fortlaufende Verdunstung kommt aber nur dann zustande, wenn die Luft über der schwitzenden Haut bewegt, der Wasserdampf abgeführt und so neuer Raum für die weitere Verdunstung geschaffen wird. Bildet der Schweiß einen durchgehenden und abtriefenden Wasserfilm auf der Haut und bildet sich über der Körperoberfläche

eine ruhende Luftschicht mit hoher Wasserdampfsättigung, so sind auch große Schweißmengen wirkungslos. Bei der SHT wird ein Wärmeentzug durch Verdunstung ausgeschaltet.

Wärmeabstrahlung

Jeder physikalische Festkörper gibt eine, von dem Wärmegrad seiner Oberfläche abhängige, unsichtbare Temperaturstrahlung ab. Diese elektromagnetische Schwingungsenergie liegt im Spektralbereich des Infrarots. Auch von der Hautoberfläche des lebenden Körpers gehen ständig Infrarotstrahlen mit Wellenlängen zwischen 5 000 bis 20 000 nm aus; diese nicht unerhebliche Strahlungsenergie geht als Wärme verloren. Voraussetzung für eine effektive Wärmeabgabe durch Abstrahlung solcher Wellenlängen ist – vereinfacht ausgedrückt – eine trockene Luftumgebung einschließlich der in der Kleidung festgehaltenen Luft. Eine hohe Wasserdampfsättigung der Umgebung oder eine hautanliegende Flüssigkeitsschicht absorbiert die ausgesandte Strahlung sofort wieder und verhindert so die Wärmeabstrahlung des Körpers. Strahlenreflektierende Medien wie hochglänzende Aluminiumfolien leiten die ausgesandte Wärmeenergie auf die Haut zurück. Bei bestimmten Formen der SHT hüllt man den Patienten in hochglänzende Aluminiumfolien, um Wärmeverluste zu vermeiden.

Äußere Maßnahmen zum Wärmeentzug

Selbstverständlich kann dem Körper auch durch niedrig temperierte Kontaktmedien Wärme entzogen werden. Stehendes oder fließendes kaltes Wasser, kalte Abwaschungen und Wickel, Eisauflagen und bewegte kalte Luft finden in der physikalischen Medizin verbreitet Anwendung. Zur Behandlung von Fieberzuständen wurde die Kaltwasserbehandlung früher häufig angewandt, aber auch heute noch sind die kühlen Wadenwickel bei Infektionsfieber ein bewährtes Mittel. Bei der SHT wird an eine Hautabkühlung höchstens kurzfristig zur subjektiven Erfrischung oder bei Gefahr eines Hitzekollapses gedacht; sie wirkt mehr nerval als wärmeabführend.

Erhöhte Durchblutung der Körperperipherie

Als hauptsächliche thermoregulatorische Aktivität führt der Organismus möglichst viel Blut in seine oberflächennahen Bereiche. Der Wärmeübergang von der Haut an kühlere Kontaktmedien und auch die Wärmeabstrahlung der Körperoberfläche sind um so effektiver, je wärmer die Hautoberfläche ist. Diese Temperaturerhöhung der Haut ist allein durch ein vermehrtes Fließvolumen des wärmetransportierenden Blutes zu erreichen. Vegetativ-nervöse Impulse erweitern Arterien und Venen. Haut und Unterhaut nehmen dabei große Blutmengen auf. Die Blutspeicher des Körpers werden mobilisiert, die systolische Auswurfleistung des Herzens steigert sich unter erhöhter Schlagfolge. Darüber hinaus kann es dazu kommen, daß die gesamte Blutmenge nicht mehr ausreicht, um die im Körperinneren gelegenen Organe genügend zu versorgen. Das eindrücklichste Beispiel für die reaktive Minderdurchblutung des Gehirns ist der Hitzekollaps. Er wird orthostatisch durch aufrechte Körperhaltung wie auch durch gleichzeitige Muskelarbeit begünstigt.

Aber auch Leber und Nieren können unter Bedingungen, die noch besprochen werden, an einem Nährstoff- und Sauerstoffmangel leiden, der ihre Funktion herabsetzt. Dieser thermoregulatorisch ausgelöste Steal-Effekt mag physiologisch widersinnig erscheinen, kennzeichnet jedoch den hohen hierarchischen Rang, den die Thermoregulation vor der Blutversorgung lebenswichtiger Organe einnimmt.

2.2.4 SHT und Fieber, Unterschiede und Gemeinsamkeiten

Physikalische Ganzkörper-Hyperthermie (SHT)

Am Anfang der SHT steht die Wärmezufuhr von außen unter gleichzeitiger, die Wärmeabgabe des Körpers eindämmender Thermoisolation. Auch bei intensiver Erwärmung steigt die Kerntemperatur des Körpers meist relativ lange Zeit nicht an. Während dieser Phase wird offensichtlich die Körperschale mit Wärme aufgefüllt. Außerdem besteht der lebende Organismus zu großen Anteilen aus Wasser, das aufgrund seiner hohen spezifischen Wärme erhebliche Quantitäten kalorischer Energie aufnehmen kann, bevor es sich meßbar erwärmt.

Steigt dann die Kerntemperatur kontinuierlich an, so wächst in gleichem Maße die Regelabweichung gegenüber dem normalen Sollwert, deren Größe in *Abb. 2b* durch die Winkelgerade dargestellt ist. Ob die Größe der Regelabweichung tatsächlich während der ganzen Dauer einer SHT proportional zur jeweiligen Kerntemperatur bestehenbleibt, ist nicht mit Bestimmtheit auszusagen, da – wie bereits betont – der Sollwert in biologischen Systemen nicht meßbar zu erfassen ist. Manche Beobachtungen, die noch zu besprechen sein werden, weisen darauf hin, daß sich der Sollwert auch bei der SHT nach oben bewegt.

Wird die Wärmezufuhr unterbrochen, steigt die Kerntemperatur bei weiterbestehender Thermoisolation regelmäßig weiter an, mitunter um 0,5–1 °C. Dieses Phänomen ist schwierig zu erklären. Sollte nun wieder Blut aus der während der Wärmezufuhr überschüssig durchbluteten, überwärmten Körperschale ins Körperinnere zurückverlagert werden? Setzt die thermisch angeregte allgemeine Stoffwechselsteigerung im Körperkern weiterhin vermehrt Wärme frei? Oder wurden durch die passive Körperüberwärmung fieberähnliche Mechanismen ausgelöst? Die Antwort muß offenbleiben.

Ist der Höchststand der Kerntemperatur erreicht, kann sich der weitere Temperaturverlauf ohne äußere Wärmezufuhr nur noch nach der Effektivität der Thermoisolation des Körpers richten. Beim Absinken der Kerntemperatur nähert sich der Istwert wieder dem zentralen Sollwert an; die thermoregulatorischen Abläufe sind undramatisch.

Fieberreaktion

Körperfremde fiebererzeugende Substanzen (exogene Pyrogene) regen die Freisetzung körpereigener Mediatoren (endogene Pyrogene) an, die eine thermische Sensibilitätsveränderung der Neuronen im hypothalamischen Temperaturzentrum auslösen. Diese ist funktionell mit einer Höherverstellung des Temperatursollwertes gleichzusetzen.

Die Regelabweichung zwischen hohem Sollwert und normalem Istwert entsteht – im Gegensatz zur SHT – in der Regel rascher und ist meist auch steiler, gekennzeichnet durch die Winkelgerade in *Abb. 2a*. Die Aufwärmungsmechanismen sind heftig bis hin zum Schüttelfrost. Die Temperatursteigerung erfolgt in ungleich kürzerer Zeit. Hat sie sich an den erhöhten Sollwert angeglichen, ist die Regelabweichung aufgehoben. Das System arbeitet auf erhöhtem Regelniveau, solange fiebererzeugende Einflüsse auf das Temperaturzentrum wirken. Sind diese Impulse nicht mehr wirksam, kehrt der Sollwert zur Norm zurück.

Je rascher sich diese Rückverstellung vollzieht, um so intensiver werden die bestehenden Fiebertemperaturen als hochgradige Hyperthermie registriert und um so höher ist die wiederum ausgelöste Regelabweichung. Die sekundären Entwärmungsmechanismen können dann mit ungeheurer Heftigkeit ablaufen, bis sich die Kerntemperatur wieder dem Sollwert nähert.

Das klinische Bild eines solchen kritischen Fieberabfalles ist der älteren Ärztegeneration aus der vorantibiotischen Ära beispielsweise als Endphase einer Lappenpneumonie unvergeßlich. Plötzlich traten Schweißperlen auf die Stirn des Hochfiebernden, das Schwitzen steigerte sich zu einem profusen Schweißausbruch, der Puls war oft kaum mehr zu fühlen, und manchmal trat ein schwerer Kollapszustand mit Bewußtseinsverlust hinzu, der mitunter das Leben des eben zur Genesung ansetzenden Kranken auslöschte. Kritischer Fieberabfall solchen Grades ist heute selten geworden, und seinen bedrohlichen Erscheinungen ist pharmakologisch besser zu begegnen. Bei der Fiebertherapie ist er nicht zu befürchten. Die Unzugänglichkeit des Sollwertes macht aber doch deutlich, daß in den thermoregulatorischen Ablauf sowohl des Fieberanstiegs wie des Fieberabfalls viel weniger steuernd eingegriffen werden kann, als dies bei der SHT zu jedem Zeitpunkt möglich ist.

Auf die in der praktischen Medizin bei fieberhaften Erkrankungen häufig verordneten Antipyretika, deren Problematik auch heute heftig diskutiert wird, gehen wir an dieser Stelle nicht ein. Sie werden bei der Fiebertherapie nur ausnahmsweise eingesetzt, wenn hier extreme Reaktionen unerwartet auftreten.

2.3 Fiebererzeugende Substanzen (Pyrogene), thermische und nicht-thermische Aspekte

Fieber ist eine entwicklungsgeschichtlich offenbar uralte Reaktion auf Infektionen und Entzündungen, kann allerdings auch viele andere Ursachen haben. Daß das Phänomen Fieber während der Jahrmillionen der Evolution erhalten blieb, spricht nach *Kluger* (1979) für seine hilfreiche Funktion beim Überleben von Individuen und Arten. Seine Wertung von seiten der Ärzte war indessen von alters her sehr widersprüchlich, und bis heute entzündet sich immer wieder aufs neue die Auseinandersetzung über Schaden und Nutzen des Fiebers.

In den letzten Jahrzehnten förderte die biochemische Grundlagenforschung eine große Zahl von Fakten zutage, die sich schließlich wie die Glieder einer Kette aneinanderreihten. Das entscheidende

Ergebnis dieser Arbeit ist die Erkenntnis, daß der Anstieg der Körpertemperatur, früher als einziges Kennzeichen des Fiebers betrachtet, nur einen und nicht einmal den wichtigsten Teil eines außerordentlich komplexen Geschehens darstellt, das hier nur in groben Zügen nachgezeichnet werden kann (*Simon* u. *Riedel* 1982).

2.3.1 Exogene und endogene Pyrogene, Einflüsse auf das Temperaturzentrum

Als ersten Schritt erkannte man die fiebererzeugende Wirkung bestimmter Substanzen, die in den Zellwänden von abgetöteten Bakterien enthalten waren. Diese als »exogene Pyrogene« bezeichneten körperfremden Wirkstoffe erwiesen sich biochemisch vorwiegend als Lipopolysaccharide (Lipoid A), die in kleinsten Do-

sen wirksam sind (*Westphal* u. Mitarb. 1954). Auch in anderen Mikroorganismen und in Viren konnten exogene Pyrogene nachgewiesen werden.

Es stellte sich aber heraus, daß exogene Pyrogene nicht direkt das Temperaturzentrum ansprechen, sondern körpereigene Mediatorsubstanzen freisetzen, die ihrerseits erst in der Lage sind, die Körpertemperatur zu beeinflussen.

Diese als »endogene Pyrogene« bezeichneten Substanzen zählen zur Gruppe der Zytokine und werden in mehreren Zellarten des Organismus, besonders in Monozyten und Makrophagen, produziert (*Abb. 3*). Sie sind bis heute Gegenstand eingehender biochemischer Bearbeitung. Mit dem Blutstrom auch in den Hypothalamus geführt, bewirken sie in den Neuronen des Temperaturzentrums jene molekularen Veränderungen, die sich am treffendsten mit einer Höherstellung des Temperatursollwertes beschreiben lassen.

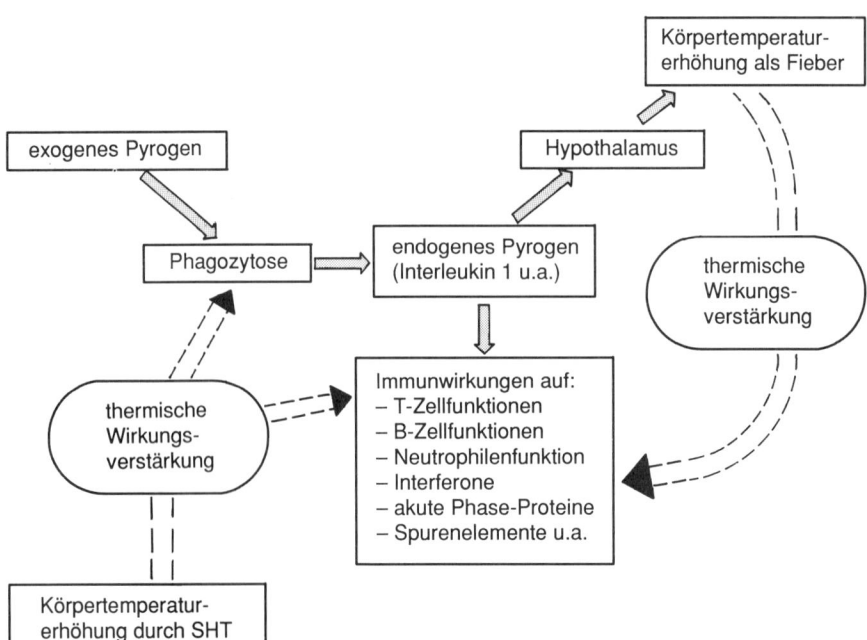

Abb. 3 Biochemische Reaktionen durch exogene und endogene Pyrogene, thermische Anregung durch Temperaturerhöhung (modifiziert nach *Dinarello* und *Wolff* 1982, *Simon* und *Riedel* 1982, *Bühring* 1985)

Daß hierbei der Arachidonsäurestoff-wechsel und die Bildung von Prostaglan-din E_2 und Gangliosiden entscheidend mitwirken, sei hier nur angedeutet.

Noch nicht im einzelnen geklärte Intrinsic-Mechanismen begrenzen beim Fieber die durch endogene Pyrogene induzierte Sollwertverstellung nach oben, so daß bei einer Infektion im Regelfall eine Körpertemperatur von 40–41 °C selten überschritten wird. Wie der für manche Erkrankungen charakteristische Verlauf der Fiebertemperaturen im Temperaturzentrum gesteuert wird, ist auch heute noch unklar.

Steigt die Körpertemperatur spontan auf über 41,5 °C an, spricht man von Hyperpyrexie oder maligner Hyperthermie, der jedoch andere Mechanismen als die Wirkung endogener Pyrogene zugrunde liegen; die Kontrolle durch die zentrale Temperaturregulation ist weitgehend ausgeschaltet (*Püschel* u. Mitarb. 1978).

Die endogenen Pyrogene stellen nach den bisherigen Kenntnissen keine einheitliche, chemisch eindeutig definierte Substanzgruppe dar. Es handelt sich offenbar um hochreagible hitzelabile Polypeptide, die die Blut-Hirn-Schranke leicht überwinden und relativ rasch auf das Temperaturzentrum einwirken.

So eindrucksvoll der thermische Effekt der endogenen Pyrogene als Erhöhung der Körpertemperatur in Erscheinung tritt, stellt er nur einen kleinen Ausschnitt aus einer breiten Palette biochemischer Reaktionen dar, die weitgehend temperaturunabhängig sind, wahrscheinlich aber durch Temperaturerhöhung intensiviert werden.

2.3.2 Primär nicht-thermische Effekte endogener Pyrogene

Erst im Laufe der letzten Jahrzehnte fand sich, daß endogene Pyrogene außer ihrem Einfluß auf das Temperaturzentrum noch zahlreiche andere biochemische Abläufe aktivieren oder in Gang setzen, die vor allem eine immunologische Wirksamkeit entfalten.

Die bisher erarbeiteten Befunde faszinieren die experimentelle Forschung in solchem Maße, daß die bei In-vivo-Versuchen mit Zytokinen gleichzeitig auftretende unkontrollierbare Körpertemperaturerhöhung eher als lästige Begleiterscheinung angesehen wird. Auch bei humantherapeutischen Pilotstudien mit gentechnologisch produzierten Substanzen aus der genannten Gruppe wirkt sich der der Applikation folgende unkontrollierbare Fieberanstieg eher als ein begrenzender Faktor aus. Andererseits ist wohl kaum daran zu zweifeln, daß erhöhte Temperaturen auch diese biochemischen Reaktionen steigern (*Abb. 3*). Wir werden in einem späteren Kapitel auf diese Frage zurückkommen.

Vergleicht man die Vorgänge bei der SHT und der Fieberreaktion aus thermoregulatorischer Sicht, so ergeben sich zusammenfassend die folgenden Gemeinsamkeiten und Gegensätze.

● Die Anhebung des Wärmeinhaltes im Körper

Das gemeinsame Phänomen der Kerntemperaturerhöhung wird durch zwar gleichsinnige, aber nach Zeitfolge und Wirkungsgrad unterschiedliche Mechanismen erreicht:

Beim Fieberanstieg durch die thermoregulatorisch angefachte körpereigene Wärmeproduktion aus gesteigerten Stoffwechselaktivitäten unter regulativer Drosselung der Wärmeabgabe und zusätzlichem Wärmebedarf von außen; bei der SHT zunächst durch alleinige Wärmezufuhr von außen unter methodisch gezielter Drosselung der Wärmeabgabe, dann zusätzlich durch thermisch bedingte Stoffwechselsteigerung.

● Das Verhalten des zentralen Sollwertes

Am Anfang des Temperaturanstiegs beim Fieber und während der Dauer des Fiebers steht eine Sollwertverstellung nach oben. Die SHT beginnt mit normaler Sollwerteinstellung. Ob der Sollwert während der ganzen Dauer der physikalisch erzwungenen Körpertemperaturerhöhung auf dem normalen Niveau bleibt oder sekundär bis zu einem bestimmten Grade »nachzieht«, ist nicht beweiskräftig auszusagen.

● Die zentrale Regelabweichung
Das unterschiedliche Sollwertverhalten wirkt sich in einer gegensätzlichen Regelabweichung aus, indem sich beim Fieberanstieg der Sollwert über die Isttemperatur einstellt, bei der SHT die Isttemperatur über das Sollwertniveau erhöht wird. Prinzipiell entspricht die Regelabweichung bei der SHT derjenigen beim Fieberabfall.
Die Regelabweichung ist bei Beginn der Fieberreaktion meist hoch, dauert bis zum thermoneutralen Ausgleich auf erhöhtem Niveau jedoch relativ kurz an. Bei der SHT nimmt sie während der Wärmezufuhr mit dem Grad der Körpertemperaturerhöhung stetig zu und dauert in nicht sicher zu bestimmender Größe während der gesamten Phase der Körpertemperaturerhöhung an, insgesamt höchstwahrscheinlich länger als beim Fieber.

● Energieaufwand und Stoffwechselsteigerung
Beim Fieber wird viel Substratenergie zur Bereitstellung der für die rasche Temperaturerhöhung notwendigen Wärmequantitäten verbraucht. Bei der SHT wird dem Organismus zwar überschüssige Wärmeenergie von außen zugeführt, körpereigene Substratenergie wird aber von den langzeitig angespannten Regelungsmechanismen gefordert. Aufgrund der RGT-Regel ist der Energieverbrauch während der Zeitdauer der Körpertemperaturerhöhung sowohl beim Fieber wie bei der SHT erhöht.

● Thermoregulatorische Belastung innerer Organe
Beim Fieber kann die brüsk erzwungene Stoffwechselsteigerung einer Funktionsinsuffizienz an Gehirn, Leber und Nieren Vorschub leisten, vor allem wenn diese Organe bereits vorgeschädigt sind. Bei der SHT kann eine Gefährdung dieser Organe durch die reaktive Minderdurchblutung infolge hochgradiger Blutverlagerung in die Körperperipherie entstehen.

● Steuerbarkeit der thermoregulatorischen Abläufe
Einmal in Gang gesetzt, sind die thermoregulatorischen Abläufe bei einer Fieberreaktion kaum oder doch sehr viel schwieriger zu beeinflussen als bei der SHT, die jederzeit unterbrochen werden kann.

● Mehrgleisige Pyrogenwirkung
Die fieberauslösende Wirkung im Temperaturzentrum ist nur als ein Teileffekt der endogenen Pyrogene zu betrachten. Die Körpertemperaturerhöhung verstärkt aber die immunologischen Wirkungen der endogenen Pyrogene.

Das endogene Pyrogen wird heute zu der Gruppe der Zytokine gerechnet, die, vor allem von Makrophagen freigesetzt, in einem komplexen Netz von Wechselwirkungen als Botenstoffe (Mediatoren) auf eine jeweils optimale Immunmodulation hinwirken. Als Interleukin 1 bezeichnet ist es funktionell nahe verwandt mit anderen Interleukinen, mit dem Tumornekrosefaktor (TNF), mit dem Makrophagen aktivierenden Faktor (MAF) und auch mit den Interferonen (Übersicht bei *Kaufmann* 1988).

3 Angewandte Verfahren der therapeutischen Körpertemperaturerhöhung

Dieses Kapitel beschreibt die wesentlichen Verfahren, mit denen bisher eine Erhöhung der Körpertemperatur mit therapeutischem Ziel praktiziert wurde. Es befaßt sich vor allem mit den Methoden der physikalisch induzierten SHT, schließt aber auch die Anwendungsformen der Fiebertherapie ein. Eine eingehende vergleichende Gegenüberstellung fehlt bisher im Schrifttum; sie könnte zudem Impulse vermitteln, die Vorzüge der verschiedenen methodischen Prinzipien sinnvoll zu verbinden und deren Nachteile auszugleichen.

Schmidt (1987) grenzt bei seiner stichwortartigen Übersicht der Hyperthermieverfahren diejenigen Wärmeeinwirkungen aus seinen Betrachtungen aus, bei denen eine Erhöhung der Körpertemperatur zwar auftreten kann, aber nicht primäres therapeutisches Ziel ist. Er zählt dabei als Teilanwendungen temperaturansteigende Teilbäder, Teilpackungen, intensive Hochfrequenztherapie am Körperstamm und den Lichtkasten, als Ganzkörperanwendungen heiße Vollbäder, Peloidbäder, die Sauna, Dampfbäder und intensive Infrarotbestrahlung auf. Diese Formen therapeutischer Wärmeanwendung werden auch wir höchstens am Rande erwähnen. Wir beschränken uns hier auf die Verfahren der therapeutischen Körpertemperaturerhöhung, die unter konsequenter Temperaturkontrolle mit dosisgesteuerter Wärmezufuhr und gleichzeitiger Thermoisolation gezielt die Körpertemperatur erhöhen.

Unter den vielen methodischen Ansätzen haben nur wenige eine dauerhafte Verbreitung gefunden. Um so mehr verwundert, wieviel beharrliche Bemühung und konstruktive Phantasie sich immer wieder darauf ausrichteten, Fiebertemperaturen auf physikalischem Wege nachzuahmen und therapeutisch zu nutzen. Gerade auch in neuerer Zeit hat die onkologische Hyperthermieforschung beeindruckende erfinderische Impulse herausgefordert.

3.1 Methodische Voraussetzungen

Bevor wir auf die einzelnen SHT-Verfahren eingehen, sollen die grundsätzlichen Möglichkeiten der physikalischen Wärmezufuhr in den Körper und der Erhöhung der Körpertemperatur noch einmal kurz aus dem Blickwinkel der praktischen Anwendbarkeit beleuchtet werden.

3.1.1 Alleinige Thermoisolation des Körpers

Bereits der normale Ruheumsatz des Stoffwechsels setzt so viel Wärme frei, daß der Organismus stets Wärme an seine Umgebung abgeben muß, um sein Wärmegleichgewicht aufrechtzuerhalten. Wird der Körper in gut thermoisolierende Schichten eingehüllt, so bewirkt allein schon diese Wärmerückstauung eine stetige Zunahme des Gesamtwärmeinhaltes und schließlich einen allmählichen Kerntemperaturanstieg.

3.1.2 Überschießendes Glukoseangebot

Eine Steigerung des Ruhestoffwechsels durch vermehrtes Brennstoffangebot kann die Körpertemperatur offenbar auch ohne gezielte äußere Thermoisolation erhöhen. Während der hochprozentigen i. v. Glukoseinfusionen, die *von Ardenne* (1976) zur Übersäuerung von Tumorgewebe einsetzt, beobachtete er als Nebeneffekt eine unter Schwitzen erfolgende Körpertemperaturerhöhung bis zu 39 °C, die er als »Spontanhyperthermie«

bezeichnete. Sie ist am ehesten im Sinne einer spezifisch-dynamischen Wirkung nach *Rubner* zu deuten.

3.1.3 Konduktive und konvektive Wärmezufuhr unter Thermoisolation

Konduktive Wärmezufuhr erfolgt durch leitende Kontaktübertragung über die Haut oder über innere Oberflächen des Körpers. Die Bewegung der wärmetragenden Medien bringt eine zusätzliche konvektive Komponente ins Spiel.

Zu den konduktiven Verfahren zählt zunächst Heißluft. Trockene Heißluft muß die die Körperoberfläche umgebende »ruhende Luftgrenzschicht« durchdringen, um auf die Haut einwirken zu können. Diese Schicht dämpft die Heißluftwirkung. So sind Lufttemperaturen um 90 °C z. B. in der Sauna ohne Hitzeschmerz verträglich. Wird der Wassergehalt der Heißluft erhöht, schwindet der dämpfende Effekt der Grenzschicht. Bei den mit Heißluft arbeitenden SHT-Verfahren wird zur effektiven Wärmeübertragung stets eine hohe Luftfeuchte hergestellt.

Die intensivste Wärmeleitung über die gesamte Hautoberfläche erfolgt im Wasserbad, mit schonenderem Wärmeübergang auch in Moorbädern oder Paraffineinhüllungen. Die konduktive Wärmeübertragung im Bad wird konvektiv intensiviert, wenn Umwälzsysteme das Badewasser bewegen (Whirlpool). Die Hitzeverträglichkeit der Temperatursensoren in der Haut setzt die Grenzen für das Maß der konduktiven Wärmeübertragung durch die Körperoberfläche hindurch. Das wärmeübertragende Medium gewährleistet zugleich die Thermoisolation des Körpers.

Auch durch Kontaktübertragung über »innere Oberflächen« wurde versucht, größere Wärmemengen in den Organismus einzubringen. Dabei war die Erhitzung der Atemluft weniger effektiv als z. B. das Einführen von heißwasserdurchspülten Ballons in den Magen. Eine große Kontaktfläche bietet die Bauchhöhle an;

so wurden Peritonealspülungen mit heißer physiologischer Kochsalzlösung durchgeführt. Als konsequenteste, aber auch aufwendigste Form der Kontaktübertragung von Wärme darf zweifellos die Aufwärmung von aus dem Körper herausgeleitetem Blut und seine Rückführung in die Blutbahn gelten. Sie wurde im Rahmen der Onkohyperthermie erst im letzten Jahrzehnt entwickelt und ist das Musterbeispiel einer konvektiven Wärmeübertragung. Zur Wärmerückstauung bedarf es gesonderter Isolationsmaßnahmen.

3.1.4 Induktive Wärmezufuhr unter Thermoisolation

Die Wärmeübertragung erfolgt im Prinzip ohne Hautkontakt. Zu den Energieformen, die sich erst in Körpergeweben in Wärme umwandeln, gehören elektromagnetische Schwingungen mit den Wellenlängen aus dem Meter-, Dezimeter- und Zentimeterbereich, ferner die vorwiegend kurzwellige Infrarotstrahlung.

Die Energieabsorption und damit die Transformation in Wärme ist in verschiedenen Körpergeweben unterschiedlich. Als thermoisolierendes Medium dient bei der berührungsfreien Wärmeübertragung meist Warmluft mit hohem Feuchtigkeitsgehalt.

3.1.5 Körpertemperaturmessung während der SHT

Die Überwachung der Körpertemperatur als unverzichtbarer Bestandteil der SHT erfolgte früher meist durch regelmäßige sublinguale Messungen mit dem Quecksilberthermometer, da das Rektum dafür aus methodischen Gründen kaum zugänglich war. Die Meßwerte mußten laufend in eine Zeittabelle eingetragen werden. Heute bieten sich elektrische Thermometer als Thermoelemente und als Widerstandsthermometer in Form von Metall- und Halbleiterwiderständen an. Sie liefern nach sorgfältiger Eichung zuverlässige Meßwerte, die als digitale Meßwerte ausgedruckt oder als Analogkurve aufgezeichnet werden können.

Als nicht-invasive Meßorte für die Kerntemperatur kommen das Rektum, der retrokardiale Ösophagusabschnitt und das Trommelfell in Betracht. Auf längere Dauer ist die Messung im Ösophagus jedoch kaum zumutbar, der richtige Sitz eines Trommelfellsensors meist problematisch. Dagegen ist ein Temperaturfühler leicht etwa 10 cm tief ins Rektum einzuführen und wird meist nach kurzer Zeit nicht mehr als Fremdkörper empfunden. Hier sei aber schon darauf hingewiesen, daß bei Anwendung hochfrequenter Schwingungsenergie erhebliche Probleme mit dieser Form der Temperaturüberwachung auftreten können.

Nach dieser vorbereitenden Übersicht über die grundsätzlichen Möglichkeiten der physikalischen Wärmeeinfuhr in den Körper und der Körpertemperaturkontrolle werden im folgenden die wesentlichen Verfahren der SHT dargestellt, soweit sie auch heute praktikabel oder doch von historischem Interesse sind. Dabei stehen auch die praktisch bedeutsamen Faktoren des apparativen Aufwandes, der Energiebereitstellung wie auch der Situation des Patienten und des Pflegepersonals zur vergleichenden Betrachtung an.

3.2 Kettering-Hypertherm

Der Kettering-Hypertherm war ein Musterbeispiel temperaturkontrollierter Ganzkörperhyperthermie durch Wärmeübertragung mittels Heißluft über die Haut. Das 1933 in den USA konstruierte Gerät bestand aus einer starrwandigen Liegekabine, in die feuchtheiße Luft am Fußende einströmte, am Körper des Patienten entlangstrich und am Kopfende wieder austrat. Die Luft wurde vorher durch regulierbare elektrische Widerstandsdrähte auf 70 °C erhitzt und in einer weiteren Kammer bis zu 90 % wasserdampfgesättigt. Der Kopf des Patienten lag während der Behandlung außerhalb der Kabine (*Abb. 4*).

In diesem »air-conditioned cabinet« erreichte der Patient in der Regel unter heftigstem Schwitzen nach 60 Minuten eine durch Rektalfühler elektrisch gemessene Kerntemperatur von 40 °C. Um diese Temperaturhöhe mehrere Stunden lang aufrechtzuerhalten, stellte man die Lufttemperatur auf 45,5 °C um. Vom Patien-

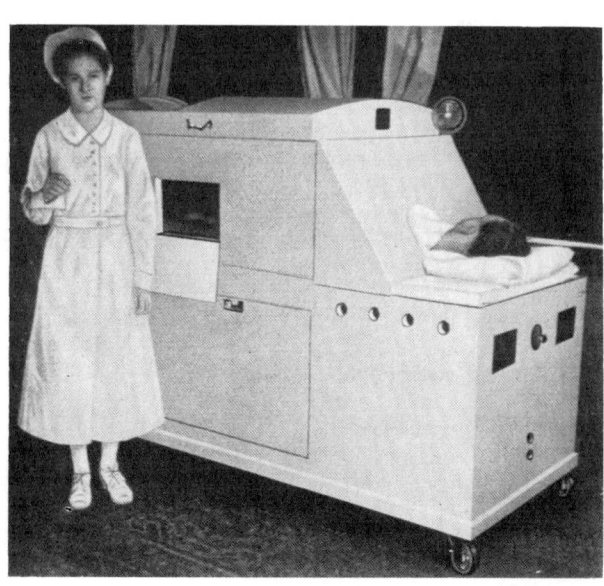

Abb. 4   Kettering-Hypertherm 1937, Musterbeispiel einer konduktiven SHT mit dampfgesättigter Heißluft (aus *Raab* 1939)

ten wurde die Prozedur offenbar meist als quälende Marter (harrowing ordeal) empfunden. Daran konnte auch die ständige Ventilatorkühlung des Gesichtes nichts ändern. Bei der Flachlagerung des Kopfes auf etwa die Höhe des Herzens war zwar die Gefahr eines orthostatischen Kollapses gering; die Autoren berichteten aber über »starke Störungen im Großhirn«. Todesfälle waren offenbar nicht selten.

Der Patient war während der Stunden der Behandlung in Rückenlage immobilisiert und mußte sich völlig vom Pflegepersonal abhängig fühlen. Die Haut nahm weitgehend die Temperatur der vorbeistreichenden dampfgesättigten Heißluft an, war also maximal hitzebelastet. Das Gerät war auf Rollen zu verschieben, aber doch sehr sperrig. Die Energiebereitstellung für Lufterhitzung und Wasserdampfsättigung war aufwendig.

Wenn der Kettering-Hypertherm auch bald außer Gebrauch kam, so verdanken wir seiner heroischen Anwendung doch wesentliche pathophysiologische Einblikke in die Abläufe während einer physikalischen Ganzkörperhyperthermie sowie wichtige therapeutische Erfahrungen. Behandelt wurden in der vorantibiotischen Ära vorwiegend die venerischen Krankheiten Lues und Gonorrhö.

3.3 »Body-bag«-Verfahren

Diese Methode ist als neue Version der Heißlufthyperthermie zur Erzeugung extremer Körpertemperaturgrade oberhalb 41,5 °C in der Onkologie entwickelt worden. Der Patient liegt in einer sackartigen Einhüllung, die am Hals dicht abschließt und in die aus einem kompakten Erhitzungsaggregat Heißluft eingeführt wird. Die Haut des Patienten ist durch leichte Bekleidung vor einer direkten Heißlufteinwirkung geschützt. Als Vorzug wird angeführt, daß die Behandlungseinheit nicht an ortsfeste Installationen gebunden ist. Die Körpertemperatur kann elektronisch störungsfrei überwacht werden.

3.4 Überwärmungsbad

Das Eintauchen des Körpers in Wasser ansteigender Temperaturgrade ist sicher das älteste und verbreitetste Verfahren zur Durchführung einer Ganzkörperhyperthermie. Durch Baden in heißen Quellen haben Kranke seit Urzeiten Linderung und Heilung gesucht. Je nach der Temperatur des Thermalwassers mußte ein mehrstündiges Baden zwangsläufig die Körpertemperatur erhöhen. Und wenn – um als Ausnahme eine belletristische Quelle zu zitieren – Stefan Zweigs historische Miniatur »Georg Friedrich Händels Auferstehung« (Sternstunden der Menschheit, 1950) auf belegten Recherchen beruht, so genas der 56jährige Komponist von einer 4 Monate zuvor erlittenen postapoplektischen Halbseitenlähmung höchstwahrscheinlich nicht ohne den Einfluß einer »Langzeit-Hyperthermie« in den Thermen Aachens, in denen er bis zur einsetzenden Besserung täglich 9 Stunden verblieben sein soll.

Über Heilerfolge durch Überwärmungsbäder gibt es unzählige Berichte, die den heute geforderten strengen Kriterien einer Therapiebeurteilung ohne Zweifel nicht genügen, aber in vielen Einzelfällen offenbar doch einschneidende Wendungen in schwer beeinflußbaren Krankheitsstadien bezeugen. Maria Schlenz, eine engagierte österreichische Laienheilerin, trug viel zum Bekanntwerden des temperaturansteigenden Bades bei.

Wann erstmals systematische Körpertemperaturmessungen beim prolongierten Vollbad angestellt wurden, ist schwer zu bestimmen. Die ersten Untersuchungen auf Universitätsebene stammen wahrscheinlich von *Walinski* (1928). Ab 1938 hat sich besonders *Lampert* sehr intensiv mit dem Überwärmungsbad befaßt und dieses zum Hauptgegenstand seiner Monographie »Überwärmung als Heilmittel« erhoben (*Lampert* 1948). *Bühring* hat die Badehyperthermie neuerdings wieder wissenschaftlich bearbeitet und 1984 eine sehr aufschlußreiche Studie mit dem Überwärmungsbad unter Verwendung moderner Untersuchungsmethoden vorgelegt.

Die methodische Anwendung des Überwärmungsbades ist einfach, worin Lampert den besonderen Vorzug des Verfahrens sah. Ursprünglich bedurfte es lediglich einer allseitig zugänglichen, genügend langen Badewanne und des Zuflusses von heißem und kaltem Wasser. Später wurden aufwendige Wannen mit hydraulischen Hebeliegen für den Patienten, mit Düsen und Wasserumwälzsystemen sowie mit einer zusätzlichen Wasserkammer für den Kopf des Patienten konstruiert (*Abb. 5a und 5b*).

Das Badewasser, das den gesamten Körper mit Ausnahme des Kopfes oder auch nur des Gesichtes umgibt, ist bei Behandlungsbeginn etwa 36 °C warm und erreicht dann durch dosiertes Zulaufenlassen von Heißwasser eine Temperatur bis zu 43 °C und mehr. Durch Vermischen mit kaltem Wasser kann es innerhalb weniger Minuten zwischenzeitlich oder dauernd abgekühlt werden.

Die Körpertemperatur wurde früher meist sublingual mit dem Quecksilberthermometer gemessen; zur kontinuierlichen Thermometrie könnten heute auch elektronische, ins Rektum eingelegte Meßfühler dienen. Die Pulsfrequenz ist palpatorisch leicht zu bestimmen, das Anlegen von EKG-Elektroden jedoch problematisch.

Subjektiv wird längeres Liegen im Badewasser wegen des Auftriebes oft als instabil verspürt; andererseits besteht nicht die Gefahr eines Dekubitus. Der hydrostatische Druck, von *Lampert* als kollapsverhütend hervorgehoben, wird auf die Dauer auch als beengend und atembehindernd empfunden.

Sehr intensiv wird die hohe Hautwärme wahrgenommen, die ja der jeweiligen Wassertemperatur entspricht. Insgesamt ist der Behandelte nur wenig in der Beweglichkeit seiner Gliedmaßen eingeschränkt und fühlt sich nicht in so hilfloser Abhängigkeit vom Überwachungspersonal wie bei manchen anderen Verfahren. Er ist für alle Handreichungen, so auch für Übergießungen der Arme oder Beine mit Kaltwasser zur Auffrischung des Sensoriums und Stabilisierung des Kreislaufes, leicht zugänglich, was *Lampert* besonders betont.

Insgesamt ist der Pflegeaufwand erheblich. Wenn der Patient oft noch alleine ins Bad steigen kann, so muß er nach Erreichen einer Körpertemperatur über 39 °C wegen der Gefahr eines Kreislaufkollapses in waagrechter Lage aus dem Wasser gehoben und auf eine bereitstehende Liege getragen werden, wo er bis zur Normalisierung der Körpertemperatur in einer Deckeneinhüllung »nachschwitzt«. Aber

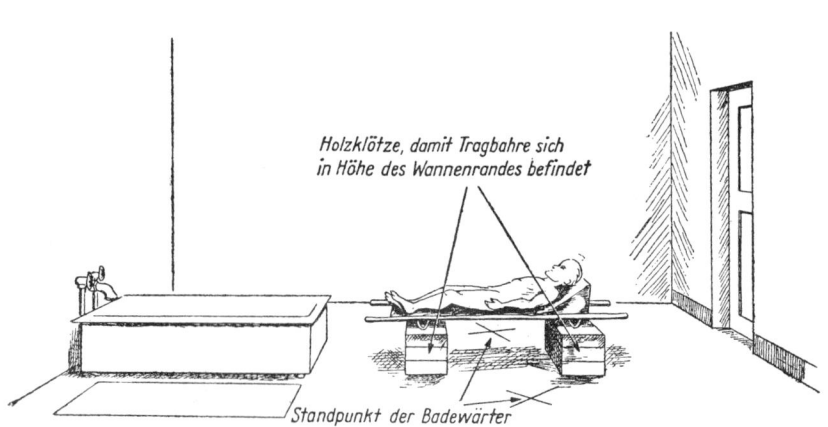

Abb. 5a Einfachste Einrichtung eines Überwärmungsbades, auch als häusliche Anwendung möglich (aus *Lampert* 1948)

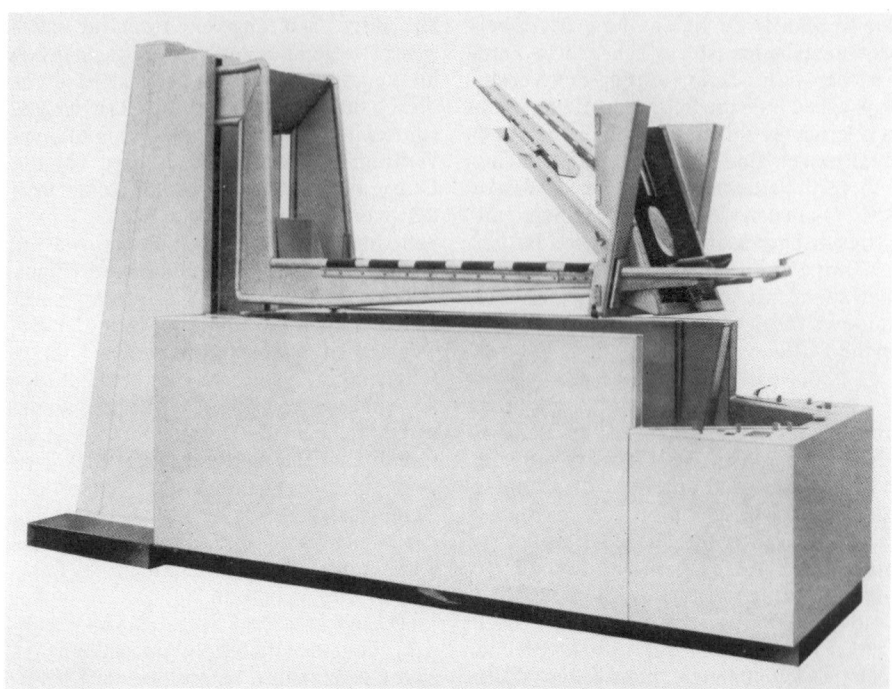

Abb. 5b Wanneneinrichtung mit separaten Kammern für Kopf und Körper des Patienten und hydraulisch angetriebener Hebeliege zur Durchführung einer Extremhyperthermie (aus *von Ardenne* 1967)

auch während des Bades bedarf der im Wasser Liegende einer ständigen sorgfältigen Überwachung.

Die Wassertemperatur kann heute durch wechselweises Zulaufenlassen von Heiß- und Kaltwasser sowie Umwälzvorrichtungen regeltechnisch gesteuert werden, der apparative Aufwand ist dabei aber relativ umfänglich. Insgesamt erfordert das Überwärmungsbad in der Regel kompendiöse, feste Installationen und einen genügend großen, wegen des aus dem Bade aufsteigenden Wasserdampfes ausreichend belüftbaren Raum.

Das Überwärmungsbad kann allerdings behelfsweise auch unter recht eingeschränkten äußeren Bedingungen durchgeführt werden, wie die Erfahrungen von *Lampert* bei der Behandlung des Fleckfiebers in einem Feldlazarett veranschaulichen.

Aus thermophysiologischer Sicht verkörpert das Überwärmungsbad die effektivste Form der konduktiven Wärmezufuhr in den Organismus. Durch den engen Hautkontakt dringt die Wärme von der gesamten Körperoberfläche aus konzentrisch in den Körper ein. Hierdurch können in kurzer Zeit große Mengen kalorischer Energie eingebracht werden, zumal eine Wärmeabgabe durch Schweißverdunstung, Abstrahlung oder Leitung nicht möglich ist.

Der konzentrische Wärmefluß heizt zunächst die Körperschale auf; Haut und Unterhautgewebe werden dadurch stark wärmebelastet. Das natürliche Temperaturgefälle von innen nach außen kehrt sich um.

Die massive Verlagerung des fließenden Blutes in die Körperperipherie scheint das Überwärmungsbad in besonderem

Maße zum Hitzekollaps zu disponieren, wie aus den Berichten von *Lampert* und auch aus den Untersuchungen von *Bühring* zu schließen ist. Daß die stark erhöhte Hauttemperatur bei den subjektiven Mißempfindungen einen maßgeblichen Faktor bildet, erhellt daraus, daß die Abkühlung des Badewassers die bedrängenden Gefühle fast augenblicklich lindert, auch wenn sich die Körperinnentemperatur zunächst nicht ändert oder sogar weiter ansteigt.

3.5 Paraffinbad, Heizdecken, beheizbare Anzüge

Diese jüngeren Verfahren wurden fast ausschließlich für die in Narkose durchgeführte onkotherapeutische Extremhyperthermie auf Kerntemperaturen bis 42 °C entwickelt. *Pettigrew* (1977) führte die Immersion des ganzen Körpers in geschmolzenes Paraffin ein. Die langsame Wärmeübertragung und gute Thermoisolation durch Paraffin entlasten die Haut und verhindern das rasche Absinken der durch heiße Narkosegase erhöhten Körpertemperatur. Das Verfahren beansprucht einen hohen Überwachungsaufwand, wie er nur in modernen Anästhesieabteilungen zur Verfügung steht. Wird der Patient auf eine beheizbare Matte gelegt und mit einer ebensolchen bedeckt, wird Wärme zwar großflächig auf größere Hautbezirke übergeleitet, nichtberührte Areale werden aber nur durch die innerhalb der Einhüllung erhitzte Luft erwärmt (*Larkin* u. Mitarb. 1977). Die ungleichmäßig starke Hauterhitzung ist nicht unbedenklich. Große Sorgfalt ist auf die Vermeidung eines Dekubitus zu richten.

Beheizbare Astronautenanzüge gewährleisten einen ausgedehnteren Hautkontakt. Wie bei den Matten erfolgt die Beheizung durch elektrische Widerstandsdrähte oder noch vorteilhafter mittels eines mäanderförmigen wasserdurchströmten Schlauchsystemes. Bei diesem kann die einwirkende Wassertemperatur relativ rasch mit Hilfe von Mikroprozessoren nach oben und unten reguliert werden, die sich an mehreren kontinuierlich gemessenen Regelgrößen wie z. B. der an verschiedenen Körperstellen gemessenen Temperatur, der Pulsfrequenz, dem EKG und dem Sauerstoffdruck im Blut orientieren.

Auf diese Weise ist die erreichte Körpertemperaturerhöhung automatisch konstant zu halten oder auch rasch zu senken. Insgesamt ist der technische Aufwand beträchtlich. Die Methode wird heute vorwiegend in anästhesiologisch eingerichteten onkotherapeutischen Zentren angewandt.

3.6 Extrakorporale Bluterwärmung

Dieses neuentwickelte Verfahren kann als die unmittelbarste Form der Körperaufwärmung bezeichnet werden. Das fließende Blut ist das effektivste Transportmittel für Wärme. Es wird wie bei der Dialyse aus dem Körper herausgeleitet, in einem Wärmeaustauscher auf die gewünschte Temperatur gebracht und dann in den Blutkreislauf zurückgeführt, der nun die Wärme in alle Gewebe leitet. Die Methode ist allerdings apparativ und personell immens aufwendig und erfordert eine enge Zusammenarbeit zwischen Chirurgen und Anästhesiologen. Als Voraussetzung für die Behandlung muß zunächst operativ ein arterieller und venöser Zugang, meist ein femoraler a.-v. Shunt, angelegt werden. Die Bedingungen für eine pharmakologische Regulierung und störungsfreie Kontrolle der Blutgerinnung müssen erfüllt sein. Thermophysiologisch hat das Verfahren aber den unbestreitbaren Vorzug, daß die Wärme dem Körperkern direkt unter Umgehung der Hautbarriere zugeführt wird. Das natürliche Temperaturgefälle von innen nach außen bleibt in optimaler Weise erhalten. Gegen stärkere Wärmeverluste durch Abstrahlung und Schweißverdunstung schützt eine den Körper einhüllende infrarotreflektierende Folie. Die extrakorporale Bluterwärmung wird ausschließlich bei disseminierten malignen Erkrankungen angewandt (*Zänker* u. Mitarb. 1982).

3.7 Induktive Hochfrequenzverfahren

Seit der Einführung hochfrequenter elektromagnetischer Schwingungsenergie in die Medizin wurden bestimmte Wellen- und Frequenzbereiche in zunehmendem Maße zunächst zur lokalen und regionalen Gewebserwärmung eingesetzt. Schon bald folgten aber auch Versuche, mittels Hochfrequenzenergie Temperaturerhöhungen im ganzen Körper herbeizuführen. Für die hierzu erforderliche großvolumige Körpererwärmung kommen drei Anwendungsformen hochfrequenter Schwingungen in Frage:

● Die bald wieder verlassene Langwellen-Diathermie,
● die zwischen Kondensatorplatten schwingende kapazitative Wellenenergie (Kondensatorfeld) und
● die innerhalb eines einfachen spulenförmigen Stromleiters induzierte hochfrequente magnetische Schwingungsenergie (Spulenfeld).

3.7.1 Hochfrequenz-SHT im Kondensatorfeld

Nach der anfangs angewandten Langwellen-Diathermie, bei der es unter den hautanliegenden Elektroden zu einer starken erhitzenden Energieballung kam, mit der aber doch mehrstündige Körpertemperaturerhöhungen bis auf 40 °C erzielt werden konnten, erlaubten die in der Folgezeit erzeugbaren Kurzwellen eine berührungsfreie Anordnung der Plattenelektroden.

In den zwischen die Platten gelegten Körperabschnitten entstehen hochfrequente Verschiebungsströme, die zur Freisetzung Joulescher Wärme führen. Im Gegensatz zu der übermäßigen örtlichen Hauterwärmung unter den Langwellen-Elektroden gleichen sich die Widerstandswerte der durchfluteten Körperschichten einander mehr an, so daß sich die Gewebserwärmung gleichmäßiger gestaltet. Die Oberflächenschichten des Körpers mit ihrem hohen Gewebswider-

stand werden aber immer noch stärker erwärmt als die tiefergelegenen Körperbereiche.

Die ersten Anstöße, dieses Prinzip zur therapeutischen Körpertemperaturerhöhung zu nutzen, kamen aus den USA. Eine von der General Electric Company konstruierte Apparatur war wegweisend für alle späteren Anwendungen der Kondensatorfeldmethode. In einem engen Kabinenraum aus Holzplatten mit einer abdichtbaren Aussparung für den Hals des Patienten waren zu beiden Seiten des Rumpfes im Abstand von etwa 10 cm zwei Platten senkrecht aufgestellt, zwischen denen sich bei Einschalten des Generators ein hochfrequentes Kondensatorfeld aufbaute und die dazwischenliegenden Gewebe erwärmte. In der Folgezeit wurden immer wieder neue Positionen der berührungsfreien Elektroden erprobt, um einen möglichst optimalen Feldlinienverlauf im Körper zu erzielen. Besonders in Frankreich wurde sehr intensiv an einer optimalen Position der Kondensatorplatten gearbeitet. In Deutschland hat sich vor allem *Koeppen* mit dem von der Firma Siemens gebauten »Pyrostaten« dieser Methode bedient (1951).

Drei für die Behandlungspraxis schwerwiegende Einschränkungen haben die Kurzwellen-Kondensatorfeldmethode verdrängt:

● Im Vergleich zur Muskulatur und den inneren Organen wird das Fettgewebe der Haut fast neunmal stärker erwärmt. Die Hitzeempfindungen unter der Haut werden dadurch immer störender und auf die Dauer für den Patienten unerträglich.
● Setzt die bei jeder hohen Körpererwärmung unvermeidliche Schweißsekretion ein, so konzentrieren sich die Feldlinien des Kondensatorfeldes in den Schweißperlen. Die selektive Erhitzung verursacht unter jeder Perle einen punktförmigen stechenden Schmerz und oft auch eine Hautverbrennung in Form eines kleinen Brandbläschens.
● Innerhalb des einwirkenden Schwingungsfeldes dürfen sich keine Metalle befinden. Durch deren besonders intensive selektive Erhitzung kann das umgebende

Körpergewebe verbrannt werden. So bergen chirurgische Metallnähte und Clips, Geschoßsplitter oder andere Metallgegenstände jedwelcher Art bei Anwendung von elektromagnetischer Energie im gewebeerwärmenden Wellenbereich stets bedrohliche Gefahren. Heute kommen Endoprothesen, Intrauterinspiralen und Herzschrittmacher hinzu. Die kontinuierliche elektronische Registrierung der Gewebs- und Körpertemperatur und anderer Parameter wie auch die EKG-Überwachung sind bei Anwendung von Kurzwellenenergie immer problematisch. Dies gilt in ähnlicher Weise auch für die Spulenfeldmethode, der wir uns im folgenden Abschnitt zuwenden.

3.7.2 Hochfrequenz-SHT im Spulenfeld

Bei dieser Methode wird das physikalische Phänomen genutzt, daß sich um jeden wechselstromführenden Leiter ein magnetisches Wechselfeld ausbildet. Bei der hohen Frequenz der Kurzwellen genügt hierzu als stromführende Spule eine einzelne kräftige Drahtschlinge. Dringt das magnetische Wechselfeld in organisches Gewebe ein, so induziert es besonders in dessen gut leitenden wasserhaltigen Anteilen Wirbelströme, die durch Ohmsche Widerstandswärme zu einer Temperaturerhöhung führen. Bei hohem Gewebswiderstand ist der Stromfluß relativ klein. Deshalb erwärmen sich, gegensätzlich zum Kondensatorfeld, die Haut und das Fettgewebe nur gering, intensiv dagegen das Muskelgewebe, die fließenden Ströme des Blutes und der Lymphe sowie das in den Organen befindliche Gewebswasser.

Wird die wie eine Ellipse geformte Drahtschlinge, wie meist üblich, längs über oder unter dem Körper plaziert, nimmt die Energie allerdings nach der Körpertiefe hin ab. Durch verschiedene Anordnungen der Induktionsschlinge lassen sich aber recht differenzierte Wärmefelder im Körper aufbauen. Teilt man z. B. das Induktionskabel in je eine obere und untere Schlinge über und unter dem

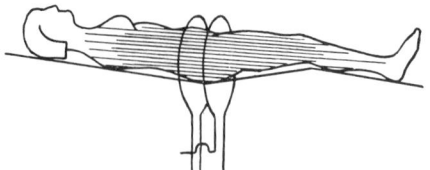

Abb. 6   Axiale Feldlinieninduktion mit Maximum im Unterbauch- und Oberschenkelbereich mittels 2 parallel geschalteten HF-Induktionsschlingen, bei etwa 15 cm Hautabstand um den Patienten gelegt (aus *Raab* 1939)

Rumpf, so ist eine gleichmäßigere Erwärmung im durchstrahlten Gesamtvolumen zu erreichen. Hier ist aber wiederum zu bedenken, daß die direkte Wirbelstromdurchflutung des Herzens und der großen Gefäße Unverträglichkeitserscheinungen auslösen kann.

In einer von *Raab* (1939) vorgeschlagenen Anordnung werden die geteilten Kabel so um die Bauchregion herumgelegt, daß der Körper gewissermaßen wie in die Öffnung einer Spule eingeschoben liegt. Die bei dieser Rundspuleninduktion wirksamen hochfrequenten magnetischen Kraftlinien verlaufen nun in Richtung der Körperachse, wobei die Gewebserwärmung zum Kopf und zu den Füßen hin abnimmt. Das Herz liegt nur noch am Rande des magnetischen Hochfrequenzfeldes (*Abb. 6*).

Jedenfalls gaben die Patienten nach den Mitteilungen von *Raab* unter diesen Bedingungen ein fast gleichmäßiges Wärmegefühl im gesamten Körper ohne lästiges Hitzegefühl im Kopf und ohne störende Herzsensationen an. Während der Behandlung befanden sich seine Patienten auf einem metallfreien Liegestuhl, auf dem sie in eine thermoisolierende Steppdecke wie in einen Sack weitgehend unbeweglich eingehüllt waren.

Aus thermophysiologischer Sicht ist zu betonen, daß die mit der Spulenfeldmethode erzeugte Ganzkörperhyperthermie eine Wärmeverteilung im Körper gestaltet, die der beim natürlichen Fieber sehr nahekommt. Das Temperaturgefälle von innen nach außen bleibt erhalten. So unterscheidet sich die Methode fundamen-

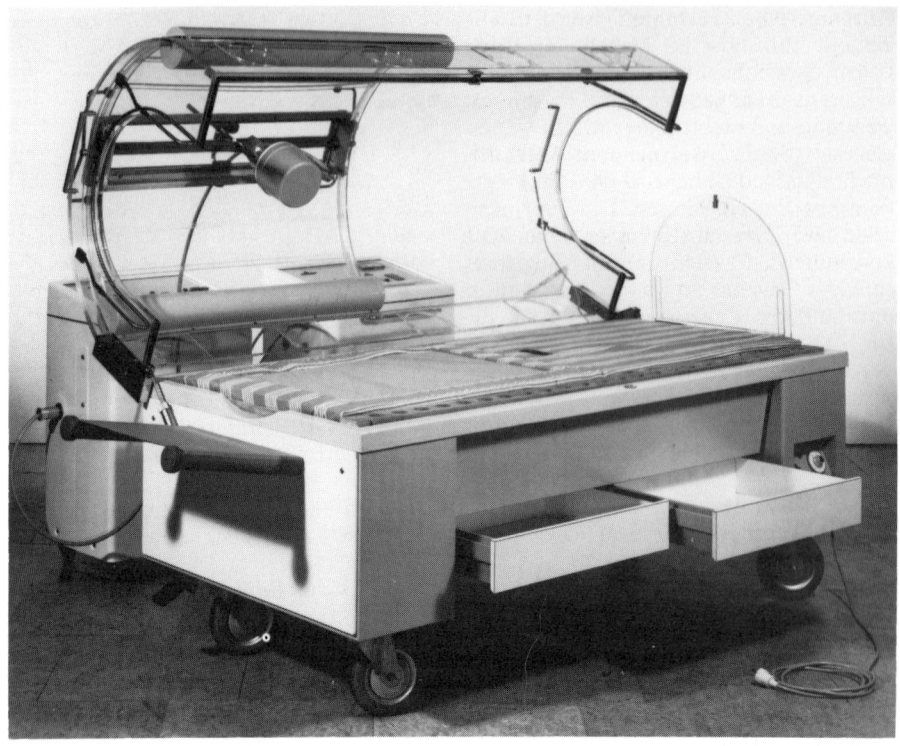

Abb. 7   Kurzwellen-Hyperthermiekabine nach *Pomp-Siemens* (aus *Rentsch* 1985)

tal vom Überwärmungsbad und anderen Verfahren, bei denen Wärme ausschließlich konduktiv über die Hautoberfläche in den Körper eindringt. Deshalb ist es weiterer Überlegungen wert, ob man nicht diese von *Raab* modifizierte Form des Kurzwellen-Spulenfeldes zur direkten, thermophysiologisch vorteilhaften Innenerwärmung des Körpers neu überprüfen und vielleicht an den Anfang der einen oder anderen SHT-Methode setzen könnte.

Einer kontinuierlichen Dauerkontrolle der Körpertemperatur z. B. im Rektum stehen die gleichen Einschränkungen entgegen, die bei der Kondensatorfeldmethode aufgeführt wurden. Metallhaltige Thermosensoren werden durch die elektromagnetischen Wechselfelder direkt aufgeheizt und zeigen nicht die umgebende Gewebstemperatur an. Neuerdings sind Sensoren und Zuleitungsdrähte mit

sehr kleiner Masse verfügbar. Sie werden weniger von einer Direkterhitzung betroffen und gleichen sich, wenn der Kurzwellen-Generator einige Minuten ausgeschaltet wird, relativ rasch der Umgebungstemperatur des Gewebes an. Unter diesen etwas umständlichen Bedingungen sind dann doch zuverlässige Messungen der Körpertemperatur möglich. Sehr hochohmige Widerstandsthermometer oder die neue Generation fluorooptischer Temperatursensoren werden vor allem bei der Lokalhyperthermie angewandt, sind aber grundsätzlich auch bei der SHT zu verwenden.

Auch die Kurzwellen-Spulenfeldmethode ist derzeit nur vereinzelt in Gebrauch. Eine Freiburger onkologische Arbeitsgruppe, die seit vielen Jahren die Möglichkeiten einer 40 °C-Kurzwellen-SHT als adjuvante Maßnahme bei der Strahlen- und Chemotherapie maligner Prozesse untersucht, hat ein großes Erfahrungsgut mit der von Siemens nach den Vorschlägen von *Pomp* (1972) hergestellten Hyperthermieeinrichtung gesammelt (*Fabricius* u. Mitarb. 1978, *Burmeister* u. Mitarb. 1982, *Engelhardt* und Mitarb. 1983, 1985). Diese wird im folgenden kurz beschrieben.

Abb. 7 zeigt die auf Rollen verschiebbare kompendiöse Vorrichtung. Eine Hochfrequenz-Flachspule ist in die Liegematte für den Patienten eingelassen und daher nicht sichtbar. Eine aufklappbare durchsichtige Haube schließt die Kabine luftdicht ab, der Kopf des Patienten liegt außerhalb. Neben der direkten Hochfrequenzerwärmung des Körpers wird die Kabinenluft in einem unter der Kabine plazierten Aggregat zusätzlich auf 60 °C aufgewärmt und angefeuchtet. Bei einem Leistungsbedarf von 400 Watt ist eine zuverlässige Steigerung der Körperkerntemperatur zu erzielen. Für eine zusätzliche Lokalerwärmung ist eine bewegliche Dezimeterwellen-Monode in der Kabine installiert. Der Patient ist während der Behandlung weitgehend unbekleidet und muß Rückenlage einhalten. Er ist durch die Plexiglashaube jederzeit zu beobachten; eine verschiebbare Öffnung erlaubt Handreichungen in die Kabine. Insgesamt erfordert die Behandlung eine relativ wenig aufwendige personelle Betreuung.

3.8 Infrarot-Hyperthermie (IRHT)

Während der Tätigkeit als klinischer Internist und Radiologe und seit 1965 in einer radiologischen Praxis haben wir uns unablässig mit der Methodik der SHT und deren möglicher therapeutischer Anwendung beschäftigt. Neben grundsätzlichem Interesse spielte als äußerer Anlaß eine 1955 erlittene subthorakale Muskelparese nach Poliomyelitis mit, zu einer Zeit, als Impfungen gegen diese Virusinfektion noch nicht bekannt waren. *Lampert* (1948) hatte über die Besserung poliomyelitischer Lähmungen durch das Überwärmungsbad berichtet. Bei den Versuchen, neben der krankengymnastischen Übungsbehandlung die Rückbildung der ausgedehnten Paresen zu beschleunigen, sahen wir uns mit den Vor- und Nachteilen des Überwärmungsbades konfrontiert und arbeiteten in der Folgezeit an einem Verfahren, bei dem die lichtnahe Infrarotstrahlung als berührungsfreie Wärmeenergiequelle genutzt wird.

Immer wieder war versucht worden, durch »strahlende Hitze« genügend große Wärmeenergiemengen in den Körper einzubringen, um die Körpertemperatur zu erhöhen. *Kahler* und *Knollmeyer* konstruierten 1928 eine Behandlungsanordnung, mit der sie Kerntemperaturgrade um 40 °C erreichen konnten. Die Autoren waren sich aber bewußt, daß dabei mehr die von den Glühbirnen erhitzte Luft als die eigentliche Strahlung wirksam war.

In den USA versuchte *Warren* bereits 1935 auf ähnliche Weise, fortgeschrittene maligne Prozesse durch Ganzkörperhyperthermie in Kombination mit ionisierender Strahlung zu beeinflussen. Er verwendete eine dicht schließende Liegekabine für den Patienten, in der oben fünf Kohlefadenlampen installiert waren, allerdings weniger zur Erhöhung der Körpertemperatur selbst als zu deren Aufrechterhaltung nach Hochfrequenzerwärmung.

Nach unseren heutigen Kenntnissen kamen bei diesen historischen Versuchen mit infraroter Strahlung nur deren langwellige Anteile zur Wirkung. Diese werden schon in der obersten Hautschicht absorbiert und erwärmen diese allein. So konnte es nicht ausbleiben, daß die Hitzebelastung der Haut oft zum Abbruch der Bestrahlung zwang, bevor die gewünschte Körpertemperatur erreicht war. Analog zum Pendelverfahren bei der Röntgenbestrahlung ist auch versucht worden, durch eine rotierende Lampe immer wieder eine andere Hautpartie der Wärmestrahlung auszusetzen. Insgesamt scheiterte die Anwendung infraroter Strahlung zur Erzeugung einer SHT bisher an der zu hohen Wärmebelastung der Haut mit stechendem Schmerz, heftigem Hitzeerythem und einer dadurch drohenden Verbrennungsgefahr, ferner an der zu langsam ansteigenden Körperkerntemperatur. So wurde sie allgemein für diesen Zweck abgelehnt.

Die technische Entwicklung neuer Infrarotstrahler mit einer sehr hohen Glühtemperatur oberhalb 2 500 °C bot jedoch neue Voraussetzungen an, da sie die Qualität der emittierten Strahlung veränderte.

Witte versuchte dann 1937, durch Filterung der von mehreren solcher Glühkörper ausgesandten Strahlung ein sonnenähnliches Licht zu erzeugen. Ihm fiel auf, daß hierdurch eine leichte Körpertemperaturerhöhung zu erzielen war. Eine systematische therapeutische Anwendung dieser Beobachtung verfolgte er jedoch nicht.

3.8.1 Physik und Biophysik infraroter Strahlung

Unsere Ausführungen über dieses weite Feld werden sich auf die Zusammenhänge konzentrieren, die für die Entwicklung der IRHT ausschlaggebend waren.

Stellung der Infrarotstrahlung im Spektrum elektromagnetischer Schwingungen

Im elektromagnetischen Spektrum liegt das Infrarot als unsichtbare Strahlung neben den Wellenlängen des sichtbaren Lichtes. Es schließt sich hier an die Wellenlängen des Rots an und wird in drei Wellenbereiche aufgeteilt, das kurzwellige Infrarot A (780–1 200 nm), das mittelwellige Infrarot B (1 200–3 000 nm) und das langwellige Infrarot C (mehr als 3 000 nm). Es gehorcht weitgehend den optischen Gesetzen der Reflexion, Brechung und Beugung. Infrarotstrahlung ist reine Temperaturstrahlung.

Die Abstrahlung infraroter Schwingungsenergie ist an sich ein Kennzeichen aller Materie oberhalb des absoluten Nullpunktes. Ohne auf die atomphysikalischen Gesetze im einzelnen einzugehen ist festzuhalten, daß quantitativ um so mehr und qualitativ um so kürzerwellige

infrarote Strahlung emittiert wird, je höher die Temperatur des aussendenden Körpers ist.

Umgekehrt erzeugen Infrarotquanten eine Temperaturerhöhung in der Materie, in der sie durch Absorption aufgenommen werden. Die infrarote Strahlung besitzt praktisch keine ionisierende Quantenenergie im Gegensatz zu den jenseits des Lichtspektrums angesiedelten kürzeren Wellenlängen des Ultravioletts, der Röntgen- und Gammastrahlung.

Infrarotstrahlenquellen in Natur und Technik

Der wichtigste und effektivste Infrarotstrahler ist die Sonne, ihre Wärmestrahlung bedingt alles Leben auf der Erde. Bei einer Oberflächentemperatur um 6 000 °C strahlt die Sonne immense Anteile des kurzwelligen Infrarot A ab, das den materiefreien Weltraum fast verlustfrei durchdringt, allerdings in den Schichten der Atmosphäre eine unterschiedliche Absorption und Streuung erfährt. Die gezielte technische Nutzung dieser unerschöpflichen Wärmeenergiequelle steht bedauerlicherweise erst am Beginn ihrer Entwicklung.

Eine hohe Ausbeute an kurzwelligem Infrarot A liefern auch technische Strahler, deren elektrisch beheizter Glühdraht aus dem hoch hitzebelastbaren Metall Wolfram Weißglühtemperaturen bis 3 000 °C toleriert. Diese Strahler werden in Glühbirnenform mit reflektierender Innenverspiegelung und in Röhrenform hergestellt und industriell breit genutzt. Therapeutisch werden sie vorwiegend zur Lokalerwärmung eingesetzt. In Mehrfachanordnung bilden sie die Strahlenquelle für die IRHT.

Fast reines Infrarot A ist auch aus den sog. Xenonstrahlern zu gewinnen. Diese Edelgasentladungslampen sind relativ aufwendig und störanfällig, und wir haben sie für die von uns angestrebte Großflächenbestrahlung nicht in Betracht gezogen.

**Der menschliche Körper als
Infrarotstrahler**

Die Abstrahlung des Körpers entspricht bei den bestehenden niedrigen Oberflächentemperaturen dem langwelligen Infrarotanteil, sie ist ein Hauptfaktor für die Wärmeabgabe des Organismus. Auf der Umsetzung dieser unsichtbaren Infrarotstrahlung in ein sichtbares Bild beruht die Thermographie, die auch in der medizinischen Diagnostik eine zunehmende Bedeutung gewonnen hat.

Die Infrarotstrahlung des Körpers kann bei dieser diagnostischen Methode berührungsfrei durch photoelektrische Sensoren auf Halbleiterbasis und durch sensibilisiertes photographisches Filmmaterial registriert werden. In der Praxis genügt oft auch die direkte punktförmige Kontaktmessung der Temperatur auf verschiedenen Hautarealen. Dabei zeigt sich, daß das Temperaturprofil auf der Körperoberfläche nicht nur außerordentlich vielgestaltig ist, sondern auch Hinweise auf tiefergelegene Stoffwechselprozesse vermittelt, die ihre freigesetzte Prozeßwärme konduktiv auf die Haut projizieren oder reaktiv die Durchblutung und den Feuchtigkeitsgehalt der Haut lokal beeinflussen. Zusätzlich können durch die sog. Thermoregulationsdiagnostik interessante Einblicke in das aktuelle Regulationsverhalten des Organismus gewonnen werden (*Rost* 1980).

**Infrarotabsorption im menschlichen
Körper**

Bevor infrarote Strahlenquanten durch Absorption Wärme freisetzen, können sie an der Oberfläche einer Materieschicht reflektiert werden. Die Reflexion an der menschlichen Haut ist so gering, daß sie bei der IRHT nicht ins Gewicht fällt.

So ist für die praktische Anwendung entscheidend, in welcher Tiefe des Körpers die Wärme freisetzende Strahlenabsorption stattfindet, wie weit also Anteile der Strahlung absorptionsfrei in das Körpergewebe eindringen. Wird die auf die Hautoberfläche auftreffende Strahlung bereits in der äußersten Gewebsschicht

absorbiert, so resultiert eine ähnliche Temperaturerhöhung in der Haut wie bei allen Verfahren der direkten konduktiven Hauterwärmung durch Heißwasser, Heißluft oder andere hautberührende Substanzen. Die Wärmewirkung infraroter Strahlung unterschiede sich also in keiner Weise von der Erwärmung mit Kontaktmedien.

Es mußte uns jedoch vor Augen stehen, mit Hilfe der Infrarotstrahlung hinreichend große Wärmemengen ohne störende Hitzebelastung der Thermorezeptoren der Haut in den Körper einzubringen. Dieses Ziel wäre prinzipiell schon erreicht, wenn der Großteil der Strahlung nur wenige Millimeter eindränge, wo die anfallende Absorptionswärme von dem in den Kapillaren fließenden Blut konvektiv rasch ins Körperinnere weggeführt werden könnte.

Im folgenden sollen daher die heutigen Kenntnisse über das Absorptionsverhalten lebenden Gewebes gegenüber infraroter Strahlung wenigstens in groben Umrissen erörtert werden. Bei dieser Fragestellung sind zwei Faktoren von besonderer Bedeutung: die Wellenlängen der verwendeten Strahlung und der Gehalt des bestrahlten Gewebes an Wasser.

Fest steht, daß das von rotglühenden oder nichtglühenden »Dunkelstrahlern« ausgesandte Infrarot C beim Auftreffen auf die Haut sofort und vollständig absorbiert wird. Erwärmt wird allein die wenig wärmeleitende oberste Schicht der Epidermis. Von ihr dringt die Wärme nur langsam in die tieferen Hautschichten vor, bei stetiger intensiver Bestrahlung droht eine Hitzeanschoppung, die die Strahlenanwendung begrenzt.

Je mehr sich aber die Wellenlängen bei Anwendung hochtemperierter Weißglühstrahler verkürzen und denen des angrenzenden sichtbaren Lichtes annähern, um so tiefer vermögen größere Anteile der Strahlung in den Körper einzudringen. *Abb. 8* zeigt die Transparenz der lebenden menschlichen Haut, der dünnen Schicht der Vorhaut des Penis, für verschiedene Wellenlängen infraroter Strahlung. Differenzierte Temperaturmessungen in körperinnerem Gewebe sind außeror-

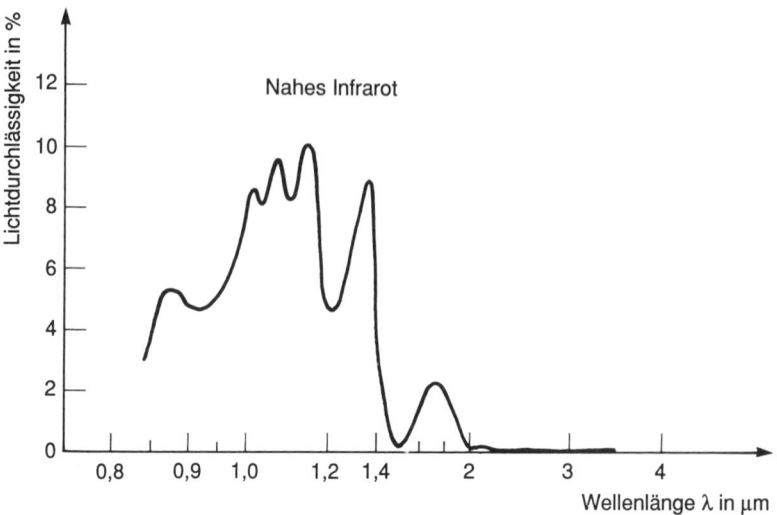

Abb. 8   Infrarotdurchlässigkeit der lebenden menschlichen Haut (Präputium) in den kurzen Wellenlängen 850–1400nm. Durchgelassene Infrarotphotonen werden in tieferen Gewebsschichten absorbiert (aus *Engel* u. Mitarb. 1983)

dentlich schwierig und technisch auch heute noch unbefriedigend. So muß man sich mit Messungen an Phantomen behelfen, die aus unterschiedlich dicken Schichten von organischem Gewebe bestehen. Aufschlußreich sind die neueren Untersuchungen von *Rzeznik* und *Wangorsch*, die im Rahmen des Forschungsprogrammes des Erwin Braun Institutes Basel durchgeführt und erstmals 1985 beim 1. Jahreskongreß der Deutschen Gesellschaft für Geriatrie in Offenburg vorgetragen wurden. Die Autoren prüften mit modernen spektroskopischen Verfahren die Transmission kurzwelliger Infrarotstrahlung durch 1–2 mm dicke Schichten von Muskel- und Fettgewebe. Sie stellten fest, daß hinter der bestrahlten Schicht noch relativ hohe Meßwerte transmittierter, also noch nicht absorbierter Strahlung angezeigt werden. Jedoch fiel bei Wellenlängen um 1 400 nm, also im Grenzbereich zwischen Infrarot A und B, ein tiefer Einschnitt in der Intensitätskurve auf; dieser kleine Wellenanteil wurde von den Gewebsschichten fast völlig absorbiert und erhitzte sie selektiv. Die weitere Analyse stellte als absorbierende Substanz das in der Schicht enthaltene Wasser sicher, genauer gesagt die OH-Gruppe des Wassers.

Hieraus folgert, daß die von hochtemperierten Weißglühstrahlern emittierten Wellenlängen des Infrarots einerseits ein relativ gutes Durchdringungsvermögen (Transmission) durch organisches Gewebe besitzen, andererseits aber in dem Bereich um etwa 1 400 nm das im Gewebe und somit auch in den obersten Hautschichten enthaltene Wasser erhitzen. Diese selektive Wassererhitzung ist für den stechenden Hitzeschmerz verantwortlich, den die Strahlung auslöst.

Aus strahlenbiologischer Sicht ist es bei der Einwirkung von Infrarotstrahlung – analog zur ionisierenden Bestrahlung – wiederum die »Hautbarriere«, welche die therapeutische Anwendung einengt.

Der Gedanke liegt nahe, die hautbelastenden Anteile aus der Strahlung auszufiltern. Eine solche Filterung kann entweder durch Wasser oder durch geeignete Festfilter erfolgen.

Filterung der Infrarotstrahlung mittels Wasser

Rzeznik und *Wangorsch* leiteten die Strahlung durch eine mit Wasser gefüllte Küvette. Sie erreichten dadurch eine ausgezeichnete Hautverträglichkeit der Strahlung und konnten nun die Transmission der gefilterten Strahlung in biologischem Gewebe weiter untersuchen. Dabei stellten sie fest, daß sich in unerwartet tiefen Schichten immer noch freie, nicht absorbierte Infrarot-Photonen fanden, was auch aus der folgenden Beobachtung hervorging. Während der engbegrenzten, seitlich abgeschirmten Bestrahlung eines etwa 5 cm dicken Unterarmes mit dem wassergefilterten Infrarot konnte ein hochsensibler Germanium-Detektor immer noch auf der der Bestrahlung entgegengesetzten Seite vereinzelte austretende Infrarotphotonen registrieren. Diese Reststrahlung sistierte sofort nach Abschalten des Strahlers.

Filterung der Infrarotstrahlung durch Festfilter

Spezielle Glasfilter sind in der Medizin nur für ein kleines Bestrahlungsfeld zur lokalen Thermotherapie geeignet. Der von *Moser* (1982) inaugurierte »Intrathermie«-Strahler (Ultrarot-Elektronik GmbH, Forschungs- und Vertriebs-KG, Hamburg 67) filtert die Wellenlänge um 1 400 nm weitgehend aus und erreicht bei einer Strahlerleistung von 1 000 Watt eine auffallend gute Hautverträglichkeit. Die Filterscheiben der Apparatur müssen ständig mittels Ventilatoren luftgekühlt werden.

Infrarotstrahlung bei der IRHT

Um genügend Infrarotenergie in den Körper einzubringen, muß ein relativ großes Bestrahlungsfeld gewährleistet sein. Bei der methodischen Entwicklung der IRHT stießen auch wir auf das Problem, daß an den direkt bestrahlten Hautpartien, insbesondere im Zentralstrahlbereich der anfänglich verwendeten Glühbirnen, lästiges Hitzebrennen auftrat. Zunächst versuchten wir, der von uns angestrebten Großflächenbestrahlung des Körpers eine Wasserfilterung vorzuschalten. Das Wasser erhitzte sich aber dabei so stark, daß es ständig abgeleitet und durch kühleres ersetzt werden mußte. Und es erschien widersinnig, einen so hohen Anteil der Energie ungenutzt dem Abwasser zuzuführen, zumal wir die Wärme den wasserhaltigen Körpergeweben nicht vorenthalten wollten. Die Anwendung von Festfiltern kam bei der großen Bestrahlungsfläche ohnehin nicht in Betracht.

Streuung der Strahlung als methodische Kompromißlösung

Für eine praktikable und wirtschaftliche Großflächenbestrahlung als Hauptfaktor der IRHT kam also eine Filterung der Strahlung nicht in Betracht. So besannen wir uns auf das Prinzip der Strahlenstreuung, das in der Lichttechnik zur gleichmäßigeren Ausleuchtung von Flächen und Räumen angewandt wird. Zunächst leiteten wir die Strahlung durch eine hitzefeste Glasscheibe, deren Unterseite durch feine Oberflächenmattierung eine diffuse Streuung bewirkte. Dies verbesserte die Hautverträglichkeit eindeutig und ermöglichte vieljährige Erfahrungen mit der IRHT (*Heckel* u. Mitarb. 1979). Dennoch erschien uns diese Lösung noch nicht als optimal, da bei längerdauernder Bestrahlung doch immer wieder Wärmestauungen an einigen Hautstellen auftraten.

Als funktionell beste Lösung bewährte sich dann die totale Reflexionsstreuung der Strahlung. Das Prinzip ist in *Abb. 9* schematisch dargestellt. Die von vier röhrenförmigen Strahlern ausgehende Strahlung wird, sowohl direkt als auch nach Reflexion an hochglanzverspiegelten Reflektorleisten, vollständig auf das Innengewölbe eines flachen Gehäuses geworfen, das durch spezielle Oberflächenprägung eine diffus streuende Reflexion bewirkt. Die Anordnung schirmt den Patienten total gegen Direktstrahlung ab. Die aus dem Strahlergehäuse austretende Streustrahlung hat sich als optimal hautverträglich erwiesen. Dabei ist es gleichzeitig als Vorzug zu betrachten, daß die

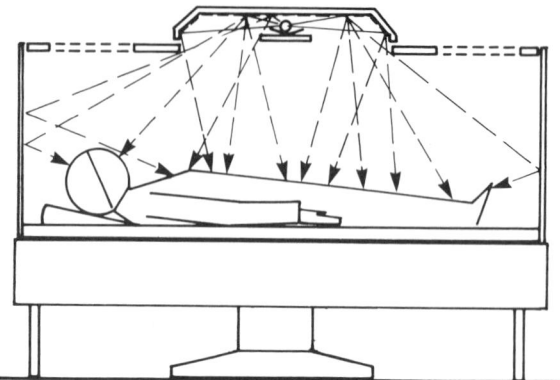

Abb. 9   Infrarot-Hyperthermie (IRHT). Schemazeichnung der Behandlungseinrichtung. Von Rohrstrahlern emittiertes, an streuenden Flächen totalreflektiertes Infrarot trifft großflächig auf den Körperstamm. Innenverspiegelte flexible Kabinenwände.

Infrarotabsorption und somit Wärmefreisetzung in den Wassermolekülen der Körpergewebe erhalten bleibt.

3.8.2 Methodisches Prinzip und apparative Verwirklichung der IRHT

Die IRHT setzt sich aus drei Faktoren zusammen:

● Berührungsfreie Einfuhr genügend großer Wärmeenergiemengen in den Körper mittels Infrarotstrahlung,
● gleichzeitige Thermoisolation des Körpers zur Rückstauung der eingebrachten Wärme,
● alleinige Thermoisolation des Körpers ohne Wärmezufuhr (reiner Wärmestau).

Wärmezufuhr bei der IRHT

Die vorausgegangenen Abschnitte begründen die Verwendung von hochtemperierten Infrarot-Hellstrahlern als vorzügliches Mittel, bei relativ geringer Hitzebelastung der Haut gut dosierbare Wärmequantitäten berührungsfrei in den Körper einzuschleusen. Wir lassen die total reflexionsgestreute Strahlung von oben her großflächig auf den Rumpf und die Oberschenkel einwirken, um die Wärme vorzugsweise dem Bereich des Körpers zuzuführen, der dessen Temperaturkern am nächsten liegt. Aber auch die

Arme befinden sich in der Regel im Bestrahlungsfeld.

Streustrahlen, die nach seitwärts aus dem Strahlergehäuse austreten, werden von den verspiegelten Flächen der Kabinenwand auf den Körper zurückgeworfen. Kopf, Unterschenkel und Füße werden kaum durch direkte Strahlung, sondern im wesentlichen vom Körperinneren her mit dem Blutstrom erwärmt. Der Kopf kann, wenn gewünscht, auch ganz aus dem Bestrahlungsraum herausgelagert werden.

Die Strahlungsstärke läßt sich durch vier einzeln schaltbare Infrarot-Rohrstrahler dosieren. Durch einfachen Schalterdruck sind nicht nur vier Intensitätsstufen der Wärmezufuhr verzögerungsfrei einzustellen, sondern es kann auch wahlweise der obere, mittlere oder untere Teil des Bestrahlungsfeldes bevorzugt erwärmt werden.

Die einwirkende Strahlendosis wird auch durch den Abstand zwischen Strahlenquelle und Körperoberfläche bestimmt. Die Strahler liegen bei unserer Anordnung 60 cm über der Liegefläche; dieser Abstand läßt sich stufenlos verkleinern, wenn die Wärmezufuhr noch gesteigert werden soll. Die Absorptionswärme wird sofort nach Anschalten der Strahler im Körper freigesetzt.

Thermoisolation während der Infrarotbestrahlung

Die Wärmeabgabe des Körpers wird vor allem dadurch gemindert, daß dieser während der Bestrahlung von einer unbewegten Luftschicht umgeben bleibt. Eine unten und seitlich luftdicht verschließbare Kabine bildet eine »Luftwanne«, die jede Zugluft verhindert. Die Luft in der Kabine wird allein durch die Abwärme der Strahler und des Körpers mäßig erwärmt, nicht aber durch die Strahlung selbst. So findet keine zusätzliche Wärmezufuhr in den Körper durch Heißluft statt. Ein langsamer dosierbarer Luftaustausch zwischen Kabine und Außenraum erfolgt allein durch die beliebig weit verschließbaren Öffnungen im Kabinendach.

Ein weiterer thermoisolierender Faktor wird dadurch wirksam, daß die bestrahlte Person in hautanliegende Baumwollstoffe eingehüllt ist. Sie saugen zugleich den ausgeschiedenen Schweiß auf, so daß dieser an den so bedeckten Hautpartien nicht abfließen und auch keine Verdunstungskühlung vermitteln kann. Saugfähige baumwollene Unterwäsche schränkt die Beweglichkeit des Patienten während der Behandlung nicht ein, ist aber nach Behandlungsende etwas mühsamer zu entfernen als eine Einhüllung in lose Tücher (*von Brasch* u. Mitarb. 1989).

Alleinige Thermoisolation ohne Wärmezufuhr

Das methodische Konzept, der überschießenden Wärmezufuhr zur Körpertemperaturerhöhung eine sehr effektive Thermoisolation ohne zusätzliche Außenerwärmung unmittelbar folgen zu lassen, ist ein integrativer Bestandteil der IRHT.

Dadurch, daß die Wandungen der Patientenkabine sowohl thermoisolierend als auch flexibel sind, kann man mit ihnen den Patienten nach Beendigung der Bestrahlung ohne zeitlichen und manipulatorischen Aufschub dicht einhüllen. Seine Wärmeabgabe wird fast völlig unterbunden, die erhöhte Körpertemperatur steigt regelmäßig weiter an und kann dann über viele Stunden aufrechterhalten werden. Lockert man diese Wärmestaupackung, so sinkt die Körpertemperatur ab und ist also auch in dieser Behandlungsphase zuverlässig zu steuern.

3.8.3 Behandlungsgerät und Zubehör

Das Grundelement der Behandlungsapparatur ist ein sehr stabiles Haltestativ für das waagrechte Kabinendach und das in ihm integrierte Strahlergehäuse (*Abb. 10*). Das Stativ ist aus drei Einzelteilen, dem mit Fahrrollen bestückten U-förmigen Fuß, der massiven Säule und dem oben angesetzten Kabinendach, mit

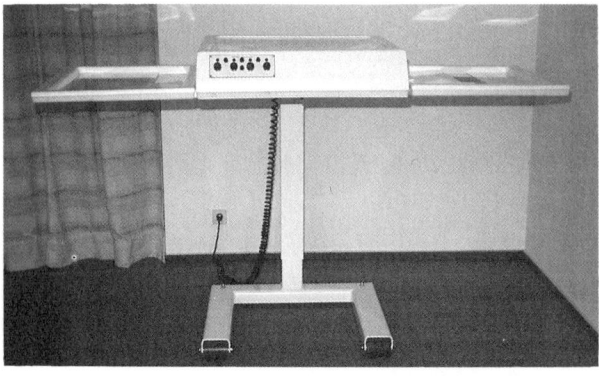

Abb. 10 Infrarot-Hyperthermie (IRHT). Strahlerstativ mit beiderseits eingesteckten Kabinendachflügeln. Einzig starrer Teil der Behandlungseinrichtung, auf Rollen zu verschieben, in 5 handliche Teile zu zerlegen.

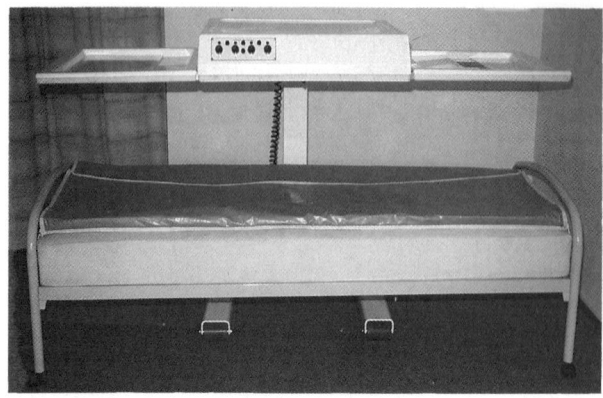

Abb. 11 Infrarot-Hyperthermie (IRHT). Stativ an ein Bett herangeschoben, Kabinendachhöhe adjustiert, gefaltete Kabine auf dem Bett.

wenigen Handgriffen aufzubauen. Das Stativ kann ohne Anstrengung von Raum zu Raum gefahren und an jedes Bett oder an eine andere Behandlungsliege herangeschoben werden. In der Senkrechtsäule des Stativs befindet sich eine Vorrichtung zur manuellen Höhenverstellung, wodurch das Gerät an jede beliebige Betthöhe anzupassen ist (*Abb. 11*).

In dem Strahlergehäuse mit seiner diffus reflektierenden Innenfläche sind die vier röhrenförmigen Infrarot-Rohrstrahler längs hintereinander angeordnet. Ihre Direktstrahlung wird nach unten von einer Reflektorleiste abgedeckt, die sich zum Einsetzen und zum sehr selten notwendigen Auswechseln der fast verschleißfrei arbeitenden Halogen-Rohrstrahler abnehmen läßt. Das Strahlergehäuse ist oben und seitlich von einer weißen Schutzhaube umgeben; auf ihr können Meßgeräte und andere Gebrauchsgegenstände ihren Platz finden. Vier Schalter zum Ein- und Ausschalten jedes einzelnen Strahlers sind vorne übersichtlich angeordnet.

Das Strahlergehäuse bildet zugleich den Mittelteil des Kabinendaches. Dieses wird dadurch vervollständigt, daß beiderseits zwei gleichgeformte Platten flügelartig in den Mittelteil eingesteckt werden können. Jeder dieser Kabinendachflügel enthält eine großdimensionierte Fensteröffnung; sie ist durch lose aufgelegte Plexiglasplatten von außen und innen vollständig oder teilweise zu verschließen.

Der Rand des Kabinendaches ist ringsum mit einem Klettverschlußband umgeben, an dem die oberen Enden der Liegekabine angeheftet werden.

Die Liegekabine besteht ausschließlich aus flexiblen, innenverspiegelten und zugleich thermoisolierenden Folien. Am Boden der Kabine, der auf die Bettfläche aufgelegt wird, sind die Seiten- und Stirnwände luftdicht angenäht und können jeweils nach oben geklappt werden. Das am oberen Rand der Wandfolien befindliche korrespondierende Klettverschlußband gewährleistet eine genügend feste, aber durch Gegendruck leicht ablösbare Verbindung an der Umrandung des Kabinendaches. Der Verschluß der vier senkrechten Kabinenkanten miteinander erfolgt ebenfalls durch Klettverschluß, wobei ein zusätzlicher Reißverschluß die Adaption der Klettbänder erleichtert (*Abb. 12*).

So entsteht unter dem Kabinendach ein sorgfältig abgedichteter Raum, der jede Zugluft verhindert. Er läßt sich von außen und von innen her rasch ohne Kraftanwendung öffnen. Mit 190 cm Länge, 70 cm Breite und 60 cm Höhe erlaubt er eine freie Beweglichkeit des Patienten, der seine Körperlage nach Belieben wechseln kann.

Mittels einer am Hals des Patienten abschließenden speziellen Zusatzfolie, die ebenfalls am Kabinendach anzuheften und luftdicht mit den Seitenwandungen zu verbinden ist, kann der Innenraum der Kabine abgeteilt werden. Der Kopf des

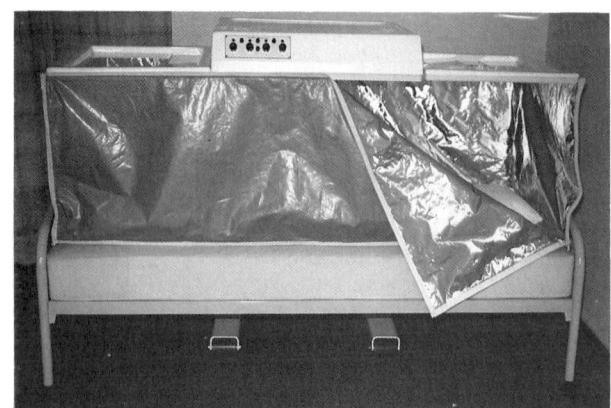

Abb. 12 Infrarot-Hyperthermie (IRHT). Kabinenwände mittels Klettverschlußstreifen an das Stativ angeheftet und miteinander verbunden. Längswand noch teilweise geöffnet.

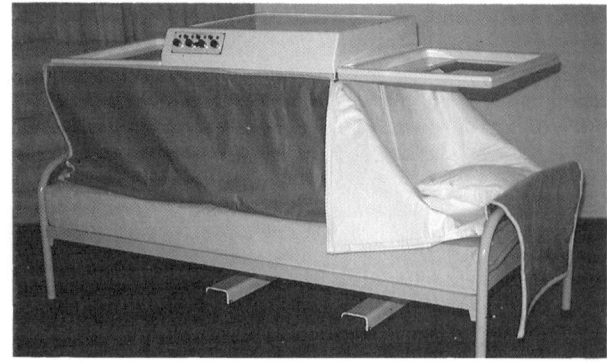

Abb. 13 Infrarot-Hyperthermie (IRHT). Einsetzbare Abtrennfolie mit Halsausschnitt ermöglicht, den Kopf des Patienten auch außerhalb des Bestrahlungsraumes zu lagern.

Abb. 14 Infrarot-Hyperthermie (IRHT). Schema der thermoisolierenden Wärmestaupackung mittels der vom Stativ abgelösten und über den Patienten übergeschlagenen Kabinenwände. Das Stativ ist mit einer anderen Kabine weiter zu verwenden.

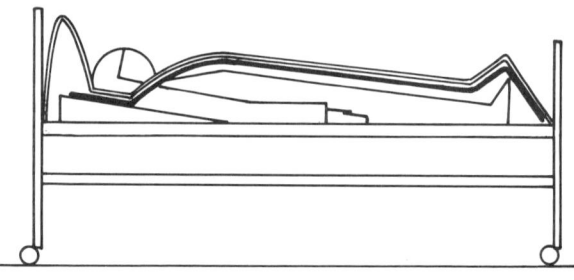

Patienten liegt dann ganz außerhalb des Bestrahlungsraumes. In dem Kopfteil der Kabine kann die Atemluft mit Sauerstoff angereichert werden. Öffnet man außerdem die kopfwärtige Kabinenwand, so kann der Patient die Luft des Außenraumes atmen (*Abb. 13*). Er ist nun allerdings zu steter Rückenlage gezwungen, damit der luftdichte Folienabschluß an seinem Hals erhalten bleibt.

Völlig vom Kabinendach abgelöst, können die flexiblen und thermoisolierenden Kabinenwände über den Patienten gelegt werden, und es entsteht so die alleinige Wärmestaupackung (*Abb. 14*).

(Herstellung der Behandlungseinrichtung: Elektrotherapie Geräte GmbH, Im Brühl 86, 7128 Lauffen)

Meßgeräte zur Überwachung

Es darf als besonderes Kennzeichen der IRHT betrachtet werden, daß die Körpertemperatur und die Pulsfrequenz, aber auch das EKG und viele andere Parameter, während der gesamten Behandlungsdauer kontinuierlich und störungsfrei mit elektronischen Geräten überwacht und registriert werden können. Das Pflegepersonal ist dadurch von diesen Aufgaben entlastet und kann sich ganz dem Patienten zuwenden.

Wir haben mit Hilfe eines befreundeten Elektronikers auf Laborebene einige Geräte entwickelt, die die Meßwerte eines im Rektum plazierten Widerstandsthermometers und die durch EKG oder Fingerpulsabnehmer ermittelte Herzschlagfrequenz in Zeitfolgen von 1–5 Minuten auf einer Anzeigetafel sichtbar machen und zusammen mit der Anzahl der eingeschalteten Strahler und einer fortlaufenden Zeitanzeige aufzeichnen. Eine Blinklampe unterrichtet über die Regelmäßigkeit der Herzaktion. Bei einer früheren Geräteversion (Robert Bosch GmbH Stuttgart) gab eine mehrfarbige Kurvenschreibung den Verlauf mehrerer Parameter übersichtlich wieder (*Abb. 15 und 16*). Die Meßkabel können durch die Klettverschlußleisten oder die oberen Kabinenfenster nach außen geführt werden. Eine computerintegrierte Schaltanordnung vereinfacht die Überwachung mehrerer gleichzeitiger Behandlungen. Auf einem Monitor können Temperaturverlauf und EKG zusätzlich auch in entfernten Räumen ärztlich überwacht werden. Selbstverständlich sind auch handelsübliche Meßinstrumente zu verwenden.

3.8.4 Behandlungsablauf einer IRHT

Vorbereitende Maßnahmen

Zur Vorbereitung wird die gefaltete Kabine auf das Bett gelegt, das Stativ herangeschoben und ein Abstand von 60 cm zwischen Liegefläche und Kabinendach eingestellt (*Abb. 11*). Die oberen Enden der Kabinenfolien werden an den Klettverschluß des Kabinendaches ringsum angeheftet, die vier Eckkanten mit Hilfe des kombinierten Reißverschluß-Klettverschlusses abgedichtet. Es empfiehlt sich, das Kopfkissen und ein auf der Unterlage ausgebreitetes Baumwolltuch in der so ge-

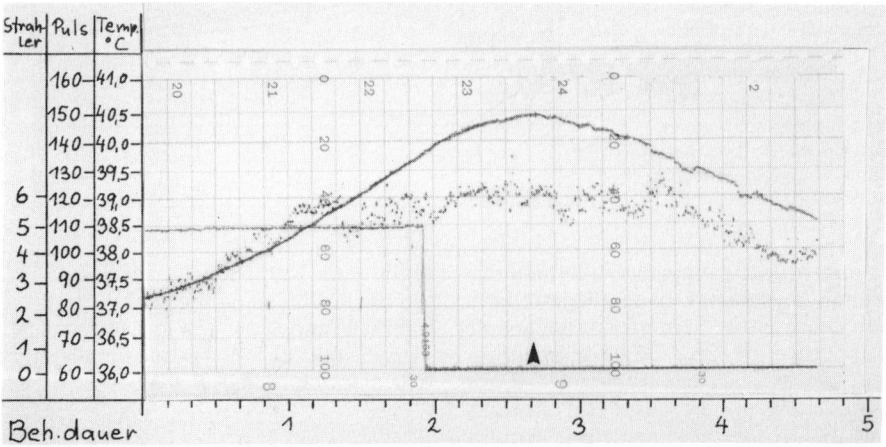

Abb. 15   Infrarot-Hyperthermie (IRHT). Automatisch ausgedruckte Rektaltemperaturkurve bis 40,4 °C, punktförmig gestreute Kurve: Pulsfrequenz, gerade Linie: Dauer der Bestrahlung. Beim Pfeil (▲) Lockerung der Wärmestau-Einhüllung.

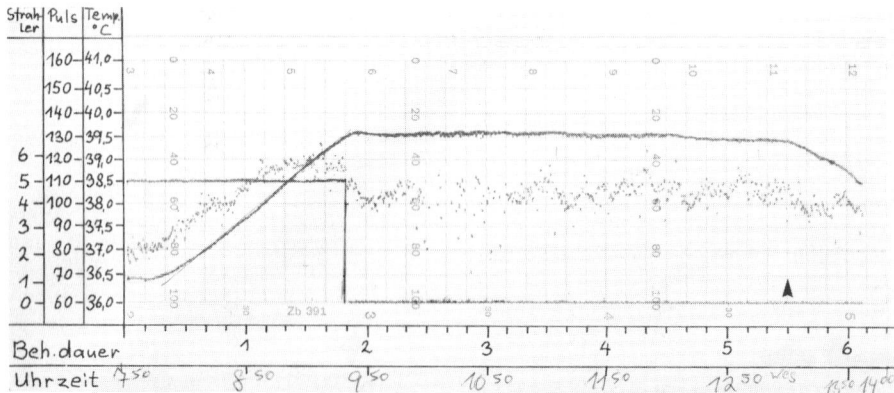

Abb. 16   Infrarot-Hyperthermie (IRHT). Gleichbleibende Rektaltemperatur bei 39,5 °C ohne Wärmezufuhr während $3^1/_2$ Stunden Wärmestaupackung.

schlossenen Kabine durch Einschalten der Strahler einige Minuten vorzuwärmen.

Bei Bettmatratzen aus relativ gut wärmeleitendem Material sollte eine thermoisolierende Schaumstoffmatte unter den Kabinenboden gelegt werden, damit dieser nicht als kühlend empfunden wird. Für den Patienten ist es auch angenehm, die Augen gegen eine Blendung durch die helle Strahlung zu schützen; ein kleines, am Kabinendach angeheftetes Frottiertuch erfüllt auf einfache Weise diesen Zweck. Nach einem etwa 5minütigen Vorwärmen der Kabine wird deren Längsseite kurzzeitig wieder geöffnet. Der Patient hat inzwischen die Harnblase entleert, wenn möglich zur Reinigung der Haut und zur Vorwärmung ein warmes Brausebad genommen und die baumwollene Behandlungswäsche angezogen. Er legt sich nun in die vorgewärmte Kabine; falls ihm das Einsteigen durch körperliche Behinderung schwerfällt, wird die Kabine noch einmal kurz vom Stativ abgelöst und dieses vorübergehend weggeschoben. Temperatur- und Pulsfühler werden am Patienten angelegt. Nach Verschließen der Kabine wird die gewünschte Zahl der Strahler eingeschaltet. *Von Brasch* u. Mitarb. (1989) verwendeten als Behandlungswäsche saugfähige baumwollene Bettlaken, in die der unbekleidete Patient eingehüllt wurde. Das Behandlungsziel war auf diese Weise gleichermaßen zu erreichen.

Prähypertherme Hyperthermiestufe bis zum Kerntemperaturanstieg

Nach übereinstimmenden Angaben empfindet der Patient durch die Infrarotbestrahlung ein sehr angenehmes Erwärmungsgefühl ähnlich wie bei milder Sonnenbestrahlung. Er kann die ihm bequemste Lage einnehmen, auf dem Rücken, auf einer Seite oder auch auf dem Bauch liegen. Das Bekleidetsein mit dem Baumwolloverall erspart ihm das Empfinden der Nacktheit und gibt auch älteren Menschen ein Gefühl der Sicherheit. Der in den Darm eingeführte Temperaturmeßfühler wird bald nicht mehr als Fremdkörper wahrgenommen.

In einem Gefühl zunehmender körperlicher und psychischer Entspannung fallen viele Patienten zunächst bald in einen ruhigen Schlaf. Kenner des autogenen Trainings vergleichen die Empfindung mit der ersten Stufe der Wärme- und Schwereempfindung. Die Haut beginnt sich von innen her leicht anzufeuchten, ohne daß es schon zu einer stärkeren Schweißsekretion kommt. Die Rektaltemperatur fällt oft vorübergehend um einige Zehntelgrade ab. Dieser prähypertherme Anfangsphase der IRHT, die noch frei ist von einschneidenden thermoregulatorischen Gegenreaktionen und bei niedriger Strahlendosierung längere Zeit beibehalten werden kann, messen wir eine eigenständige therapeutische Qualität zu, auch wenn die Temperaturerhöhung zunächst erst die Körperschale und noch nicht den Körperkern erreicht.

Bei voller Bestrahlungsstärke setzt aber bald ein kräftiges Schwitzen ein. Der Schweiß wird in der Regel nur an den unbedeckten Körperpartien wahrgenommen, da die hautanliegende saugfähige Baumwollbekleidung jede freie Schweißansammlung und auch das oft lästig kitzelnde Abfließen von Schweißperlen unterbindet und sich dabei langsam anfeuchtet. Das Gesicht kann sich der Patient mit einem kleinen Tuch selbst abwischen.

Nach einiger Zeit beschleunigt sich, oft auch vom Patienten pochend in der Herzgegend und in den Gliedmaßen empfunden, die Pulsfrequenz. Und bald darauf zeigt der Rektalfühler den Beginn des Kerntemperaturanstiegs an.

Diese Vorphase bis zum Anstieg der Kerntemperatur wird, wenn als Behandlungsziel hohe Körpertemperaturen angestrebt werden, vom Patienten und Therapeuten oft als relativ langdauernd empfunden. Sie hängt vom Gesamtwärmeinhalt des Organismus ab, der zu Behandlungsbeginn besteht, und ist von Fall zu Fall sehr unterschiedlich, je nachdem ob der Patient z. B. aus der Bettwärme oder bei ambulanten Patienten aus einer kühlen Außenumgebung zur Behandlung kommt.

Man kann diese Phase durch ein vorausgehendes heißes Bad oder andere Formen der Vorwärmung des Körpers abkürzen. *Fischer* beobachtete einen rascheren Temperaturanstieg, wenn die Patienten zuvor auf einem Fahrradergometer Motilitätswärme im Körper erzeugt hatten (persönliche Mitteilung).

Kleine oder milde Hyperthermiestufe zwischen 37,5 und 38,5 °C

In der Folgezeit verlaufen die Kurven der Pulsfrequenz und Rektaltemperatur meist annähernd parallel. Die Anstiegsgeschwindigkeit hängt vorwiegend von der Strahlendosierung ab, ist aber individuell sehr unterschiedlich. Subjektiv stehen das allgemeine Erwärmungsgefühl und Schwitzen im Vordergrund. Stärkere Unannehmlichkeiten werden im allgemeinen noch nicht geäußert.

Mittlere Hyperthermiestufe zwischen 38,5 und 39,5 °C

Überschreitet die Rektaltemperatur bei unveränderter Strahlendosierung den Wert von 38,5 °C, setzen in der Regel deutliche Mißempfindungen ein. Sensible Patienten werden nun unruhig und ändern öfter ihre Körperlage. Sie empfinden das Pochen des beschleunigten Pulsschlages und die ansteigende Körperhitze als Belästigung. Die Atmung beschleunigt sich. Offenbar verschiebt sich das Zeitgefühl, die Minuten scheinen sich auszudehnen. Der Patient lenkt sich durch leichte Lektüre oder Reden ab und erwartet oft schon aufmunternden Zuspruch. Auch das Hören beruhigender Musik kann ablenken.

Diese Zustände des Mißbehagens sind aber individuell recht unterschiedlich ausgeprägt. Motivierte Patienten klagen in der Regel sehr viel weniger. Menschen, die ihren Angaben zufolge bei einem Infekt rasch fiebern, ertragen die von außen erzwungene Temperaturerhöhung ebenfalls besser. Diese Hyperthermiephase ist thermoregulatorisch geprägt durch die belastende Regelabweichung zwischen normalem zentralem Sollwert und der aufgezwungenen Erhöhung des Istwertes. Der beobachtende Arzt stellt sich oft die Frage, wie eine Körpertemperaturerhöhung über 38,5 °C für den Patienten leichter verträglich gestaltet werden könnte und welche beruhigenden Maßnahmen sich entlastend auswirken könnten, ohne die erwünschten Wirkungen der gesteuerten Körpertemperaturerhöhung zu beeinträchtigen.

Als physikalische Maßnahme wirkt eine kühle Kompresse auf die Stirn stets wohltuend; sie kann ohne Öffnung der Kabine durch das Fenster hineingereicht werden. *Fischer* kühlt die Gesichtshaut durch Auftragen rasch verdunstender ätherischer Öle (persönliche Mitteilung). Zufuhr kühler Außenraumluft durch Öffnen der Kabinenwand verlangsamt den Kerntemperaturanstieg und ist deshalb nicht zu empfehlen. Die Frage eines Einsatzes von Pharmaka soll in einem späteren Kapitel erörtert werden.

Auch während dieser mittleren Hyperthermiestufe verlaufen die Temperatur- und Pulskurven weiterhin gleichmäßig ansteigend. Die Temperaturanstiegsgeschwindigkeit ist bei den einzelnen Patienten trotz anhaltend gleicher Strahlendosierung wiederum recht unterschiedlich, ein Phänomen, das wir noch nicht schlüssig erklären können.

Hohe Hyperthermiestufe zwischen 39,5 und 40,5 °C

Ab einer rektalen Temperaturhöhe von etwa 39,5 °C ändert sich oft das Erscheinungsbild, das der Patient bietet. Die psychomotorische Unruhe weicht einer gewissen Erschlaffung und Ergebenheitshaltung. Ein Teil der Patienten gibt sich relativ teilnahmslos und reagiert auf Anfragen nur träge. Andere Patienten imponieren auffallend wach mit Anzeichen einer geistig-psychischen Enthemmung, die sich in fast manischen Assoziationen und einer kaum zu bremsenden, eher euphorischen Logorrhö äußert.

Der Anstieg der Temperatur ist weiterhin kontinuierlich, die Pulsfrequenzsteigerung aber oft nachlassend. Auch wird die Schweißausscheidung – trotz Flüssigkeitszufuhr nach Belieben durch Trinken warmen Tees – oft geringer. Nach unseren 1979 publizierten Beobachtungen stieg die Pulsfrequenz von 46 Patienten verschiedener Altersgruppen bei Rektaltemperaturen um 40 °C in 87,7 % nicht über 120 pro Minute, in 11 % nicht über 130 pro Minute. Der höchste von uns beobachtete Pulswert lag bei 152 pro Minute,

als die Rektaltemperatur über 41,5 °C lag.

Extensive Hyperthermiestufe zwischen 40,5 und 41,5 °C

Über eine Rektaltemperatur von 40,5 °C sind wir bei unseren ambulanten Behandlungsmöglichkeiten nur vereinzelt hinausgegangen, als wir in den 70er Jahren versuchsweise Patienten mit forgeschrittenen Stadien einer malignen Erkrankung behandelten.

Extreme Hyperthermiestufe über 41,5 °C

Mit Kerntemperaturerhöhungen über 41,5 °C verfügen wir über keine eigenen Erfahrungen. Sie werden unseres Wissens ausschließlich unter Allgemeinnarkose im Rahmen der Onkotherapie angestrebt.

Aufrechterhaltung der erreichten Körpertemperaturerhöhung

Verminderung der Strahlendosis

Erreichte Körpertemperaturgrade sind für längere Zeit dadurch aufrechtzuerhalten, daß auf 2 Strahler zurückgeschaltet wird. Die Rektaltemperatur steigt dann trotzdem noch einige Zeit weiter an. Im Gegensatz dazu fällt aber die Pulsfrequenz meist schon 1–3 Minuten nach Abschwächung oder vorübergehender Unterbrechung der Strahlung um einen Betrag von 10–20 pro Minute ab. *Abb. 15 und 16* zeigen die charakteristische Überkreuzung der zuvor fast parallel verlaufenden Kurvenlinien von Rektaltemperatur und Herzaktion, ein Hinweis darauf, daß die Frequenz der Herzaktion weniger von der aktuell vorherrschenden Kerntemperatur als vielmehr von der äußeren Wärmebelastung abhängt.

Wärmerückstau durch alleinige Thermoisolation

Im Laufe der methodischen Entwicklung der IRHT haben wir uns nach Konzeption und Gerätschaft daraufhin ausgerichtet, die erreichte Körpertemperatur-erhöhung allein durch eine der Bestrahlung unmittelbar folgende Thermoisolation des Patienten möglichst lange aufrechtzuerhalten. Ein solcher Wärmestau kann an jede Hyperthermiestufe angeschlossen werden (*Abb. 14*).

Um in wenigen Sekunden eine Wärmestaupackung um den Patienten anzulegen, löst man ruckartig die Klettverschlußverbindungen an den Kabinenkanten sowie am Kabinendach, legt die Längsfolien von beiden Seiten über den zuvor mit einem Frottiertuch bedeckten Körper und schlägt den fußwärtigen Wandteil von unten her über. Am Hals des Patienten ist mit Hilfe von Handtüchern auf eine gute Abdichtung zu achten; das Eindringen von kühler Luft in den Hals-Schulterbereich gefährdet die Effizienz des Wärmestaus. Auch empfiehlt es sich, über die feuchten Haare ein Tuch zu legen. Schließlich hat es sich als vorteilhaft erwiesen, die den Patienten einhüllenden Wandfolien durch eine übergelegte und seitlich unter den Kabinenboden eingesteckte Decke zu fixieren.

In dieser Einhüllung ist der Patient völlig vom Bestrahlungsgerät abgekoppelt. Er kann auf seinem Bett in einen anderen Raum gefahren werden, wo gegebenenfalls auch eine weitere Behandlungsmaßnahme im Zustand hyperthermer Körpertemperatur (ionisierende Bestrahlung) erfolgen kann. Das Bestrahlungsgerät steht für eine neue IRHT-Behandlung zur Verfügung.

Wie die *Abb. 15 und 16* erkennen lassen, steigt die Rektaltemperatur auch unter den Bedingungen der alleinigen Thermoisolation ohne zusätzliche Wärmezufuhr weiter an, mitunter um bis zu 1 °C. Die Pulsfrequenz fällt zunächst ab, steigt dann nach einiger Zeit wieder auf ein nahezu gleichbleibendes Niveau an, das aber relativ regelmäßige Schwankungen von ca. 10 Schlägen im Abstand von etwa 20 Minuten aufweist. Diese Schwankungsperiodik erinnert an die von der Chronobiologie differenzierten autonomen Periodendauern (*Hildebrandt* 1986), ist aber im einzelnen noch ungeklärt.

Bei ruhigem Verhalten des Patienten in der Staupackung stellt sich auch die Temperaturkurve nach dem zusätzlichen Anstieg auf eine Kontinualinie ein und sinkt erst in Stunden langsam ab. Auf diese Weise konnten wir Rektaltemperaturen über 39 °C länger als 7 Stunden aufrechterhalten. Meist haben wir die Staupackung jedoch nach 1 Stunde beendet.

Das subjektive Befinden ändert sich in der Wärmestaupackung meist in charakteristischer Weise. Die innere Wärmeempfindung scheint sich nun bis in die äußerste Hautschicht hinein auszubreiten. Das den ganzen Körper ausfüllende pralle Wärmegefühl ist sogar meist deutlicher ausgeprägt als während der äußeren Wärmezufuhr. Eine zuvor bestehende Unruhe weicht meist einer allgemeinen Mattigkeit. In der Regel wird die Wärmestaupackung – im Vergleich zur niedrigdosierten Weiterbestrahlung – als Erleichterung empfunden, die allerdings wegen der erzwungenen Unbeweglichkeit in der schweißfeuchten Umgebung nach einiger Zeit oft wieder einem Unbehagen Platz macht.

Eine Lockerung der Einhüllung zur langsamen Abkühlung des Körpers sollte von den Füßen des Patienten her erfolgen. Werden die Arme und Schultern freigelegt, fällt die Körpertemperatur schneller ab.

Abschluß der IRHT-Behandlung

Hat die absinkende Rektaltemperatur einen Wert von etwa 38,5 °C erreicht, fühlt sich der Patient in der Regel körperlich und psychisch wieder auffallend wohl, je nach Intensität der durchgemachten Behandlung verständlicherweise auch matt.

Er kann sich langsam aufsetzen und ist nach wenigen Minuten aufrechten Sitzens fähig, sich in den Waschraum zu begeben und die feuchte Behandlungswäsche auszuziehen. Vor einem längeren Stehen unter der Brause möchten wir dringend warnen, da wir hierbei den einzigen orthostatischen Kollapszustand während vieler Jahre beobachtet haben. Vielmehr sollte sich der Patient im Sitzen nur kurz mit einem Handtuch abtrocknen, trockene Kleidung anziehen und sich zur Nachruhe niederlegen. Dabei wird ihm beliebig viel Flüssigkeit zum Trinken angeboten. Oft kommt es nun noch einmal zu stärkerem Schwitzen, unter dem die Körpertemperatur weiter absinkt. Das Nachschwitzen kann jedoch dadurch reflektorisch vermindert oder unterbunden werden, daß der Patient beide Handgelenke 30 Sekunden lang unter fließendes kaltes Leitungswasser hält.

Nach einer nun folgenden etwa 30minütigen Nachruhe fühlten sich alle unsere ambulanten Patienten wieder so leistungsfähig, daß sie in öffentlichen Verkehrsmitteln oder im eigenen Auto den Heimweg antreten konnten. Zu Hause legten sie sich nochmals 1–2 Stunden zur Ruhe. Interessanterweise neigten sie in den folgenden Stunden oft zu Frösteln und hatten das Bedürfnis, sich zu wärmen.

Wärmestau bei normaler Körpertemperatur

Der Vollständigkeit halber sei hier eingefügt, daß wir Wärmestaupackungen gleicher Art versuchsweise auch ohne vorherige Infrarotbestrahlung durchgeführt haben. Für den Kopf des Probanden hatten wir zusätzlich eine mehrschichtig thermoisolierende Haube angefertigt. Innerhalb 30–45 Minuten ruhigen Verharrens in dem Wärmestau wurde ein zunehmendes, ungewohnt bis unter die Hautoberfläche vordringendes Wärmegefühl empfunden, dann setzte deutliche Schweißsekretion ein. Nach 120 Minuten hatte sich die Rektaltemperatur, allein durch Akkumulation der Ruheumsatzwärme, um etwa 0,7 °C gegenüber der normalen Ausgangstemperatur erhöht. Eine derartige Steigerung des Wärmeinhaltes im Körper ohne jegliche äußere Wärmezufuhr kann im Prinzip der prähyperthermen Wärmeauffüllung der Körperschale zugeordnet werden.

3.8.5 Neue thermophysiologische Untersuchungen bei der IRHT

Vergleichende Messungen von Temperaturverläufen in Rektum, Ösophagus, sublingual und an verschiedenen Hautstellen, ergänzt durch Kreislaufparameter, wurden in der Klinik für Physikalische Medizin der Universität München durchgeführt (*von Brasch* u. Mitarb. 1989). Sie ergaben interessante Aufschlüsse über die Temperaturverteilung im Körper während einer IRHT-Behandlung.

Obwohl die Versuchspersonen ihren Kopf außerhalb der Kabine gelagert hatten und die Luft des Außenraumes atmeten, unterschied sich der Verlauf der Rektaltemperatur nicht wesentlich von unseren Beobachtungen. Sie blieb nach Einschalten der Infrarotstrahlung zunächst 20 Minuten unbeeinflußt, sank sogar vorübergehend um einige Zehntelgrade ab. Nach insgesamt 60 Minuten Bestrahlung lag sie bei Mittelwerten von 38,4 °C, stieg in der angeschlossenen Wärmestaupackung ohne äußere Wärmezufuhr auf durchschnittlich 39,0 °C weiter an und fiel dann während der 60–100 Minuten des Verbleibens in der Packung kaum ab (*Abb. 17*).

Auffallend war, daß die Temperatur im retrokardialen Abschnitt des Ösophagus in der Anfangsphase der Infrarotbestrahlung deutlich früher anstieg als im Rektum, die beiden Temperaturkurven dann aber im Abstand von 1 °C weitgehend parallel verliefen. Auch sublingual setzte der Temperaturanstieg früher als rektal ein und bewegte sich im weiteren Behandlungsablauf parallel zur Rektaltemperatur, um allerdings in der Wärmestaupackung nach 15 Minuten geringgradig abzusinken.

Hauttemperaturen wurden im Bestrahlungsfeld am Sternum und Unterbauch gemessen, ferner außerhalb der direkten Strahleneinwirkung am Fußrücken und an der außerhalb der Kabine liegenden Stirn (*Abb. 18*). Im Bestrahlungsfeld stieg die Hauttemperatur in den ersten 30 Minuten von einem gemeinsamen mittleren Ausgangswert von 35 °C aus rasch auf 38,2 °C am Bauch und 37,8 °C am Ster-

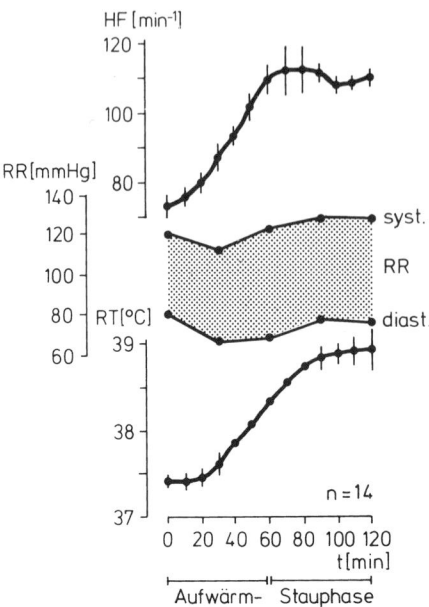

Abb. 17 Infrarot-Hyperthermie (IRHT). Pulsfrequenz (HF), Blutdruck (RR) und Rektaltemperatur (RT) bei einem Gesunden während je 60 Minuten Bestrahlung und Wärmestaupackung (aus *von Brasch* u. Mitarb. 1989)

num an. Trotz weiterer Bestrahlung erhöhten sich diese Werte aber nur noch gering auf 38,8 und 38,1 °C. Auch waren an diesen beiden Meßstellen kein Wärmeerythem und keine sonstige Hitzereizung der Haut zu erkennen. Nach Beendigung der Bestrahlung fielen die Temperaturen während der Wärmestauphase an der Bauchhaut um 0,7 °C, am Sternum um 0,3 °C auf einen nahezu gleichen Wert ab. Die Temperatur am bestrahlungsfernen Fußrücken zeigte zunächst ebenfalls einen raschen Anstieg, blieb aber im weiteren Verlauf stets 1–1,5 °C unter der Hauttemperatur an Sternum und Bauchhaut. In der Wärmestauphase fiel sie um 0,5 °C ab. An der Stirnhaut mit dem höchsten Ausgangswert von 35,7 °C kam es während der gesamten Bestrahlungszeit nur zu einem Temperaturanstieg von 0,5 °C, während des Wärmestaus noch zu einem weiteren leichten Anstieg.

Diese vergleichenden Simultanmessungen haben die Dynamik der Temperaturverteilung in Schale und Kern des menschlichen Körpers während einer IRHT erstmals klar dargestellt:

In den ersten 20 Minuten der kalorischen Energiezufuhr wird vorrangig die Körperschale mit Wärme aufgefüllt, was sich am Temperaturanstieg sublingual und

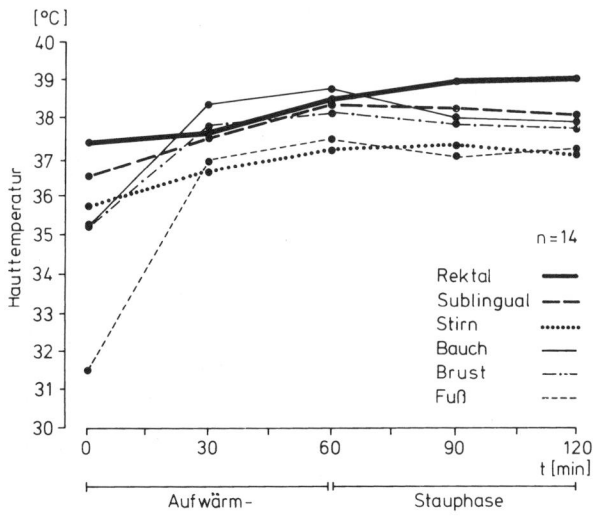

Abb. 18 Infrarot-Hyperthermie (IRHT). Verlauf der Mittelwerte der Hauttemperaturen an Stirn, Brust, Bauch und Fußrücken im Vergleich zur Rektal- und Sublingualtemperatur. Auch im direkten Bestrahlungsbereich (Bauch) kein Risiko einer Hautüberhitzung (aus *von Brasch* u. Mitarb. 1989)

auch an den nicht direkt bestrahlten Hautmeßstellen dokumentiert. Die eingeführte Wärme wird also zunächst vom Körperkern noch ferngehalten. Hier manifestiert sich die Temperaturerhöhung dann zuerst im retrokardialen Ösophagus, wobei offenbar die im Bestrahlungsfeld subkutan aufgenommene Wärme auf dem venösen Blutweg über die große Hohlvene zum Herzen geleitet wird. Die hierdurch konduktiv ansteigende Ösophagustemperatur bleibt dann auch während der gesamten Bestrahlungszeit etwa 1 °C über der Rektaltemperatur.

Vor ihrem Anstieg sank die Rektaltemperatur vorübergehend leicht ab, was auch vor einer Fieberreaktion immer wieder beobachtet wird. Möglicherweise wird während der Wärmeauffüllung der Körperschale kühles Blut aus den unteren Extremitäten in die großen Venen des Beckens zurückgeleitet und wirkt sich konduktiv auf die Rektaltemperatur aus. Setzt dann der kontinuierliche Temperaturanstieg im Ösophagus und Rektum ein, liegen die Meßwerte im Körperkern stets höher als in der Körperschale, gekennzeichnet durch die Sublingualtemperatur und die Hauttemperaturen an Stirn und Fußrücken. Bei der IRHT bleibt demnach der natürliche Wärmegradient von innen nach außen aufrechterhalten. Im Gegensatz zum Überwärmungsbad gleicht die Temperaturverteilung im Körper mehr der einer thermischen Fieberreaktion, wie auch *Bühring* u. Mitarb. (1986a) auf Grund vergleichender Untersuchungen im Überwärmungsbad und bei der IRHT hervorheben.

Auch bei den Untersuchungen von *v. Brasch* u. Mitarb. stieg die Rektaltemperatur nach Aussetzen der Wärmezufuhr bei alleiniger Thermoisolation um bis zu 1 °C weiter an. Dies könnte durch den thermisch angefachten Ruhestoffwechsel erklärt werden. Es muß jedoch weiterhin offenbleiben, ob auch thermoregulatorische Mechanismen wie z. B. eine sekundär ausgelöste zentrale Sollwertanhebung bei diesem Phänomen mitspielen. Wie schon mehrfach betont, entzieht sich der Sollwert jeder direkten Meßbarkeit.

Die gefahrlose Hautverträglichkeit der reflexionsgestreuten Infrarotstrahlung konnte dadurch bewiesen werden, daß die Hauttemperatur auch im Bestrahlungsbereich relativ niedrig blieb und nach einiger Zeit nicht mehr weiter anstieg. Dies spricht für einen raschen Abfluß der eingestrahlten Wärme aus den absorbierenden tieferen Hautschichten ins Körperinnere. Ein örtlicher Hitzerückstau mit der Gefahr einer Hautverbrennung tritt also nicht auf.

Die Autoren betonten die relativ geringe Belastung des Kreislaufs; bedenkliche Pulsbeschleunigungen und Blutdruckschwankungen wurden nicht beobachtet. Subjektiv haben die gesunden Probanden die IRHT gut toleriert, wie systematische Befragungen ergaben (noch nicht publiziert).

3.8.6 Vergleich der IRHT mit anderen SHT-Verfahren

In der folgenden Gegenüberstellung von methodischen Vorzügen und Nachteilen der IRHT halten wir uns besonders an die Kriterien des apparativen und installatorischen Aufwands, der Situation des Patienten sowie der Überwachungsmöglichkeiten während der Behandlung. Die extrakorporale Bluterwärmung, die nur sehr speziellen Behandlungszentren vorbehalten sein kann, wird bei diesem Vergleich nicht berücksichtigt.

Apparativer, installatorischer und Energieaufwand

Das Behandlungsgerät für die IRHT ist durch einen einfachen und stabilen Aufbau gekennzeichnet, für den Transport leicht zerlegbar und auch im gebrauchsfähigen Zustand auf Fahrrollen mühelos zu bewegen. So kann es in jedem beliebigen Raum an einem üblichen Bett angewandt werden. Eine ähnliche Mobilität dürfte mit keinem der bekannten Verfahren zu erreichen sein. Die Verfahren mit konduktiver Kontaktübertragung durch Heißluft oder Wasser über die Hautoberfläche sind in der Regel an nur hierfür eingerichtete Räumlichkeiten gebunden.

Die Hochfrequenzverfahren sind zwar ebenfalls mobil, erfordern aber metallfreie Liegeflächen, oft auch eine Raumabschirmung in Art eines Faraday-Käfigs.

Die wärmeübertragende Energie kann als physiologisch optimal gelten und steht bei der IRHT sofort zur Verfügung. Sie ist ohne zeitliche Verzögerung zu regulieren. Als einzige feste Installation muß ein auf 1 200 Watt belastbarer Netzanschluß mit trägen Sicherungen eingerichtet sein. Die Infrarotstrahler sind mit einer Brenndauer von vielen 100 Betriebsstunden außerordentlich robust und zudem billig.

Demgegenüber erfordern die Bereitstellung von Heißwasser und die Regulierung dessen Temperatur wesentlich mehr Zeit und Energie. Die Hochfrequenzverfahren sind auf einen technisch vergleichsweise komplizierten Generator angewiesen, die Dosierung der prinzipiell sofort verfügbaren Energie ist nicht leicht.

Die weichwandige Behandlungskabine erfüllt bei der IRHT mehrere vorteilhafte Funktionen. Die Wandfolien sind gut thermoisolierend und gleichzeitig strahlenreflektierend. Sie sind an das stativgetragene Kabinendach mühelos anzuheften und von diesem vollständig abzutrennen. Dadurch erlauben sie das Anlegen einer Wärmestaupackung ohne Umbetten des Patienten. Aus hygienischer Sicht ist wesentlich, daß der Patient während einer ganzen Behandlungsserie in seiner eigenen Kabine behandelt werden kann.

Die Kabinenfolien sind leicht zu reinigen, durch Trockensterilisation zu desinfizieren und in gefaltetem Zustand auf kleinem Raum aufzubewahren. Die anderen Verfahren erfordern in der Regel starre Wannen oder Liegekabinen oder aber eine beengende Deckeneinhüllung des Patienten von Behandlungsbeginn an. Hygienische Anforderungen sind schwieriger zu erfüllen. Die gesamte Behandlungseinrichtung der IRHT ist weitgehend verschleiß- und wartungsfrei, in der Anwendung ohne Störanfälligkeit.

Situation des Patienten

Bei der prinzipiell unvermeidlichen Beeinträchtigung des subjektiven Befindens während einer Ganzkörperhyperthermie sollte der Patient möglichst wenig zusätzliche emotionale Belastungen ertragen müssen. Hierauf wurde bei der IRHT besonderer Wert gelegt. Zunächst hat der Patient den größtmöglichen Bewegungsspielraum. Durch den relativ großen Abstand bei der berührungsfreien und »trockenen« Wärmeübertragung kann er eine beliebige Körperlage einnehmen sowie Kopf und Gliedmaßen frei bewegen. Er kann sich durch Lesen ablenken. Da er notfalls durch einfachen Druck gegen die Wände selbst die Kabine öffnen kann, entfällt das beengende Empfinden des starren Eingeschlossenseins und der ausschließlichen Abhängigkeit vom Überwachungspersonal. Dieses Gefühl der Unabhängigkeit fehlt beim Liegen in der Badewanne, in starrwandigen Kabinen wie auch in engen sackartigen Einhüllungen weitgehend.

Der zweite wesentliche Faktor für das Befinden des Patienten ist der Grad der Hautbelastung durch die Wärmezufuhr. Während bei den konduktiven Hyperthermieverfahren praktisch die gesamte Körperoberfläche der hohen Wärme des übertragenden Außenmilieus ausgesetzt ist, werden bei der IRHT nur die körperkernnahen Bereiche direkt erwärmt. Das Wärmegefälle von innen nach außen bleibt erhalten, was auch für das subjektive Befinden entlastend wirkt. Durch die saugfähige Hautauflage wird das lästige Empfinden stehender oder abfließender Schweißperlen vermieden, und schließlich wird die Haut auch nicht mazeriert wie oft im Badewasser.

Von der methodischen Konzeption und apparativen Gestaltung her sind Verbrennungen oder Verletzungen unmöglich. Die Kabinenwände erhitzen sich nicht. Die Infrarot-Rohrstrahler sind durch die nach unten abschirmende Reflektorleiste vor direkter Berührung geschützt. Wegen dieser Abschirmung ist auch eine Verletzungsgefahr des Patienten durch herabfallende Strahlerteile ausgeschlossen. Ein Zerbersten eines Infrarotstrahlers nach Ablauf seiner Betriebsdauer wird durch eine spezielle elektrische Sicherung ausgeschlossen. Innere Verbrennungen durch inkorporierte Metallteile, die bei den Hochfrequenzverfahren stets zu bedenken sind, können bei der IRHT nicht auftreten.

Überwachungsaufwand

Die therapeutische SHT erfordert von der Definition her eine stetige Kontrolle der jeweiligen Körperkerntemperatur und der Kreislaufsituation des Patienten. Bei der IRHT unterrichtet ein rektaler Verweilfühler kontinuierlich über den Temperaturverlauf im Körperkern. Die Herzaktion ist durch einen Kapillarpuls-Sensor am Finger oder noch zuverlässiger durch das EKG zu überwachen. Dem Anlegen eines Atemfrequenzmessers, eines EEG und vieler anderer Meßinstrumente steht prinzipiell nichts im Wege. Die zugehörigen Kabel können leicht aus der Kabine und auch aus der Wärmestaueinhüllung des Patienten herausgeführt und bei mehreren gleichzeitigen Behandlungen zu einem zentralen Kontrollplatz geleitet werden. Durch die Kanüle einer i. v. Dauertropfinfusion sind jederzeit Blutproben zu entnehmen. So eröffnet die IRHT auf einfache Weise umfassende Möglichkeiten, biochemische und physikalische Parameter während einer SHT zu erfassen.

Eine derartige Überwachung ist bei der Hochfrequenz-SHT prinzipiell stark eingeschränkt, im Wasserbad störanfälliger, bei der SHT mit Heizmatten und Astronautenanzug zwar gleichermaßen möglich, aber in der Detaildurchführung aufwendiger.

Die elektronische Kontrollautomatik entlastet Überwachungspersonen bei der IRHT von mechanischer Routinearbeit und erlaubt ihnen, sich ganz vorwiegend dem Patienten zuzuwenden. Durch die Fenster im Kabinendach ist eine unmittelbare Sicht- und Sprechverbindung möglich, und der ganze Patient kann von hier aus im Licht der Strahlung beobachtet werden. Wegen dieses vergleichsweise minimalen Überwachungsaufwandes können auch mehrere Behandlungen gleichzeitig durchgeführt und von einer Person betreut werden.

Nachteilige Faktoren bei der IRHT

Als Nachteil wurde angemahnt, daß der Patient bei bestimmten Arten von Bettmatratzen durch den aufgelegten Kabinenboden hindurch Kühle empfindet. Wird jedoch eine wärmedämmende Schaumstoffunterlage zwischen Bett und Kabinenboden gelegt, so treten solche Empfindungen nach unseren Erfahrungen nicht auf. Notfalls kann auch eine elektrisch beheizbare Matte untergelegt werden (*Fischer*, persönliche Mitteilung). An besonders wärmeempfindlichen Hautpartien kann von sehr sensiblen Patienten im Bestrahlungsbereich ausnahmsweise ein örtliches Hitzebrennen wahrgenommen werden. Hier schafft ein aufgelegtes gefaltetes kleines Handtuch sofort Abhilfe.

Das Atmen der feuchtwarmen Kabinenluft wird von manchen Patienten als lästig empfunden. Mit Hilfe der beschriebenen Zusatzfolie kann man in diesem Falle einen besonderen Raum für den Kopf abteilen. In diesen Raum kann entweder kühle, bei Bedarf sauerstoffangereicherte Luft eingeleitet werden oder die Stirnseite der Kabine wird geöffnet, so daß eine freie Verbindung des Kopfes zum Außenraum besteht. Dieser Vorzug muß jedoch damit erkauft werden, daß der Patient nun zu strenger Rückenlage unter dichtem Folienabschluß am Hals gezwungen ist, damit hier keine kühle Außenluft in die Kabine eindringt.

Dem Einwand, die Körpertemperatur steige bei der IRHT zu langsam an, besonders wenn hohe Temperaturen über 40 °C erreicht werden sollen (*Fabricius* u. Mitarb. 1979), ist entgegenzuhalten, daß die Infraroteinstrahlung durch die methodische Entwicklung der letzten Jahre verbessert werden konnte. Auch kann die Geschwindigkeit des Temperaturanstiegs durch eine vorausgehende Vorwärmung des Körpers beschleunigt werden, sei es durch ein heißes Voll- oder Brausebad, sei es durch ein genügend intensives Ergometertraining, das einer großen Zahl von Patienten auch aus dem rheumatischen Formenkreis zuzumuten ist.

Zusammenfassend glauben wir begründet zu haben, daß bei der IRHT methodische Vorzüge die nachteiligen Faktoren bei weitem überwiegen. Ihre einfache Praktikabilität könnte weitere Anstöße für die systematische Erforschung von therapeutischen Wirkungen einer Ganzkörperüberwärmung anregen.

Seit einigen Jahren wendet auch *von Ardenne* die Infrarot-A-Strahlung zur Erzeugung einer SHT an, die er in die von ihm inaugurierte Krebs-Mehrschritt-Therapie einfügt. Das konstruktive Prinzip der in dem Dresdner Institut entwickelten »Infrarot-Hyperthermietechnik IRA-Therm II« weicht insofern von unserer Konzeption ab, als die Infrarot-Hellstrahlung nicht von oben, sondern von unten her durch ein feinmaschiges knotenloses Liegenetz hindurch auf den Rücken des Patienten trifft. Analog zur IRHT wird über ihm während der Bestrahlung ein mit Reflexionsfolie innenbeschichtetes »Zelt« errichtet. Die anschließende dichte Einhüllung in ein Tuch und eine reflektierende Folie kommt der Wärmestaupackung bei der IRHT sehr nahe. Erste Untersuchungen betreffen den Blutdruckabfall bei Hypertonikern (*von Ardenne* 1989, *Meffert* 1989).

3.9 Anwendungsformen der Fiebertherapie

Am Anfang der Fiebertherapie stand das ungläubige Erstaunen, wenn chronisch Leidende, von einer hochfieberhaften Krankheit heimgesucht, unerwartete Besserung ihrer Beschwerden spürten oder völlig genasen. Solche Beobachtungen veranlaßten schon die Ärzte des Altertums zu überschwenglichen Preisungen des Fiebers. Sie schickten Kranke, die auf ihre Behandlungsversuche nicht ansprachen, in malariaverseuchte Gebiete oder suchten durch künstlich gesetzte Verbrennungen mit dem Glüheisen einen fieberähnlichen Zustand herbeizuführen. Allerdings konnten sich günstige Wirkungen nur offenbaren, wenn die Kranken das Fieber auch lebend überstanden. Daß

die Erhöhung der Körpertemperatur nur als ein Teilausschnitt einer viel umfassenderen allgemeinen Fieberreaktion des Organismus anzusehen sei, wurde damals vielleicht schon mehr erahnt als in vielen späteren Jahrhunderten der Medizingeschichte anerkannt. Unsere heutigen Kenntnisse machen diese dunkle Ahnung besser greifbar (*Bühring* 1988, *Kluger* 1979, *Hensel* 1957).

In einem früheren Kapitel haben wir auf komplementäre thermoregulatorische Entsprechungen zwischen der körperaktiven Fieber-Hyperthermie und der passiven, physikalisch induzierten Ganzkörperhyperthermie hingewiesen. So erscheint es uns gerechtfertigt, die Darstellung der angewandten Hyperthermieverfahren mit der Beschreibung verschiedener Formen der Fiebertherapie abzurunden. Dabei lassen sich drei Leitlinien verfolgen:

● Die Auslösung echter Infektionskrankheiten durch die gezielte Übertragung virulenter Erreger,

● das Setzen intensiver örtlicher Entzündungsreize und Abszesse mit dem Ziel einer wenigstens mehrtägigen fieberhaften Allgemeinreaktion des Organismus,

● die Erzeugung einer Körpertemperaturerhöhung von nur wenigen Stunden Dauer mittels fiebererzeugender Substanzen (exogener oder endogener Pyrogene).

3.9.1 Inokulation virulenter Infektionserreger

Die Hilflosigkeit gegenüber dem unaufhaltsamen Fortschreiten vieler tödlicher Erkrankungen oder lebenslangem Siechtum ließ die Ärzte immer wieder an überlieferte Fieberwirkungen denken. Eine hochfieberhafte Infektionskrankheit mit meist ungewissem Ausgang aber tatsächlich mit eigener Hand auszulösen, mußte von jeher dem ärztlichen Empfinden widersprechen.

Wagner von Jauregg spielte immerhin drei Jahrzehnte mit dem Gedanken, die damals unbeeinflußbare progressive Pa-

3.9 Anwendungsformen der Fiebertherapie

ralyse mit künstlichem Fieber anzugehen, bevor er 1917 den Entschluß faßte, zwei Kranke mit Malariaplasmodien zu infizieren. Die Wirkungen waren dann so überwältigend, daß sein Mut 10 Jahre später mit der höchsten wissenschaftlichen Ehrung, dem Nobelpreis, gewürdigt wurde.

Die Malariatherapie wurde jahrzehntelang weltweit angewandt. Nach etwa zehn Fieberanfällen kupierte man die Krankheit mit Chinin, was allerdings nicht immer befriedigend gelang. Bedenken wurde laut, da die Mortalität der Behandlung relativ hoch war. Und nach dem Eintritt der Antibiotika in die Medizin schied die Malariatherapie fast völlig aus dem therapeutischen Rüstzeug aus. Einzelheiten des Behandlungsablaufs sollen hier nicht abgehandelt werden.

Die Inokulation erysipelerzeugender Streptokokken wurde Ende des letzten Jahrhunderts immer wieder versucht, als deutsche Chirurgen die Rückbildung maligner Tumoren nach hochfieberhafter Wundrose beobachteten (*Busch* 1866, *Bruns* 1887). Die Infektion ging aber oft nicht an und war hernach nicht zuverlässig zu beherrschen. Nachdem heute die Ansprechbarkeit von Erregern auf Antibiotika im voraus zuverlässig zu testen ist, wäre prinzipiell ein neuer Ansatz für diese Form der Fiebertherapie zu verantworten. Er wurde aber unseres Wissens nur ganz vereinzelt wahrgenommen. So berichtete 1959 *Scheuerlen* über die Induktion und gezielte antibiotische Kupierung eines Erysipels bei einem schweren nephrotischen Syndrom, das sich in der Folgezeit anhaltend besserte. Obwohl die Erysipelinfektion heute antibiotisch beherrschbar geworden ist, hat auch die onkotherapeutische Forschung unseres Wissens nicht mehr auf diese damals mitgeteilte Form einer möglichen Beeinflussung maligner Erkrankungen zurückgegriffen.

In der ersten Hälfte unseres Jahrhunderts wurden weitere fieberhafte Infektionskrankheiten künstlich hervorgerufen, so Morbus Bang, Sodoku, Bruzellosen und andere. Der therapeutische Erfolg stand jedoch offenbar in keinem vertretbaren Verhältnis zu dem ethisch bedenklichen, den Patienten zusätzlich gefährdenden und allgemein schwierig zu steuernden Vorgehen.

3.9.2 Künstlich gesetzte Lokalentzündungen und Abszesse

Auch dieser therapeutische Ansatz, von einem örtlich angefachten Entzündungsgeschehen aus eine längerdauernde Fieberreaktion im Körper auszulösen, ist völlig verlassen. Grundsätzlich wäre zwar eine solche Abszeßerzeugung heute chirurgisch und antibiotisch durchaus beherrschbar. Der ungewisse therapeutische Effekt verstärkt aber berechtigte ethische Bedenken und auch forensische Befürchtungen. Immerhin berichteten *Kühne* u. Mitarb. noch 1954 über die günstigen Wirkungen künstlich gesetzter aseptischer Abszesse durch sterile Terpentininjektionen bei schwer beeinflußbarem Asthma bronchiale; dabei wurden meist Fiebertemperaturen über 38,5 °C ausgelöst.

Wir haben uns stets für Publikationen im Schrifttum und persönliche Mitteilungen interessiert, die von überraschenden Wendungen in einem zunächst unbeeinflußbaren Krankheitsablauf nach ungewollten eitrigen Affektionen berichteten. Hier ist jedoch nicht der Ort, solche – zudem oft nicht ausreichend belegte – Wirkungen auf Psychosen, maligne Erkrankungen und andere aufzuführen.

3.9.3 Applikation exogener und endogener Pyrogene

Ende des letzten Jahrhunderts war bekannt geworden, daß auch schon durch die Injektion bestimmter Bakterienbestandteile ein »Fieberstoß« hervorzurufen sei. Die Substanzen waren allerdings lange Zeit in ihrer Konzentration und Wirkung sehr inkonstant, und mißliebige Überraschungen blieben nicht aus. *Hundeshagen* entwickelte 1925 das aus abgetöteten apathogenen Colistämmen extrahierte dosisstandardisierte Pyrifer. Noch 1951 wurden zahlreiche Berichte über diese Form der Fiebertherapie publiziert. Über 800 Arbeiten sind in dem »Wegweiser durch die Pyrifer-Literatur« der Asta-Werke Brackwede verzeichnet. *Westphal* gelang es 1954, mit dem Pyrexal ein Präparat herzustellen, das, aus Salmonella abortus equi isoliert, auf Millionstel Gramm genau dosiert werden konnte. Mit Hilfe dieses exogenen Pyrogens konnten nicht nur die pathophysiologischen Kenntnisse über die Wirkungskette beim Ablauf einer Fieberreaktion entscheidend erweitert werden, auch die klinisch-therapeutische Anwendung wurde vielerorts eingehend geprüft. Das Präparat wurde jedoch wieder aus dem Handel gezogen. Bis vor kurzem stand für die Fiebertherapie noch ein Autolysat aus Streptokokken und Bacterium prodigiosum der Firma Südmedica in mehreren standardisierten Konzentrationsformen zur Verfügung. Zur Zeit sind uns keine in Europa handelsüblichen exogenen Pyrogene bakteriellen oder viralen Ursprungs bekannt. Von der japanischen Firma Chugai Pharmaceutical Co, Tokyo, wird eine Präparation aus Streptococcus pyogenes hergestellt (OK-432), die als exogenes Pyrogen angewandt werden kann (*Nishida* und Mitarb. 1985, *Micksche* 1987). Als i. v. injizierbares pflanzliches Pyrogen hat sich der sterilisierte Preßsaft aus Herba recens Echinaceae purpureae in Form des Echinazin® als wirksam erwiesen. Auch Mistelextrakte enthalten milde pflanzliche Pyrogene.

Denkt man heute an eine Fiebertherapie mit pyrogenen Agenzien, so wird man sich in erster Linie der gentechnologisch hergestellten endogenen Pyrogene (Interleukin 1 u. a.) bedienen. Diese wirken unmittelbar auf das hypothalamische Temperaturzentrum, und es kommt – im Vergleich zu exogenen Pyrogenen – zu einem rascher einsetzenden fieberhaften Temperaturanstieg. Bisher findet eine Fieberinduktion mit reinen endogenen Pyrogenen unseres Wissens nur in der therapeutischen Grundlagenforschung und in Forschungslaboratorien statt. Dabei interessieren aber vor allem die nicht-thermischen, biochemischen und immunologischen Effekte dieser Substanzen.

Die praktisch-therapeutische Anwendung pyrogen wirksamer Substanzen ist einesteils sehr einfach, indem sie nur eine i. v. Injektion erfordert. Andererseits ist die Reaktion des Organismus auf die Pyrogeninjektion nie sicher abwägbar. Eine gleich hohe Dosis kann eine kaum merkliche Temperaturveränderung auslösen, aber auch zu einem überschießenden Effekt mit quälenden Schüttelfrösten, schweren Beeinträchtigungen des Befindens und gefährlichen Organreaktionen führen, denen nur schwer durch Gegenmaßnahmen zu begegnen ist. Diese nicht vorhersehbaren Unterschiede der Pyrogenwirkung können sich bei verschiedenen Individuen wie auch bei derselben Person zu verschiedenen Applikationszeiten auswirken. Der Verlauf der Körpertemperatur ist von außen kaum zu steuern. Die Anwendung von Antipyretika bei einer Fiebertherapie ist immer problematisch.

Um die Fiebertherapie zu handhaben, bedarf es zweifellos einer großen persönlichen und nicht ohne weiteres mitteilbaren Erfahrung. *Göhring* ist in den letzten Jahren mit mehreren Publikationen hervorgetreten, die sich auf Tausende von Pyrogeninjektionen bei Patienten mit malignen und chronisch-entzündlichen Krankheiten stützen (1986, 1987, *Krause* u. Mitarb. 1989). Er betont darin immer wieder, daß die Gefahren einer pyrogeninduzierten Fiebertherapie weit überschätzt werden. Sie stehen nach seinen Erfahrungen in keinem Verhältnis zu den positiven Wirkungen.

Im ganzen gesehen begegnet die Fiebertherapie in der heutigen Medizin nur sehr geringem wissenschaftlichem Interesse (*Bühring* 1988).

Die angewandten Verfahren zur kontrollierten, jederzeit steuerbaren Ganzkörperhyperthermie (SHT) sind in drei prinzipiell unterschiedliche Formen zu unterteilen:

● Die konduktive SHT mit Wärmezufuhr über die Körperoberfläche durch Kontaktmedien wie Luft, Wasser oder amorphe Wärmeträger oder über das extrakorporal erwärmte und dem Körperkreislauf wieder zugeführte Blut.

● Die induktive SHT, bei der die berührungsfrei einwirkende elektromagnetische Hochfrequenzenergie im Körpergewebe selbst Wärme freisetzt.

● Die Infrarot-Hyperthermie (IRHT), bei der kurzwellige Infrarotstrahlung die temperaturempfindlichen obersten Schichten der Haut durchdringt und erst in einer Tiefe absorbiert wird, wo das fließende Blut die freiwerdende Wärme rasch abführt und im Körper verteilt. Hinsichtlich der Anwendungspraxis kann die IRHT auf wesentliche Vorzüge verweisen.

Die heute noch angewandten Formen der Fiebertherapie beruhen auf der Injektion von Pyrogenen ins Blut und deren Einwirkung auf die körpereigene Wärmeproduktion. Dem für die therapeutische Praxis wesentlichen Nachteil der nicht zuverlässig steuerbaren Körpertemperaturerhöhung steht der Vorzug zusätzlicher nicht-thermischer Wirkungen pyrogener Substanzen auf das Immunsystem gegenüber.

4 Therapeutisch relevante Wirkungen erhöhter Körpertemperaturen

Voraussetzung einer rationalen Therapie ist die Kenntnis belegter oder doch wahrscheinlicher Wirkfaktoren. Und wenn, wie so oft, ein Therapieprinzip seinen Anfang in zufälligen Beobachtungen oder auffällig gehäuften Erfahrungen nahm, so muß doch nachträglich nach Ursachen der therapeutischen Wirkung gesucht werden.

Die systemische Ganzkörperhyperthermie (SHT) war – und ist auch heute noch – eine im wesentlichen empirische Therapiemethode. »Verblüffenden Erfolgen« (*Schmidt* 1987) stehen immer wieder geringe oder nur kurz anhaltende oder auch fehlende therapeutische Wirkungen gegenüber. Erhöhte Körpertemperaturen können ein bestehendes Krankheitsbild mitunter – wenn auch meist vermeidbar und vorübergehend – verschlimmern.

In dem Bestreben, diese widersprüchlichen Phänomene zu klären und unterbaute Therapieempfehlungen herauszuarbeiten, soll versucht werden, die Effekte der bei einer SHT und einer pyrogeninduzierten Fieberreaktion auftretenden Körpertemperaturerhöhungen von verschiedenen Seiten her zu beleuchten. Selbstverständlich muß dieses Bemühen fragmentarisch bleiben. Zum einen ist der stetigen Kenntnisvermehrung in allen Bereichen der Medizin, so auch in der Thermophysiologie und Fieberforschung, kaum zu folgen. Zum anderen wird ja der gesamte Organismus von der Temperaturerhöhung betroffen. Hält diese genügend lange an, kann sich ihr keine der Milliarden Körperzellen verschiedenster Bauart und Funktion entziehen; kein Organ und kein übergeordnetes Funktionssystem bleiben ausgespart. Hierin sind die SHT und die Fiebertherapie mit keiner anderen Therapieform zu vergleichen. Sie können wohl als die universellste Form einer therapeutischen Beeinflussung des Gesamtorganismus gelten.

Seit den ersten Dezennien dieses Jahrhunderts ist eine kaum überschaubare Zahl von experimentellen Daten und klinischen Beobachtungen bei erhöhter Gewebs- und Körpertemperatur publiziert worden. *Schmidt* (1987) hat mehr als 1 600 verstreute Literaturstellen für eine kritische Übersicht über die Hyperthermie- und Fieberwirkungen ausgewertet; die Literaturverzeichnisse von *Bühring* (1984) und *Gehrke* (1989) berücksichtigen jeweils mehr als 500 Arbeiten.

Die mitgeteilten Beobachtungen und Versuchsergebnisse sind jedoch oft schwer vergleichbar, da ihnen zu viele Variable zugrunde liegen: die Höhe der Temperatur, ihre Einwirkungszeit bei definierten Wärmegraden, die Ausgangstemperatur, die Methodik der Erwärmung, die Untersuchungsmethodik bei den einzelnen Parametern, der Beobachtungszeitpunkt, die Interpretation der Daten. Auch sind die bei einem Versuchstier erhobenen Befunde keineswegs geradlinig auf die Verhältnisse beim Menschen zu übertragen, wie wir schon allein auf Grund der unterschiedlichen emotionalen Streßbelastung begründen werden.

Im Rahmen unserer Darstellung sollten von den bekanntgewordenen Wirkungen einer Körpertemperaturerhöhung vor allem diejenigen angesprochen werden, die für die praktische therapeutische Anwendung der SHT und Fiebertherapie beim Menschen von Bedeutung sind. So berücksichtigen wir nur Wirkungen erhöhter Körpertemperaturen, die im Bereich einer in der klinischen Praxis ohne Narkose durchzuführenden Ganzkörperhyperthermie, also zwischen 36,5 und maximal 41,5 °C, vorzugsweise jedoch zwischen 38 und 40 °C, liegen. Bei der »Onkohyperthermie« werden mit dem Ziel einer direkten thermischen Tumorzellvernichtung Temperaturen von 42,5 bis 44 °C angestrebt. Über die Effekte einer solchen Extrem-Hyperthermie liegt ein sehr umfangreiches Schrifttum vor. Hitzeschäden durch außergewöhnliche, »unfallbedingte« Temperaturbedingungen, wie sie beim Hitzschlag auftreten oder bei unbedachter therapeutischer Anwendungspraktik beobachtet wurden, hat *Schmidt* (1987) ausführlich referiert. Sie bleiben hier unberücksichtigt, da eine sachgerecht durchgeführte SHT und Fiebertherapie einen sorgfältig voruntersuchten Patienten niemals in die Nähe der Hitzschlagsituation bringen können.

In der Darstellung der Allgemeinwirkungen werden wir zunächst versuchen, die »thermospezifischen« direkten Temperaturwirkungen so klar wie möglich von denjenigen »unspezifischen« Effekten abzugrenzen, die durch die systemische Belastung der Thermoregulation und durch andere Streßfaktoren entstehen. Diese beiden Faktoren sind im Ablauf einer SHT und pyrogeninduzierten Fiebertherapie stets zugleich wirksam.

Für die therapeutische Praxis ist jedoch letztlich allein interessant, welche Effekte weiterbestehen, wenn die artifiziell erhöhte Körpertemperatur wieder zur Norm zurückgekehrt ist, und welche Dauerwirkungen sich während und nach einer Behandlungsserie langfristig verwirklichen. Deshalb werden auch chronobiologische Zusammenhänge, Wechsel- und Späteffekte der therapeutischen Reizeinwirkung bedacht werden müssen. Nach diesen allgemeinen systemischen Wirkungsaspekten werden schließlich die »komplexen Wirkungen« einer therapeutischen Körpertemperaturerhöhung auf verschiedene Organ- und Funktionssysteme beleuchtet. Im Vergleich experimenteller Daten mit klinischen Erfahrungsberichten wird eine größere Transparenz der zu erwartenden Therapiewirkungen angestrebt.

4.1 Direkte Wärmewirkungen auf Zellen und Gewebe (spezifische Temperatureffekte)

Die normalerweise im Körper bestehenden Temperaturunterschiede beeinflus-

sen nachhaltig die physiologischen Vorgänge in der kühleren Körperperipherie (*Rodbard* 1981). Nimmt nun die Körperschale für längere Zeit die normale Kerntemperatur an, so wird sie bereits einem mittleren Temperaturanstieg von 6 °C, in einigen Geweben sogar bis 10 °C und mehr ausgesetzt. Dabei werden die Haut, die Unterhautschichten, in den Extremitäten die peripheren Nervenbahnen, die Lymph- und Blutgefäße sowie große Teile der Muskulatur gewissermaßen schon von einer »Schalen-Hyperthermie« betroffen, bevor die Kerntemperatur anzusteigen beginnt.

Innerhalb des Körperkerns wäre ein ähnlich hoher Temperaturanstieg tödlich. Infektiöse Fieberzustände gehen selten über 40,5 °C hinaus. Spontantemperaturen über 41,5 °C kommen bei Marathonläufern vor, sonst aber meist nur bei zerebralen Störungen, und sind in der Regel lebensbedrohlich. Im Gegensatz zur Schale kann dem Körperkern und den in ihm gelegenen Organen nur die relativ kleine Spanne von 4–5 °C schadlos zugemutet werden. Aber schon bei geringeren Erhöhungen der Kerntemperatur werden eindrückliche »thermospezifische« Wärmeeffekte ausgelöst.

Prinzipiell sind direkte Temperatureinflüsse nur an Einzelzellen, Zell- und Gewebskulturen und isolierten Organen zu studieren. Innerhalb eines lebendigen Gesamtorganismus werden diese unmittelbaren Wärmewirkungen stets von thermo-unspezifischen Effekten überlagert. Biologische Temperaturwirkungen sind in dem Sammelwerk »Temperatur und Leben« (*Precht* u. Mitarb. 1955, Neuauflage in englischer Sprache, 1973) in großer Fülle aufgeführt und auch von *Schmidt* (1987) in seiner Literaturübersicht referiert. Wirksam ist dabei nicht nur der jeweils bestehende Temperaturgrad, sondern auch die Dauer seiner Einwirkung. Die Dimension der Zeitdauer erschwert die Transparenz der Beobachtungen. Viele experimentelle Untersuchungsergebnisse basieren auf einer unverhältnismäßig kurzen Beobachtungszeit, wenn man sie einer mehrstündigen SHT oder Fieberreaktion oder gar einem mehrtägigen Infektionsfieber gegenübergestellt.

4.1.1 Einige allgemeine Grundphänomene ansteigender Temperaturen

Beschleunigung biochemischer Reaktionen

Im biologischen Bereich erfolgt der Anstieg der Stoffwechselrate, wegen der Beteiligung nicht linear temperaturabhängiger Enzyme bei allen metabolischen Abläufen, nicht geradlinig nach der RGT-Regel (van't Hoff-Arrhenius). Je ansteigendem Temperaturgrad liegt die Steigerungsrate bei etwa 10 %; im Gesamtorganismus erhöht sie sich durch zentralnervöse Einflüsse auf 16–17 %. Verlangsamte biochemische Abläufe werden beschleunigt, stehengebliebene bestenfalls durch Erhöhung der Aktivierungswärme wieder angestoßen. Die Reaktionsketten laufen eher bis zu den niedrigsten molekularen Endsubstanzen ab, eine Persistenz von Stoffwechselzwischenprodukten ist bei ansteigenden Gewebstemperaturen weniger zu erwarten. Zellspezifische Funktionsleistungen werden durch die Stoffwechselsteigerung stimuliert. Hierzu gehören auch gesteigerte Regenerations- und Reparationstendenzen der Gewebe. Besonderes Gewicht erhält die Frage, wieweit sich der pharmakochemische Effekt inkorporierter Arzneisubstanzen unter erhöhten Körpertemperaturen verändert.

Erhöhung des Wassergehaltes der Gewebe

Auf Grund seiner hohen spezifischen Wärme bindet Wasser große Mengen zugeführter Wärmeenergie. Dadurch wird die meßbare Temperatursteigerung bei Erwärmung des Wassers verlangsamt. Wasser, besonders das Wasser im fließenden Blut, ist der wichtigste konvektive Wärmeträger im Körper. Lebendes Gewebe tendiert bei Temperaturerhöhung

zu vermehrter Wassereinlagerung. Auch wird eine erhöhte molekulare Bindung von Wasser an Proteine angenommen. Der erhöhte Wassergehalt des Gewebes verbessert dessen Elastizität und Dehnungsfähigkeit und fällt besonders bei gefäßlosen bradytrophen Geweben ins Gewicht.

Änderung des Aggregatzustandes von Körpersubstanzen

Bei ansteigenden Temperaturen besteht eine Tendenz von Sol- und Gel-Lösungen wie auch von Lipoiden, in eine flüssigere Phase überzugehen. Folge sind eine Viskositätsminderung zellfreier Körperflüssigkeiten und eine Elastizitätssteigerung von Membranen.

Erhöhung der transmembranösen Transportleistungen

Nach übereinstimmenden Untersuchungsergebnissen wird sowohl die passive Diffusionsgeschwindigkeit als auch der aktive Transport durch Membranen in beiden Richtungen gesteigert.

Herabsetzung des Tonus quergestreifter und glatter Muskelfibrillen

Nervale Einflüsse sind mit wirksam. Zugleich wird durch Wärme die kontraktile Leistungsfähigkeit des Skelettmuskels gesteigert.

Zunahme der Leitungsgeschwindigkeit in Nervenfasern

Das Temperaturoptimum liegt bei Warmblüternerven bei etwa 41 °C.

Änderung von Zellteilungsqualitäten

Bestimmte Zellteilungsstadien werden durch ansteigende Temperaturen zunächst beschleunigt, bei einer kritischen Temperatur dann verlangsamt oder ganz unterbrochen. Dabei wächst die Zellsensibilität mit der Temperaturhöhe und der

Geschwindigkeit der Zellteilungsabläufe. Zwischen verschiedenen Zellarten und Zellteilungsstadien bestehen erhebliche Differenzen. Bei der Teilung männlicher Samenzellen rangiert die kritische Temperaturschwelle bekanntlich bereits unterhalb der normalen Kerntemperatur des Warmblüters. Infektiöse Mikroorganismen und Viren wie auch maligne transformierte Körperzellen werden in ihrer Vermehrungsfähigkeit stark von der Milieutemperatur beeinflußt, wie besonders in vitro zu demonstrieren ist.

Im wesentlichen sind die biologischen Wirkungstendenzen ansteigender Temperaturen als »physiologisch nützlich« zu bewerten. Die wärmebedingte Funktionssteigerung vollzieht sich aber meist nur bis zu einer kritischen Temperaturschwelle, oberhalb der das Optimum wieder langsam abfällt oder – noch häufiger – schroff abbricht. Für viele Organgewebe liegt dieser negative Umkehreffekt bei etwa 41 °C. Bei krankhaft veränderten Zellen und Geweben ist die Umschlagstemperatur in der Regel niedriger als bei gesunden der gleichen Art. Einzelheiten über direkte thermospezifische Effekte erhöhter Körpertemperaturen werden bei der Besprechung verschiedener Organ- und Funktionsleistungen in einem späteren Kapitel behandelt.

4.2 Unspezifische Streßwirkungen auf den Gesamtorganismus

Betrifft eine Temperaturerhöhung den gesamten Organismus, sei es durch eine Erwärmung von außen oder von innen her, so bleiben die stimulierenden Wärmewirkungen auf Zellen und Gewebe erhalten, sie werden nun aber durch belastende, nicht prinzipiell thermische Körperreaktionen »maskiert«, vor allem durch erhöhte Anforderungen an den Blutkreislauf und durch andere unspezifische Streßwirkungen im Sinne des allgemeinen Adaptationssyndroms nach *Selye*.

Das allgemeine Adaptationssyndrom wird durch die verschiedensten bewußten und unbewußten Reize ausgelöst, die das Individuum als »Streß« registriert. Es ist ein von der Reizart grundsätzlich unabhängiges, bei Mensch und Tier ziemlich gleichförmiges Beantwortungsmuster des Gesamtorganismus. Die anfängliche Alarm- und Abwehrphase befähigt ihn in Gefahrensituationen zu sofortiger Hochleistung, sei es in Form von Angriff oder Flucht. Dabei werden die hierzu nicht unmittelbar notwendigen Körperfunktionen vernachlässigt. Wirkt der als bedrohend empfundene Reiz nicht mehr ein, bringt eine Phase der Erholung das Funktionsgefüge wieder ins Gleichgewicht. Hält jedoch die Reizwirkung an, ohne daß sich das Lebewesen aktiv aus seiner Zwangslage befreien kann, oder sind die Erholungsphasen zu kurz, so tritt eine zunehmende Erschöpfung ein, die zu akuten und chronischen Krankheitszuständen und schließlich zum Streßtod führen kann.

Einige der von *Selye* beschriebenen Reaktionen auf Streßreize ähneln auffallend den Phänomenen, die in der Aufwärmungsphase einer intensiven SHT zu beobachten sind:

● Erhöhte ergotrope Aktivität des vegetativen Nervensystemes mit vorherrschender Erregung des Sympathikus,
● Intensivierung der Wahrnehmung und Bewegungsbereitschaft, ferner der psychisch-emotionalen Empfindsamkeit mit Angst- und Bedrängnisempfindungen,
● Aktivierung hypothalamisch-hypophysärer Funktionen mit vermehrter Bildung und Sekretion von Neurohormonen, Freisetzung von Hypophysenhormonen mit ihren Sekundäreffekten auf die Nebennierenrinde und andere hormonbildende Organe,
● erhöhte Atemtätigkeit,
● Leukozytose, Eosinophilenabfall, Lymphozytenschwund, vermehrte Ausschwemmung von Erythrozyten ins fließende Blut, Hyperkaliämie, Anstieg der Gerinnungsfaktoren,
● Verminderung der immunologischen Reaktionsbereitschaft mit Reduzierung des lymphatischen Gewebes besonders bei Dauerbelastungen.

Je intensiver und andauernder ein Reiz einwirkt und empfunden wird, um so häufiger treten die hier aufgeführten Reaktionen in Erscheinung. Wir werden die bei einer SHT und einer pyrogeninduzierten Fieberreaktion auftretenden Streßreize im folgenden näher beleuchten. Dabei heben sich vier unspezifische Streßfaktoren besonders ab, die sich allerdings vielfach überlagern und sogar in Art eines Circulus vitiosus gegenseitig aufschaukeln können:

- Grad und Flächengröße der äußeren Hauterhitzung,
- belastende Anpassungsreaktionen des Blutkreislaufes an die Körpererwärmung,
- Größe der Regelabweichung im hypothalamischen Temperaturzentrum und der sympathikotonen Anspannung der Regelmechanismen,
- emotionale Belastung.

4.2.1 Hitzereizung der Hautrezeptoren

Seit langem ist bekannt, daß die von der Haut ausgehenden zentripetalen, afferenten nervalen Hitzeimpulse im Temperaturzentrum vorrangig bewertet werden. Sie allein können schon genügen, um das Zentrum im Sinne einer »Störgrößenaufschaltung« zur Ausgabe von Entwärmungsbefehlen zu veranlassen, auch wenn die Kerntemperatur durchaus noch normal ist. Je stärker die Haut erhitzt wird und je größer das erhitzte Areal, um so höher sind die von den kutanen Wärmerezeptoren ausgehenden afferenten Impulsraten, die früher oder später als zentral belastend empfunden werden. Jedenfalls wirkt eine hohe Temperatur an großen Hautbezirken als ein recht erheblicher Streßfaktor, wie *Bühring* (1984) überzeugend bei seinen Untersuchungen im standardisierten Überwärmungsbad aufzeigen konnte.

Im Bad ist die gesamte umspülte Hautfläche der jeweils bestehenden Wassertemperatur ausgesetzt. Nach *Bühring* verringerte sich die Unruhe- und Belastungsempfindung der Probanden fast augenblicklich bei einer Abkühlung des Badewassers. Diese subjektive Entlastung wurde nicht durch die Tatsache beeinträchtigt, daß zugleich die Rektaltemperatur weiter anstieg. Diese mehrfach berichtete Beobachtung spricht eindeutig dafür, daß die eigentliche Kerntemperaturerhöhung viel weniger als Streßfaktor wirkt im Vergleich zur Hitzebelastung der Hautoberfläche. Diese ist bei allen SHT-Methoden mit konduktiver Wärmeübertragung höher als bei den Hochfrequenzverfahren, bei der IRHT wie auch bei der Fieberreaktion.

4.2.2 Anpassungsreaktionen des Blutkreislaufes

Steigerung des fließenden Blutvolumens

Die bei überschüssiger Wärmezufuhr thermoregulatorisch ausgelösten Entwärmungsreaktionen können allein über die Körperperipherie wirksam werden. Große Blutmengen werden in die Körperschale geleitet. Die Schalengewebe können bis zu 50 % des Herzminutenvolumens aufnehmen. Das Volumen des fließenden Blutes wird maximal mobilisiert. Das Temperaturzentrum setzt hierbei in erster Linie das autonom-vegetative Nervensystem in Aktion. Nach einer anfänglichen kurzen parasympathisch betonten Phase kommt es bei anhaltender Wärmezufuhr bald zu einer zunehmenden Reizung des Sympathikus mit Beschleunigung der Herzaktion, Steigerung der kardialen Muskelkontraktion, Zunahme des systolischen Blutdrucks. Bereits bei Sistieren der Wärmeauflagung vermindert sich der erhöhte Sympathikotonus rasch, wird bei Abkühlung des Körpers mehr und mehr abgebaut und in ein Überwiegen des Parasympathikus umgeschaltet (*Gehrke* 1989).

Die Beschleunigung der Herzaktion

Das erste subjektiv und objektiv in Erscheinung tretende Kennzeichen einer erhöhten Kreislaufleistung bei der SHT ist der Anstieg der Pulsfrequenz. Sie zeigt nicht nur den Beginn der Körpertemperaturerhöhung an, sie kann auch während der gesamten Behandlung als bestimmendes Maß für die Belastung des Kreislaufs gelten. Je länger und andauernder die gemessene Pulsfrequenz Werte von 100 bis 120 pro Minute übersteigt, um so angespannter ist die Situation für das Herz und die Kreislaufregulation. Wenn die ältere Literatur im Temperaturbereich zwischen 39,5 und 40,5 °C über Pulssteigerungen von 140–180 pro Minute berichtet, so ist zu betonen, daß solch hohe Pulswerte fast ausschließlich bei der konduktiven Wärmeübertragung über die Haut mit Wasser und Heißluft, selten dagegen bei den Hochfrequenz-Verfahren und bei der IRHT beobachtet wurden. Mit der IRHT haben wir auch bei Rektaltemperaturen bis 41,6 °C kaum einmal Pulssteigerungen über 140 pro Minute gemessen (Höchstwert 152 pro Minute).

Der Patient empfindet die erhöhte Anforderung an den Blutkreislauf in der Regel dann belastend, wenn die Pulsfrequenz längere Zeit über 100–120 pro Minute bleibt. Ein Pulsanstieg über 140 pro Minute legt nahe, die weitere Wärmezufuhr zu beenden. Schon das Abschalten der Infrarotstrahlung und das Anlegen der Wärmestaupackung führt bei der IRHT fast immer zu einem Rückgang der Pulsfrequenz um 10–20 pro Minute, auch wenn die Körpertemperatur nun regelmäßig noch weiter ansteigt.

Je rascher die Herzaktion, um so verkürzter ist die Diastole. Während der Diastole wird der Herzmuskel über die Koronargefäße mit Blut versorgt. Eine fortgeschrittene Koronarsklerose gibt also Anlaß, bei hohen Hyperthermiestufen das Pulsverhalten wie auch das EKG besonders sorgfältig zu beobachten, obschon wir typische pektanginöse Reaktionen während einer IRHT nie beobachtet haben und in der Literatur nie berichtet fanden.

Blutdruckveränderungen

Die Erhöhung des systolischen Blutdruckwertes durch die thermoregulatorisch ausgelöste Sympathikusreizung bewegt sich auch bei starker Wärmebelastung meist in einem ungefährlichen Bereich, zumal sich zugleich die thermospezifische Tonusverminderung der glatten Gefäßmuskelfasern auswirkt. Bedrohliche Blutdruckspitzen oder zerebrale Massenblutungen während einer SHT wurden nicht beschrieben. Dagegen ist im Anschluß an eine therapeutische Körpertemperaturerhöhung stets mit einer orthostatischen Hypotonie des Blutdrucks und Kollapsneigung zu rechnen.

Gute Anhaltspunkte für die Größe des Herzminutenvolumens gibt nach *Gehrke* (1989) das rechnerische Produkt aus systolischem Blutdruckwert und Pulsfrequenz. Die jeweilige Herzbelastung aus dem Verhältnis zum Ausgangswert vor der Behandlung ist so zu ermessen.

Der diastolische Blutdruck sinkt bei der SHT immer ab, bedingt durch die maximale Gefäßerweiterung in der Körperperipherie, wiederum besonders bei konduktiver Wärmeübertragung über die Haut. Beim Überwärmungsbad begünstigt der hydrostatische Druck auf die Körperoberfläche den Blutrückfluß zum Herzen.

Reaktive Minderdurchblutung innerer Organe

Die thermoregulatorisch ausgelöste Blutverlagerung in die Körperperipherie kann unter bestimmten Bedingungen nicht mehr allein dadurch bewältigt werden, daß eine beschleunigte Herztätigkeit das Blutflußvolumen erhöht. Besonders bei SHT-Methoden, die mit hoher Hauterhitzung verbunden sind, kann sich die Blutfülle in der Peripherie dermaßen steigern, daß, auch nach Mobilisierung aller Blutreserven des Organismus, manchen im Körperinneren gelegenen Organen eine Mangeldurchblutung droht. Dieser Steal-Effekt kann die Organfunktion meßbar beeinträchtigen. *Bühring* (1984) hat bei seinen Untersuchungen im Überwärmungsbad besonders auf diese möglichen Folgen der Blutumverteilung hingewiesen. In der Phase des Kerntemperaturanstieges, also der Höchstanspannung der regulativen Entwärmung, nahm die Indocyanin-Clearance der Leber signifikant ab. Auch die Nieren können durch diese Blutverlagerung weniger durchblutet werden.

Manche Beobachtungen sprechen dafür, daß das Gehirn ebenfalls einen Durchblutungsmangel erleiden kann. Von *Lampert* (1948) wird die Gefahr einer kreislaufbedingten Bewußtseinstrübung im Überwärmungsbad immer wieder angesprochen. Bei fortgeschrittenen Krankheitsprozessen der Leber, der Nieren und des Gehirns ist jedenfalls Vorsicht geboten, wenn eine therapeutische Körpertemperatursteigerung, besonders mit den konduktiven SHT-Methoden, in Betracht gezogen wird. Bei der IRHT sind Funktionsminderungen innerer Organe nicht bekannt geworden.

Kreislaufbelastung bei einer pyrogeninduzierten Fieberreaktion

Beim Fieber ist die Kreislaufbelastung in der Temperaturanstiegsphase andersartig im Vergleich zur SHT. Die regulative Vasokonstriktion der Hautgefäße beim Fieberanstieg führt eher zu einer Konzentration des fließenden Blutvolumens im Körperkern, so daß für die hier befindlichen Organe eine reaktive Minderdurchblutung nicht zu befürchten ist. Andererseits betrifft die allgemeine thermoregulative Stoffwechselsteigerung zum Zwecke der vermehrten Wärmebildung auch diese Organe. In ihnen erzeugt die metabolische Mehrbeanspruchung einen erhöhten Bedarf an energiereichen Substraten und Sauerstoff, die mit dem Blut angeliefert werden müssen. Während eines rapiden Fieberanstieges kann also eine »relative« Minderdurchblutung entstehen. Ist die Blutversorgung und Funktionstüchtigkeit eines Organes vorher schon reduziert, bedeutet auch sie eine zusätzliche Gefährdung. Um ein Beispiel zu nennen, kann eine schlummernde Epilepsiedisposition »Fieberkrämpfe« in der Temperaturanstiegsphase auslösen. Auch dem beim Fieberanstieg auftretenden Muskelschmerz dürfte ein Mißverhältnis zwischen dem Bedarf an energieliefernden Substraten einerseits und dem Blutangebot in dem zur Wärmebildung besonders beanspruchten Muskelgewebe andererseits zugrunde liegen.

4.2.3 Regelabweichungen im Temperaturzentrum

Je größer die Differenz zwischen Soll- und Istwert, um so angespannter ist das zentrale Regelsystem. Es versucht unter den Zeichen einer zentralen Irritation, möglichst rasch wieder einen Soll-Ist-Ausgleich zu erreichen. Die Heftigkeit, mit der die Ausführungsmechanismen hierzu in Gang gesetzt werden, spricht für die elementare Unruhe in den Neuronen und Synapsen des Mittelhirns während der Dauer der Regelabweichung. Wenn unseres Wissens auch keine exakten Messungen über die neuronale Aktivität während einer solchen Regelabweichung vorliegen, so ist doch anzunehmen, daß die Irritation auch auf die benachbarten Areale und auf das Großhirn übergreift. Das psychisch-emotionale Befinden ist subjektiv eingreifend in diesen Spannungszustand einbezogen. Bei der pyrogeninduzierten Fieberreaktion können sich die heftigen Aufwärmungsreaktionen nicht selten bis zum Schüttelfrost steigern. Der Streß der Regelabweichung wird nun als universale, oft kaum erträgliche Spannung auch auf psychischer Ebene empfunden. Er läßt meist nach, wenn eine Fiebertemperatur um 39 °C erreicht, die Regelabweichung also kleiner geworden ist.

Beim Fieberabfall hängt die Streßgröße durch Regelabweichung wiederum von der Geschwindigkeit ab, mit der der zentrale Sollwert rückverstellt wird. Im Prinzip herrscht bei der Fieberreaktion eher eine intensive, aber kurzdauernde Streßbelastung durch die zentrale Regelabweichung vor.

In gegensinniger Reihenfolge manifestiert sich diese Belastung bei der SHT, bei der sich die ansteigende Körpertemperatur immer weiter vom normalen Sollwert entfernt. Die Entwärmungsanstrengungen des Körpers bleiben vergeblich. Auch wenn die Hypothese richtig ist, daß sich der Sollwert nach einiger Zeit der aufgezwungenen Isttemperatur entgegenbewegt, so wird die Regelabweichung zwar kleiner, bleibt aber doch stets so lange bestehen, bis die Wärmezufuhr beendet ist. Die Streßbelastung durch Regelabweichung nimmt also mit der Intensität der Wärmezufuhr zu und ist während der ganzen Dauer der passiven Temperaturerhöhung mehr oder weniger ausgeprägt wirksam.

4.2.4 Emotionaler Streß durch Immobilisation

Die bisher genannten Streßeinflüsse belasten für sich schon erheblich das emotionale Erleben. Zusätzlich verstärkt wird aber der psychische Streß, wenn während der Erwärmung die Beweglichkeit der Gliedmaßen und des gesamten Körpers eingeschränkt ist. Hier unterscheiden sich die verschiedenen SHT-Methoden deutlich. Bei der Überwindung psychischer Mißempfindungen spielen jedoch die intellektuelle Einsicht und das persönliche Engagement des Behandelten eine ganz wesentliche Rolle. Das Bewußtsein der Notwendigkeit stärkt das Durchhaltevermögen in erzwungener Ruhelage, mangelnde Einsicht wirkt sich gegenteilig aus. So sind SHT-Stufen über 38,5 °C Kerntemperatur bei Kindern stets problematisch; aber auch bei fremdsprachlichen Verständigungsschwierigkeiten ist die Notwendigkeit einer Behandlung oft schwer klarzumachen.

Besonders hoch muß der Immobilisationsstreß aber bei den völlig einsichtslosen Versuchstieren veranschlagt werden. Hier kann allein der Streß der sozialen Absonderung und der erzwungenen Bewegungseinschränkung schon *vor* der eigentlichen Hitzebelastung so tiefgreifend sein, daß die experimentellen Befunde ihre Aussagekraft einbüßen. Mehrere Autoren mußten nachteilige Wirkungen vor allem auf das Immunsystem schon dann feststellen, wenn Tiere in enge Plexiglasbehälter bei senkrechter Körperlage verbracht worden waren.

4.2.5 Hyperventilation im Streßgeschehen

Eine vermehrte Wärmeabgabe durch verstärkte Atemtätigkeit wie beim »hechelnden« Tier fällt beim Menschen nicht ins Gewicht. Sauerstoffmangel im Blut ist ursächlich nicht anzuschuldigen. Nach *Bühring* (1984) intensiviert sich im Überwärmungsbad beim Kerntemperaturanstieg nahezu regelmäßig die Atemtätigkeit in Form eines erhöhten Atemminutenvolumens ohne Steigerung der Atemfrequenz. Diese Veränderung des Atemverhaltens kann zu einer typischen Hyperventilationstetanie anwachsen. Sie ist sicher gekoppelt mit der Hitzebelastung der Haut im Bad und mit der emotionalen Erregbarkeit des Patienten. Sie wird von *Bühring* geradezu als Gradmesser von psychischem Streß gewertet, der augenblicklich nachläßt, wenn mit dem Badewasser auch die Hauttemperatur erniedrigt wird. Tatsächlich tritt die Hyperventilation bei den weniger hautbelastenden SHT-Methoden selten merkbar auf.

4.2.6 Parameter für die Streßgröße

Hochentwickelte biochemische Nachweismethoden haben seit einigen Jahren die Möglichkeit eröffnet, die Reaktionsantwort des Organismus auf Streßeinflüsse nicht nur abzuschätzen, sondern durch Meßwerte zu objektivieren. Bisher erfolgten jedoch nur Ansätze, den Streßanteil an den Wirkungen einer SHT und Fiebertherapie durch reproduzierbare Parameter zu belegen. Dies wäre sowohl für die Charakterisierung der verschiedenen Verfahren als auch für die individuelle Beurteilung der Patienten von großem Nutzen. Einige »Streßparameter« seien hier besprochen:

Eosinophile Granulozyten im peripheren Blutbild

Diese einfache Untersuchung war schon vor Jahrzehnten zur Streßbeurteilung angewandt worden. Der Rückgang der Eosinophilen korreliert in der Regel mit der Streßgröße, als verläßliches Maß hat er sich jedoch nicht bewährt.

»Streßhormone«

Größere Bedeutung haben Hormonsubstanzen erlangt, die bei der Streßbelastung vermehrt gebildet und freigesetzt werden und im Blut nachzuweisen sind. Als Streßhormone gelten die Nebennierenmark-Katecholamine Noradrenalin und Adrenalin und das Dopamin, deren biologische Vorstufe, als Indikatoren der vegetativ-nervösen Aktivität, die Hypophysenhormone Prolaktin und Wachstumshormon STH, in Annäherung auch das in den A-Inselzellen des Pankreas gebildete Glukagon.

Das klassische Streßhormon Kortisol spricht indessen nicht rasch auf Wärmebelastung an, es verändert seine Plasmakonzentration in der Regel erst bei einer sehr intensiven Körpertemperaturerhöhung um 3 °C und bleibt dann meist längere Zeit über die thermische Einwirkung hinaus oberhalb des Ausgangswertes. Auch der Plasmaspiegel des Kortikotropins (ACTH) gibt keine verläßliche Aussage über die Streßgröße bei der SHT. Eingehende Vergleichsuntersuchungen bei Sauna, Dampfbad und 38–40 °C warmem Vollbad (Whirlpool mit intensiver Wasserumwälzung) hat *Gehrke* 1989 vorgelegt. Die mitgeteilten Meßwerte sind als Körperreaktion auch auf die erste Erwärmungsphase einer SHT zu übertragen und sprechen für eine geringere Belastung durch das Wasserbad im Vergleich zu trockener und feuchter Heißlufteinwirkung.

Als ein mit hoher Sensibilität streßanzeigendes Hormon wird das Prolaktin hervorgehoben. *Bühring* (1986a) hat bei seinen vergleichenden Untersuchungen verschiedener SHT-Methoden auch den Prolaktinspiegel im Serum gemessen und bei der IRHT vergleichsweise niedrige Werte gefunden, die für eine relativ geringe Streßbelastung dieser Methode sprechen. Insgesamt könnte die Synopse mehrerer Streßparameter in Zukunft klarere Hinweise vermitteln, wie die Belastungsgröße bei den verschiedenen Formen der SHT und auch bei der Fiebertherapie herabgesetzt werden kann. Wir glauben, daß sich an diesem Kriterium das weitere Schicksal der SHT-Methoden entscheiden wird. Zunächst stehen jedoch die aufmerksame Beobachtung des Patienten und seine spontanen Äußerungen wie auch seine Antworten auf gezielte Fragen an erster Stelle.

4.2.7 Gezielte Streßminderung

Mit Sicherheit ist es – abgesehen vom Zeitbedarf der Behandlungen – den beschriebenen Streßmanifestationen zuzuschreiben, daß sich sowohl behandelnde Ärzte wie viele Patienten so schwer zu einer therapeutischen SHT oder Fiebertherapie entschließen wollen. Auch leiten sich die Kontraindikationen weniger von den direkten thermischen Wirkungen als von diesen »unspezifischen« Belastungen ab. Echte Gefährdungen durch die Methoden therapeutischer Körpertemperaturerhöhung werden allerdings meist weit überschätzt. Man sollte aber möglichst alle Möglichkeiten einsetzen, den Behandlungsstreß der über 38,5 °C hinausgehenden Hyperthermiestufen zu mindern.

Herabsetzung von durch Hauterhitzung ausgelöstem Streß

Hohe Hauttemperaturen wirken sowohl durch afferente nervale Impulse streßvermehrend als auch durch reflektorische Blutüberfüllung der Körperperipherie kreislaufbelastend. Hinsichtlich der Hauterwärmung schneidet unter den SHT-Verfahren ohne Vorbehalt die extrakorporale Bluterwärmung am besten ab, leider ein immens aufwendiges Verfahren. Die Hochfrequenz-Spulenfeldmethode, bei der die Wärme vorwiegend im Körperinneren freigesetzt wird, erwärmt die Haut nur in einem begrenzten Bereich und relativ gering. Einschränkend ist jedoch zu vermerken, daß in der bekanntesten Apparatur nach Pomp-Siemens gleichzeitig die Kabinenluft auf immerhin 60 °C erwärmt wird.

Eine Sonderstellung nimmt die IRHT insofern ein, als ihre Wärmestrahlung die hitzeempfindliche oberste Hautschicht großenteils »überspringt« und außerdem nur auf den Rumpf direkt einwirkt. Wie die Untersuchungen von v. Brasch u. Mitarb. (1989) ergaben, liegen die Hauttemperaturen auch im direkten Bestrahlungsfeld fast andauernd unterhalb der Kerntemperatur, am peripheren Fußrücken jedoch weit darunter. So bleibt das physiologische Wärmegefälle im Körper erhalten; in der Phase der reinen Thermoisolation findet eine Hauterwärmung von außen ohnehin nicht mehr statt.

Die stärkste Hitzebelastung haftet zweifellos den Verfahren an, bei denen die Wärmeenergie ausschließlich konduktiv über fast die gesamte Körperoberfläche zugeführt wird. Eine Körpertemperaturerhöhung um 2–3 °C wird im Überwärmungsbad nur dann erreicht, wenn die Wassertemperatur und damit die Hauttemperatur wenigstens 1–2 °C über der jeweiligen Kerntemperatur des Körpers gehalten wird. Man kann zwar die Wärmebelastung der Haut durch kurzdauernde Kältereize unterbrechen, ohne aber den Körpertemperaturanstieg wesentlich zu verlangsamen.

Insgesamt kann die Hitzebelastung der Haut am ehesten durch die Wahl der SHT-Methode gemindert werden. Bei der Fiebertherapie tritt sie völlig zurück.

Minderung der zentralen Regelanspannung

Je rascher durch hohe Wärmezufuhr ein Anstieg der Kerntemperatur erzwungen wird, um so höher entwickelt sich der Grad der zentralen Regelabweichung. Ist ein Patient durch Streßreaktionen besonders gefährdet, sollte die Wärmezufuhr nicht zu abrupt erfolgen, sondern in all-

mählicher Steigerung der individuellen Belastungsfähigkeit angepaßt werden. Bei der IRHT streben wir an, die Erwärmung von außen so früh wie möglich einzustellen und durch alleinige Thermoisolation (Wärmestaupackung) abzulösen. Eine andere Überlegung geht dahin, die als relativ fixiert vermutete Normaleinstellung des zentralen Sollwertes »beweglicher« zu machen, damit dieser leichter der von außen aufgezwungenen Körpertemperaturerhöhung nachfolgen kann. Exogene oder auch endogene Pyrogene werden zeitgerecht und in einer so niedrigen Dosierung i. v. injiziert, daß noch keine wesentliche thermische Fieberreaktion ausgelöst, der zentrale Sollwert jedoch instabilisiert und höchstens geringgradig nach oben bewegt wird. Vor Jahrzehnten schon empfahl Zabel eine i. v. Injektion des milden pflanzlichen Pyrogenes Echinacin® etwa eine Stunde vor Beginn des Überwärmungsbades, um dessen Verträglichkeit zu verbessern. Wagner stellte unter gleichen Erwärmungsbedingungen einen rascheren, subjektiv belastungsärmeren Rektaltemperaturanstieg bei der IRHT fest, wenn er die Behandlung mit einer intravenösen Iscador®-Infusion kombinierte (persönliche Mitteilung); Mistelpräparate enthalten pyrogen wirksame Peptide bzw. Lektine. Daß die »Beweglichkeit« der zentralen Sollwerteinstellung den thermoregulatorischen Streß bei einer SHT mindert, wird durch unsere Beobachtung gestützt, daß Patienten, die leicht fiebern, auch die IRHT besser tolerieren und rascher mit der Kerntemperatur ansteigen.

Intensive Muskelarbeit greift ebenfalls an die Stabilität des zentralen Sollwertes. Sie erhöht nicht nur den Wärmeinhalt des Körpers schon vor Beginn der SHT durch die freiwerdende metabolische Wärme, sehr wahrscheinlich wirkt sie durch Freisetzung körpereigener endogener Pyrogene auch unmittelbar auf das Temperaturzentrum ein (Kluger 1979). Das von Fischer angeregte Bewegungstraining auf dem Fahrradergometer vor einer IRHT gestaltet den Temperaturanstieg schneller und subjektiv verträglicher (persönliche Mitteilung). In Publikationen der dreißiger Jahre wurde selbst bei Rheumatikern ein möglichst lebhafter Spaziergang vor dem Überwärmungsbad empfohlen. Auch eine passive Vorwärmung mit den vertrauten einfachen Mitteln kann die Temperaturschale des Körpers schon vor der Behandlung mit Wärme anfüllen. Hierzu eignet sich ein Voll- oder Brausebad, wie es vor einer Sauna selbstverständlich ist. Die gründliche Reinigung der Hautporen macht zudem das Erleben des späteren Schwitzens wesentlich angenehmer. Von allen Kennern der SHT wurde ohnehin als strikte Regel hervorgehoben, daß vor einer intensiven Wärmezufuhr stets die Arme und Beine gut erwärmt sein müssen, da andernfalls vasoreflektorisch ausgelöste Gefäßspasmen im Gehirn auftreten können. Bei stationärem Aufenthalt kann der Patient die »Bettwärme« mitbringen. Bei der ambulanten IRHT haben wir die im Winter ausgekühlten Patienten einige Zeit unter kleiner Bestrahlungsdosis vorgewärmt, dann erst begannen wir mit der intensiven Erwärmung.

Bei der pyrogeninduzierten Fiebertherapie kann man die Regelabweichung in der Anstiegsphase durch eine intensive Wärmezufuhr von außen herabsetzen. Als am wirksamsten hob *Lampert* das heiße Vollbad hervor. Er beschreibt, wie bei einer Patientin der nach der Pyrifer-Injektion stürmisch einsetzende thermoregulatorische Streß mit Schüttelfrost und heftigster psychischer Bedrängnis schlagartig nachließ, als im heißen Bad so viel Wärme zugeführt werden konnte, daß ein »erleichternder Schweißausbruch« eintrat. Dieser signalisierte thermoregulatorisch das Ende der zentralen Regelabweichung, die Erhöhung der Isttemperatur über den Fieber-Sollwert durch passive Erwärmung. Wärmezufuhr von außen wird in der Anfangsphase der pyrogeninduzierten Fieberreaktion stets den thermoregulatorischen Streß vermindern.

Streßminderung durch sedierende Pharmaka

Der Schüttelfrost als heftigste thermoregulatorische Kältereaktion bei Infektfie-

ber und auch bei der pyrogeninduzierten Fiebertherapie kann durch eine intravenöse Dolantin®-Injektion fast augenblicklich abgebrochen werden. Der Anstieg der Körpertemperatur scheint dadurch nicht wesentlich verringert oder verlangsamt zu werden. Die Injektion dämpft also allein die Heftigkeit der Regelabläufe. So liegt es nahe, auch bei der SHT den belastenden Regelstreß mit einem Morphinpräparat zu dämpfen. *Raab*, der sich auf Universitätsebene sehr eingehend mit der Hochfrequenz-SHT befaßt hat, empfiehlt in seiner Monographie 1939 die Kombination von Morphin 0,01 und Scopolamin 0,005, wenn »bei Patienten mit vegetativen Neurosen« unerträgliche Belastungssensationen auftraten: »Gibt man solchen Patienten gleich zu Beginn eine derartige Injektion, so erleben sie die Hyperthermie fast nur wie eine Nebenerscheinung, die Herzaktion verläuft ruhiger, die Unruhegefühle treten nicht auf, und es läßt sich mühelos eine Temperatur von 40–40,5 °C für mehrere Stunden durchhalten«. Eine solche Beschreibung klingt verlockend. *Raab* hat diese zentrale Sedierung bei den von ihm durchgeführten Hyperthermiestufen gleichwohl nicht generell angewandt. Auch bei anderen Überwärmungsformen ist uns eine ähnliche Empfehlung nicht bekannt geworden.

Phenothiazine, die zur Ausschaltung thermoregulatorischer Reaktionen bei künstlicher Unterkühlung angewandt wurden, fanden unseres Wissens bei der SHT bisher keine Verwendung. Barbiturate haben sich nach vielfachen Mitteilungen nicht bei der SHT bewährt. Die beruhigende Wirkung von Diazepam-Derivaten scheint nur relativ kurze Zeit anzuhalten; sie werden aber bei der Extrem-SHT im Rahmen der Onkohyperthermie, meist in Kombination mit Thiopental® und Lidocain®, angewandt, um die Risiken einer Allgemeinnarkose zu umgehen und den Patienten bei noch ansprechbarem Bewußtsein zu halten.

Eine leichte zentrale Sedierung ist auch von löslichen Magnesiumverbindungen zu erwarten, die in einer intravenösen Dauertropfinfusion gut dosiert werden können. Nach Trinken enteral resorbierbarer Magnesiumpräparate gaben IRHT-Patienten bei hohen Temperaturstufen eine spürbare allgemeine Beruhigung an. Insgesamt ist die Anwendung zentral sedierender Pharmaka problematisch, aber nachprüfenswert.

Streßminderung durch Dämpfung des Sympathikotonus

Immer wieder wurden Betarezeptorenblocker zur besseren Verträglichkeit der hohen SHT-Stufen erprobt, um die Wirkung der bei einer Streßreaktion vermehrt ausgeschütteten adrenergen Substanzen abzuschwächen. *Bühring* (1984) prüfte den Effekt des Betablockers Bunitrolol, das in einer Dosis von 10 mg 100 Minuten vor Beginn des Überwärmungsbades von den Probanden eingenommen wurde. Danach war nicht nur die Hyperventilation signifikant geringer ausgeprägt, auch wurde die Behandlung insgesamt als subjektiv viel weniger belastend angegeben. Uns erscheint diese Form der Streßminderung besonders einleuchtend, wir verfügen über keine eigenen Erfahrungen. Beim Asthma bronchiale muß vor einer Gabe von Betarezeptorenblokkern jedoch streng gewarnt werden.

Emotionale Beruhigung und Ablenkung

Alle heftigen Streßformen führen zu emotionalen Mißempfindungen. Die bisher beschriebenen Maßnahmen zur Streßminderung entlasten auch die Psyche des Patienten. Immer wieder hat sich uns bestätigt, daß der Patient Streßempfindungen bei Körpertemperaturen über 38,5 °C unter einfühlsamer, aber doch fester psychagogischer Führung sehr viel leichter erträgt. Zusätzlich spielt die Ablenkung eine wichtige Rolle. Beruhigende »Hintergrundmusik« verkürzt die Zeit. Bei der IRHT, die eine freie Beweglichkeit der Arme in trockenem Milieu erlaubt, kann man sich auch durch Lesen oder Rätsellösen intensiv ablenken. In der Behandlungsphase psychomotorischer Unruhe bei hohen Temperaturen muß jedoch der bewußte, durch Motiva-

tion gestützte Wille zum Durchhalten mitwirken. Dabei sollte der Patient immer wieder eine aufmunternde Zuwendung spüren können.

> Bei einer SHT-Einzelbehandlung bis auf Kerntemperaturen um 40 °C sind die direkten thermospezifischen Wärmewirkungen allgemein fast ausschließlich als physiologisch nützlich zu werten. Belastend wirken mit ansteigenden Körpertemperaturen allein die eigentlich thermounspezifischen Begleiteffekte der Körpertemperaturerhöhung: die Anpassungserfordernisse des Blutkreislaufes und verschiedene andere Streßfaktoren.
>
> Ob die SHT und die pyrogeninduzierte Fiebertherapie in Zukunft wieder einen festen Platz in der offiziellen Medizin einnehmen werden, hängt sicher auch davon ab, wieweit der Behandlungsstreß durch gezielte Maßnahmen verkleinert werden kann und wieweit die grundsätzliche Bereitschaft beim Patienten und Überwachungspersonal reicht, individuelle Beschwerlichkeiten auf sich zu nehmen. Jedenfalls sollten alle methodischen Vorkehrungen, die Streßbelastung abzubauen, überprüft und ausgeschöpft werden, um positive therapeutische Wirkungen möglichst uneingeschränkt zur Geltung zu bringen.

4.3 Chronobiologische Wirkungsaspekte bei SHT und pyrogeninduzierter Fieberreaktion

In mehrfacher Weise begegnen wir bei der therapeutischen Körpertemperaturerhöhung dem Zeitfaktor:

● Die Zeitdauer der Wärmeexposition ist eine wichtige Größe bei der Bestimmung der Wirkungsdosis einer Einzelbehandlung.

● Wie bei anderen Therapieverfahren bedürfen die SHT und Fiebertherapie einer wiederholten Applikation als Serienbehandlung. Die Zeitdauer der behandlungsfreien Intervalle ist zu bedenken.

● Die Zeiteinheit, in der die Körpertemperatur während der Behandlung erhöht wird, ist unvergleichbar kurz gegenüber der biologischen Phase der wieder auf normalem Niveau regulierten Körpertemperatur. Diese ist aber der große Zeitraum, in dem sich ein therapeutischer Effekt aufbauen und stabilisieren soll und in dem sich die Folgewirkungen der SHT und der pyrogeninduzierten Fieberreaktion strukturieren müssen. Die hohe Intensität des therapeutischen Reizes setzt ganz offensichtlich chronobiologische Abläufe in Gang, die sich aus der systemischen Beantwortung einmaliger und serieller Reize durch den Organismus ableiten.

4.3.1 Der Zeitfaktor in der Temperatur-Wirkungsdosis

Rechnerische Bestimmungen der Wirkungsdosis als Produkt aus Temperatur mal Zeit sind in der experimentellen Forschung unverzichtbar. In der therapeutischen Praxis der SHT und pyrogeninduzierten Fieberreaktion wurde der Temperatur-Zeitfaktor wenig erwähnt. Wir haben bei der IRHT jahrelang Rektaltemperaturkurven integral auf die verabreichten Wärmedosen über 38, 39, 40 und 41 °C bestimmt. Eine Relation dieser Dosiswerte zu den sicheren oder vermuteten Behandlungswirkungen konnte bei dem relativ kleinen Erfahrungsgut nicht festgestellt werden. Im Schrifttum fehlen verbindlich begründbare Empfehlungen für eine optimale Dauer der Temperaturerhöhung auf definierten Celsiusgraden.

Die pyrogeninduzierte Fieberreaktion läuft weitgehend unbeeinflußbar ab und begrenzt sich zeitlich von selbst; eine Temperaturerhöhung über 38 °C dauert im Mittel 2–4 Stunden. Die mit physikalischen Mitteln erzeugte SHT ist im Prinzip unbegrenzte Zeit steuerbar. In den ersten Jahren der methodisch-konstruktiven Ausarbeitung der IRHT haben wir, von verfrühten Hoffnungen geleitet, bei

einem Patienten im fortgeschrittenen Stadium einer Krebserkrankung Temperaturen über 39 °C 19 Stunden lang aufrechterhalten. Zur Sedierung applizierten wir Morphinderivate. Schädigungszeichen durch die vielstündige SHT oder die zentralen Sedativa waren bei dem Patienten nicht zu erkennen. Der Krankheitsverlauf war aber nicht aufzuhalten, der Tod trat 2 Wochen nach der einmaligen Langzeit-SHT ein.

In der ersten Hälfte dieses Jahrhunderts wurde allgemein der SHT eine therapeutische Wirkung nur dann zugesprochen, wenn Körpertemperaturen über 40 °C mindestens 6 Stunden lang aufrechterhalten wurden (Übersicht bei *Raab* 1939). Als Begründung stand wohl vor Augen, die Körpertemperatur dem Verlauf eines akuten Infektionsfiebers, insbesondere dem Fieberverlauf der Malaria, anzunähern oder doch einen möglichst hohen Temperatur-Zeitfaktor als Wärmedosis zu erreichen.

Lampert (1948), der missionarische Verfechter des Überwärmungsbades, schloß sich dieser Konzeption nicht an. Er strebte danach, möglichst rasch den erwünschten Körpertemperaturgrad zu erzielen. War dieser Wert erreicht, wurde das Bad beendet und der Patient zum »Nachschwitzen« und langsamen Abkühlen in eine Leinen- und Wolldeckenpackung gehüllt. *Maria Schlenz* dehnte die Vollbäder auf mehrere Stunden aus.

Heute versucht man in der Onkohyperthermie, in vitro gewonnene experimentelle Erkenntnisse auf im Körper angesiedelte Tumorzellen zu übertragen. In der Extrem-SHT wird oft eine Expositionszeit von 6 und mehr Stunden gefordert, dies aber fast immer in Allgemeinnarkose bei Kerntemperaturen von 41,8–42,2 °C. Insgesamt kennen wir bei der Ganzkörperhyperthermie bis jetzt kein für eine bestimmte Therapiewirkung verbindliches Temperatur-Zeitprodukt.

Wenn es interkurrente hochfieberhafte Infektionskrankheiten waren, die nach alten Berichten unerwartete Besserungen und Heilungen unbeeinflußbarer chronischer Krankheitszustände bewirkten, so ist jedenfalls ein geradliniger Vergleich mit den heute durchführbaren Formen therapeutischer Körpertemperaturerhöhung schon vom Standpunkt der Temperaturdosis aus nicht zu ziehen. Interessant ist in diesem Zusammenhang aber die Aussage von *Wagner von Jauregg*, daß Heilungen bei spätluetischen Zuständen nicht eindeutig von der Temperaturhöhe während der Malariaanfälle abhingen. Auch diese alte Beobachtung eines in der Fiebertherapie hocherfahrenen Wissenschaftlers spricht dafür, daß andere Faktoren als die eigentliche durch das Produkt aus Temperatur mal Zeit definierte Wärmedosis vorrangig wirksam werden. Dabei sprach er damals schon die Anregung körpereigener Abwehrfunktionen und Selbstheilungspotenzen an, die durch das Malariafieber angestoßen oder freigesetzt werden.

Bei der Frage, wie lange eine bestimmte Körpertemperaturhöhe optimalerweise aufrechterhalten werden sollte, bewegen wir uns heute immer noch auf spekulativen Geleisen. Sicher sollten die direkten Wärmeeffekte auf krankhaft veränderte Zellen und Gewebe oder auf fehlgeleitete Körperfunktionen zeitlich nicht zu kurz bemessen sein. Die jeweilige Expositionsdauer muß andererseits in einem vertretbaren Verhältnis zur Größe der Belastung stehen. In der Regel halten wir bei der IRHT die Körpertemperaturerhöhung durch Infrarotbestrahlung und Wärmestauphase insgesamt 2 Stunden aufrecht. Für hohe Hyperthermiestufen werden 4–5 Stunden angesetzt.

Von Interesse ist, daß nur ganz vereinzelt bei frischen Infektionen eine einmalige SHT-Applikation mit hohem Temperatur-Zeitprodukt für einen therapeutischen Erfolg genügte. So wurde in den dreißiger Jahren hinreichend glaubhaft berichtet, daß eine frische Gonorrhö durch eine einzige SHT von 40 °C/60 Minuten im Kettering-Hypertherm geheilt wurde.

Bei allen anderen Indikationen wurde die Temperaturwirkungsdosis fraktioniert und auf unterschiedlich lange Applikationsserien verteilt. Dieses Prinzip ist bei der ionisierenden Strahlung und vielen anderen therapeutischen Verfahren geläufig. Dabei wird aber bei der SHT wie bei der Fiebertherapie die Frage nach angemessenen behandlungsfreien Intervallen und nach der Gesamtbehandlungsdauer einer Applikationsserie aktuell. Rhythmische Zeitgliederungen einer Reizbeantwortung des Gesamtorganismus spielen sicherlich mit und sollen im folgenden zur Sprache kommen.

4.3.2 Systemische Beantwortung einmaliger und wiederholter Therapiereize

Meist wird zuwenig bedacht, daß Zeit im Grunde nur durch rhythmische Abläufe und Schwingungen erfahrbar und objektiv meßbar ist. Auch die biologischen Körperfunktionen unterliegen weithin einer rhythmischen, phasisch-periodischen Zeitstruktur. Nach *Hildebrandt* (1986) ist »Gesundheit an eine intakte rhythmische Ordnung der Lebensfunktionen gebunden, charakterisiert durch eine harmonisch abgestimmte Frequenz und Phasenordnung, die sich durch Störungen von außen nicht oder nur kurzzeitig destabilisieren läßt«. Vieles spricht aber dafür, daß auch krankhaften Funktionsabläufen und besonders typischen Krankheitsbildern eine – allerdings pathologisch abgewandelte – »Verhaltensstruktur« innewohnt, die gegen eine Beeinflussung durch kurzzeitige therapeutische Reize beharrlich verteidigt und erst durch kontinuierliche oder periodisch verabfolgte Maßnahmen in Bewegung gebracht wird. Die Körperkerntemperatur ist eine der Funktionen, die der Tagesperiodik folgt. Sie schwankt normalerweise zwischen 36,5 °C am frühen Morgen und 37,3 °C am späten Nachmittag, wohl vornehmlich gesteuert durch die Einstellung des zentralen Sollwertes. *Abb. 17* orientiert über die Periodendauer verschiedener Funktionen beim Menschen, darunter auch solcher Funktionen, die ihrerseits zusätzlich von einer Körpertemperaturerhöhung beeinflußt werden.

Wie antwortet nun das gesamte rhythmische Funktionssystem des Organismus

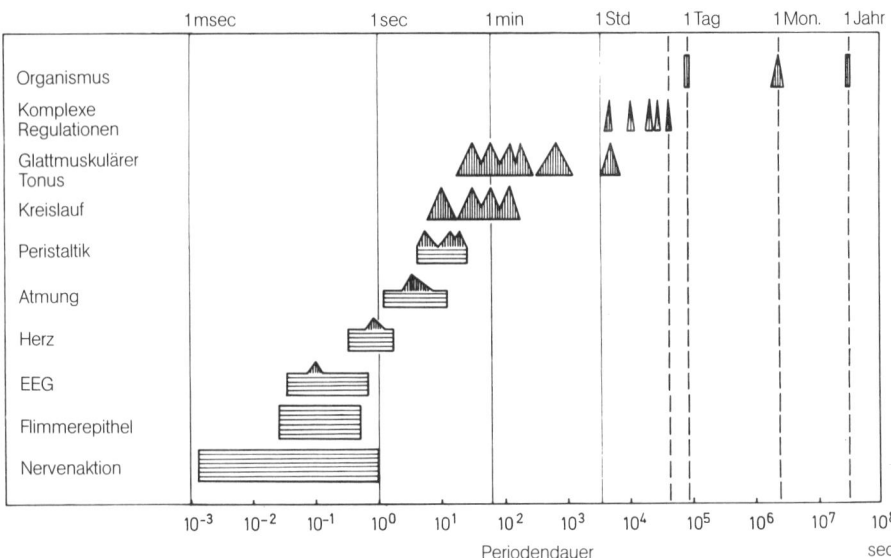

Abb. 19   Periodendauer biorhythmischer Funktionen beim Menschen, die von der SHT und Fiebertherapie durch die Einzelbehandlung und serielle Anwendung beeinflußt werden (aus *Hildebrandt* 1986).

auf Einzelreize und auf deren Wiederholung, in unserem Rahmen auf die Reizwirkungen einer SHT-Behandlung oder pyrogeninduzierten Fieberreaktion?

Abklingen einer Reizwirkung in gedämpfter Schwingung

Einzelne Reizwirkungen, gleich welcher Art, lösen in der Regel periodisch-phasische Reaktionen von der Dauer nur weniger Stunden aus. Sie überlagern die Tagesrhythmik und die bestehende rhythmische Ausgangslage. Dabei werden nach beiden Schwingungsrichtungen kurzfristige periodische »Auslenkungen« angestoßen, die sich in einer auffallenden Besserung, aber auch Verschlimmerung der klinischen Symptomatik äußern können. Diese Systemantwort auf einen Einzelreiz pflegt in Art einer »gedämpften Schwingung« auszuklingen.

Während langdauernde, Tage und Wochen einwirkende gleichförmige Reize, z. B. ein Infektfieber, nachhaltig in das funktionell-rhythmische Gesamtgefüge eingreifen, werden die wenigen Stunden einer SHT oder pyrogeninduzierten Fieberreaktion nur als kurzer Reizanstoß gewertet, nach dessen Ausklingen der gesunde oder auch kranke Organismus wieder »zur Tagesordnung übergeht«. Ausgelöste Symptomverschlimmerungen bilden sich meist spontan wieder zurück, auch Besserungen sind zunächst nur vorübergehend. Selbstverständlich gibt es Abweichungen von diesem Regelfall. Ein dauerhafter Einfluß ist aber kaum von einem einmaligen Behandlungsreiz zu erwarten, so eindrucksvoll die Sofortwirkungen der therapeutischen Körpertemperaturerhöhung zunächst erscheinen mögen.

Solche Sofortwirkungen (Immediat-Effekte) können sein:

● Linderung von Schmerzen,
● Besserung der Gelenkbeweglichkeit,
● psychische Spannungsverminderung,
● angenehmes Empfinden allgemeiner Körperdurchwärmung.

Das Wiederkehren von Schmerzen und Gelenksteife in vielleicht verstärktem Grade einige Stunden nach der Behandlung wirkt auf den behandelten Patienten oft enttäuschend, wenn er nicht ausdrücklich darauf vorbereitet wurde.

Wirken gleichartige Reize hinreichender Stärke in regelmäßiger Wiederholung ein, so bildet sich – nach heutigen chronobiologischen Vorstellungen – eine veränderte Reaktionsform aus. Die von den Einzelreizen ausgehenden gedämpften Schwingungen werden nun überlagert und modifiziert von Perioden längerer Phasendauer. Diese zeigen ihrerseits auch längerfristige Auslenkungen, durch die heute das Phänomen der »Kurkrise« gedeutet wird. Die periodischen Abläufe sind jedenfalls bei der seriellen Einwirkung therapeutischer Reize sehr viel komplexer und weniger transparent als bei Einzelreizen.

Für die Wirkung repetitiver SHT-Behandlungen und pyrogeninduzierter Fieberreaktionen glauben wir zwei verschiedenphasige Reaktionsprozesse unterscheiden zu können, in welche sowohl überlieferte Berichte wie eigene Beobachtungen am ehesten einzuordnen sind:

● die »funktionale Habituation« im Sinne eines sich allmählich aufbauenden Trainingseffektes und
● langzeitige adaptive Funktionsumstellungen.

4.3.3 Funktionale Habituation als Einübungseffekt

Die begrifflichen Vorstellungen über Habituation sind noch nicht eindeutig definiert. So gehen wir hier vom eigentlichen Wortsinn, der »Eingewöhnung«, aus. Als geläufiges Beispiel hierfür sehen wir das methodische Muskeltraining. Funktionale Habituation bewirkt bei Einhaltung nicht zu langer Intervalle einesteils, daß der einzelne, zeitlich begrenzte Trainingsreiz eine stetig sich steigernde Muskelfunktion bis zu einer oberen Leistungsgrenze aufbaut; andererseits nimmt die gegensinnige Nachwirkung des Trainings, die negative Auslenkung in Form des schmerzhaften Muskelkaters, laufend ab.

Eine wichtige Unterscheidung ist jedoch hervorzuheben: Sportliches Training trachtet nach einer stetigen Leistungssteigerung in *gesundem* Gewebe, sie zielt auf ein »übernormales« Leistungsmaximum ab. Die funktionale Habituation strebt dagegen auf die Normalisierung *krankhaft veränderter* Funktionen hin. Bei der seriellen SHT führt die therapeutische Reizwiederholung einen Trainingseffekt in dem Sinne herbei, daß die positiven Wirkungen einer Einzelbehandlung jeweils nicht völlig ausschwingen, sondern bei geeignetem Behandlungsintervall gegen das Beharrungsvermögen chronisch-krankhafter Veränderungen allmählich und dauerhaft eingeübt werden.

Wir haben andererseits ausführlich dargelegt, daß die »thermospezifischen« Effekte einer SHT stets mit belastenden Streßreizen verbunden sind, die bei Repetition ein anderes Reaktionsmuster als die rein thermischen Reize auslösen. Das Abklingen von Streßwirkungen erfordert um so mehr Zeit, je eingreifender der bei der Behandlung erlittene Einzelstreß den Organismus traf. Erneute Streßanstöße in die noch nicht wieder annähernd erreichte Ausgangssituation hinein können den Gesamtstreß bis zum Erschöpfungsstadium verstärken.

Hier stehen zwei chronobiologische Faktoren miteinander im Widerstreit: Die funktionale Habituation als Trainingseffekt trachtet möglichst nach täglichen Anreizen. Zur Erholung nach einem eingreifenden Behandlungsstreß bedarf es aber vielleicht mehrerer Tage. Schwierig ist es, diese beiden Faktoren zu objektivieren. So müssen zunächst die aufmerksame ärztliche Beobachtung und die subjektiven Angaben des Behandelten Anhaltspunkte über den Stand der Streßerholung geben. Starre Richtlinien sind hier sicher fehl am Platze, will man nicht die positiven Behandlungsreaktionen durch stetig sich potenzierende Streßfolgen überschatten.

Die Frage der angemessenen Zeitintervalle zwischen den Behandlungen ist auch heute noch hochaktuell. Tägliche

Applikationen sind allenfalls vertretbar, um bei bestehenden Infektionen durch kurzdauernde Überwärmungsbäder einen Schweißausbruch bei Fiebernden auszulösen, wie eindrucksvolle Beobachtungen von *Lampert* in Feldlazaretten beim Fleckfieber bezeugen.

Nach unseren Erfahrungen mit der ambulanten IRHT empfanden die Patienten tägliche Behandlungen subjektiv ausnahmslos als zu anstrengend und ermüdend bis hin zum Auftreten nervöser Ruhelosigkeit. Jedenfalls gebieten Kerntemperaturerhöhungen über 38 °C, bei chronischen Erkrankungen angewandt, als Erholungsphase wenigstens einen eingeschalteten behandlungsfreien Tag mit zwei Nächten. Von unschätzbarem Wert wäre auch hier die Möglichkeit, nach jeder SHT und pyrogeninduzierten Fieberreaktion die Größe des Reststresses bis zu seinem weitgehenden Abklingen zu objektivieren, am ehesten durch reproduzierbare Bestimmung von Streßhormonen. Ohne bis jetzt auf eine belegbare Begründung verweisen zu können, halten wir 2–3 Behandlungen pro Woche für unbedenklich. Die für eine kassenärztliche Verordnung übliche Anzahl von 6 physikalisch-therapeutischen Anwendungen beansprucht in der Regel 2–3 Wochen, während der höchstens leichtere Arbeit in Beruf und Haushalt erlaubt werden sollte. In bestimmten Fällen sind sicher auch 10–20 Behandlungen erforderlich, die dann über Zeiträume bis zu 10–15 Wochen zu verteilen sind. Bei bland progredienten chronischen Prozessen und bei Infektanfälligkeit liegt es nahe, ähnlich wie beim regelmäßigen Saunabesuch, über Monate hinweg einmal wöchentlich eine Behandlung einzuplanen.

Für die Pyrogenapplikation ist die Dauer der Reizerholungsphase vielleicht eindeutiger zu bestimmen: *Hoff* wies schon 1957 darauf hin, daß bei Intervallen von einer Woche gleich starke Fieberreaktionen durch gleich große Dosen des damals gebräuchlichen exogenen Pyrogenes Pyrifer auszulösen seien; bei kürzeren Intervallen seien dagegen steigende Pyriferdosen erforderlich, die Ausgangslage sei noch nicht wieder erreicht. *Hoff* empfahl

deshalb nicht mehr als eine Fieberbehandlung pro Woche.

Ähnlich wie für die Intervalldauer fehlen auch begründete Richtlinien für die Frage, wieviele Einzelapplikationen eine Behandlungsserie bei einem vorgegebenen Krankheitsbild und -stadium umfassen sollte. Die Besserung der subjektiven Befindlichkeit und objektiver Befunde oder auch merkliche Anzeichen einer Erschöpfung mögen die Entscheidung beeinflussen, die Serie der Behandlungen abzuschließen. Andererseits besteht Übereinstimmung, daß sich der endgültige Erfolg nicht allein im Verlauf der Behandlungsserie ermessen läßt, sondern sich oft erst einige Wochen danach einstellt und stabilisiert. Ganz offensichtlich werden durch die serielle SHT und pyrogeninduzierte Fiebertherapie auch langfristige adaptive Reaktionsumstellungen im Organismus angestoßen.

4.3.4 Langfristige adaptive Reaktionsumstellungen

Nur mehrfach oder vielfach einwirkende Reize sind in der Lage, langfristige Anpassungsvorgänge als Sekundärreaktionen in Gang zu setzen. Auch der Prozeß der Adaptation schreitet nicht gleichförmig linear fort, er ist charakteristischen Schwankungen mit Verzögerungen und Rückschlägen unterworfen. Nach *Hildebrandt* (1986) spielen sich die vegetativen Gesamtumschaltungen, »die auch die zeitliche Gliederung von Abwehr- und Selbstheilungsprozessen bestimmen«, vorherrschend in einer Periodik von 6–10 Tagen ab. Für diese adaptiven Langzeitprozesse sind im Grundsatz sowohl Art wie Soforteffekt eines Reizes weniger ausschlaggebend als der genügend häufig wiederholte und genügend heftige Anstoß der gesamten Regulationssysteme, den die spezielle Reizart auszuüben vermag. Einer derart universalen Einwirkung wie der Temperaturerhöhung im Gesamtkörper und der damit verbundenen Anspannung zentraler Regelmechanismen ist zweifellos eine intensive Reizqualität eigen. Klinische Erfahrungen mit der SHT und pyrogeninduzierten Fiebertherapie lassen vermuten, daß dauerhafte Heilwirkungen einer Behandlungsserie sich mitunter erst nach 2–3 Monaten stabilisieren. Solche Beobachtungen sind in der Kurmedizin seit langem geläufig, was sich in dem scherzhaften Satz ausdrückt: Die Früchte der Sommerkur hängen am Weihnachtsbaum.

Diese Spätwirkungen sind in der Tat schwierig zu definieren. Sie beinhalten das stabile Fernbleiben oder doch eine anhaltende Besserung der subjektiven Beschwerden. Der objektive Nachweis solcher Vorgänge ist bis heute ein nur teilweise gelöstes Problem. *Ferdinand Hoff*, gewiß ein anerkannter Kliniker, hat jahrzehntelang die »vegetative Gesamtumschaltung«, ausgelöst durch Pyrogenfieber und andere Therapiereize, wissenschaftlich erforscht.

Neue Stimmen aus dem Fachbereich der physikalischen Medizin und Chronobiologie weisen zunehmend auf die Langzeitwirkungen therapeutischer Reizserien hin, die die »selbstordnenden Potenzen« im Organismus in Art einer sich nur langsam anbahnenden und von vorübergehenden negativen Auslenkungen unterbrochenen Neubelebung aktivieren. Bestenfalls resultiert eine anhaltende Renormalisierung der Reaktionsfähigkeit des Körpers gegen Störungen, das kardinale Kennzeichen individuellen Gesundseins.

Im Blick auf die angestrebte langfristige Reaktionsumstellung bleiben in der therapeutischen Praxis der SHT und Fiebertherapie zunächst noch viele Fragen offen. So ist durchaus unbeantwortet, wieviele Einzelbehandlungen eine Applikationsserie mindestens umfassen sollte, damit adaptive Prozesse optimal angestoßen werden. Ist, unabhängig von dieser Anzahl, auf jeden Fall eine definierte Gesamtbehandlungszeit einzuhalten? Wie soll man negativen »Auslenkungen« begegnen, durch Verlängerung der Intervalle zwischen den Behandlungen, durch medikamentöse Interaktion? Einer Antwort auf diese ungelösten Fragen näherzukommen, betrachten wir als vordringlichen und lohnenden Gegenstand künftiger Forschung.

Die systemische Ganzkörperhyperthermie (SHT) und die pyrogeninduzierte Fiebertherapie gehören zu den eingreifendsten, an allen Geweben und Funktionssystemen des Körpers ansetzenden therapeutischen Reizen. Im zeitlichen Ablauf gesehen, treten nach den Einzelapplikationen zunächst kurzdauernde Sofort- und Nachwirkungen auf, die »in gedämpfter Schwingung« ausklingen und negative Auslenkungen einschließen können. Bei serieller Abfolge werden positive Überwärmungswirkungen in Richtung auf eine Renormalisierung wesentlicher Körperfunktionen als Trainingseffekt eingeübt (funktionale Habituation). Ferner werden langfristige adaptive Reaktionsumstellungen im Organismus eingeleitet, die die allgemeine Reagibilität auf von außen kommende Störfaktoren verbessern. Die Streßbelastung durch die Einzelbehandlung wie auch durch die zeitliche Gestaltung einer Behandlungsserie muß bedacht werden. Viele Wirkungszusammenhänge sind noch nicht aufgeklärt.

4.4 Komplexe Wirkungsfaktoren auf gesunde und kranke Funktionssysteme und Organe

Wie die bisherigen Abschnitte deutlich machen, vernetzen sich die bei der Durchführung einer SHT oder Fiebertherapie ausgelösten Wirkungen fast unüberschaubar. Die direkten thermischen Effekte sind kaum von den prinzipiell thermounspezifischen Einflüssen auf den Organismus abzugrenzen.

Für die therapeutische Praxis sind außerdem die Nachwirkungen nach wieder erreichter Normaltemperatur sehr viel wichtiger als die Effekte der kurzen Phase einer Körpertemperaturerhöhung. Chronobiologische Aspekte der Behandlungsdauer bei definierten Temperaturgraden, der Einhaltung von behandlungsfreien Intervallen, der Anzahl der Applikationen in einem bestimmten Zeitraum wurden angesprochen. Der Versuch, im folgenden die komplexen Wirkungen einer therapeutischen Körpertemperaturerhöhung auf verschiedene Organe und Funktionsabläufe zu beleuchten, muß fragmentarisch bleiben. Auch müssen viele Details verkürzt dargestellt werden.

Als Ziel steht uns vor Augen, ein Gerüst zu erstellen, in welches weitere Erkenntnisse integriert und in dem auch ungewollte Fehleinschätzungen korrigiert werden können. Aus der sehr sorgfältigen Literaturübersicht von *Schmidt* (1987), die eine wesentliche Basis unserer Darstellung bildet, werden vorwiegend solche Daten berücksichtigt, von denen eine Relevanz für die Therapie abzuleiten ist.

Frühere klinische Berichte entsprechen zwar nicht mehr den heutigen Anforderungen einer therapeutischen Erfolgsbeurteilung. Sie sollen dennoch daraufhin betrachtet werden, wieweit sie mit den Wirkungsmöglichkeiten der SHT und Fiebertherapie glaubhaft vereinbar sind. Besonderes Gewicht haben direkte Behandlungseffekte dann, wenn sie im Prinzip eine funktionsunterstützende oder -normalisierende Tendenz aufweisen und als Serieneffekt nachhaltig auf den Organismus Einfluß nehmen können (funktionale Habituation).

4.4.1 Intermediärstoffwechsel

Der Stoffwechsel wird bei der SHT und beim Fieber zum einen durch rein thermische Einflüsse, zum andern durch zentralnervöse Reaktionen generell erhöht. Diese Steigerung betrifft mit ansteigenden Temperaturen alle Zellen, Gewebe und Organe. Der Ruheumsatz (mittlerer Normwert um 1 800 Cal) erhöht sich pro Grad Körpertemperatur um etwa 10 bis 15 %. Der Verbrauch von energietragenden Substanzen und von Sauerstoff in den Geweben nimmt zu. Der Organismus ist gezwungen, auf Energiespeicher zurückzugreifen. Eine deutlich verstärkte Glykolyse wurde nachgewiesen, der Blut-

zucker steigt während einer SHT fast immer an.

Aus therapeutischer Sicht ist die Frage von besonderer Bedeutung, ob die allgemeine Umsatzsteigerung die biochemischen Stoffwechselprozesse eher bis zu den Endprodukten weiterführt und einer Anhäufung von metabolischen Zwischenprodukten entgegenwirkt, ja diese »Stoffwechselschlacken« aus ihrer Ablagerung in bestimmten Geweben wieder herausbewegt. *Rodbard* (1981), der sich eingehend mit Krankheitssymptomen in ihrer Relation zur allgemeinen und örtlichen Körpertemperatur beschäftigt hat, wies darauf hin, daß Uratablagerungen fast ausschließlich Gewebe in der kühlen peripheren Temperaturschale bevorzugen. Eine verbesserte Löslichkeit von Uraten als Folge erhöhter Schalentemperatur könnte mitgeteilte klinische Besserungen der Gicht erklären.

Die Auswirkungen auf den Intermediärstoffwechsel in vivo haben verhältnismäßig wenig Aufmerksamkeit in der Forschung gefunden. Untersuchungen aus jüngster Zeit, durchgeführt mit der IRHT im Arbeitskreis um *Fischer (Jacob* u. Mitarb. 1989, *Zink* 1989) fanden bei Temperaturerhöhungen auf 38,5 °C stets eine erhöhte Ammoniakkonzentration im Plasma, die sich aber innerhalb von 2 Stunden nach der Behandlung wieder zurückbildete. Bei den Aminosäuren im Plasma fiel eine Erhöhung der Glutaminsäure unter Abfall des Glutamins auf. Wahrscheinlich werden die Skelettmuskulatur, aber auch Darm, Leber und Nieren, besser mit notwendigen Aminosäuren versorgt. So übt eine SHT bis etwa 39 °C eher einen schützenden Einfluß auf den Stoffwechsel der genannten Organe aus, wobei eine respiratorische Alkalose unterstützend mitwirken könne. Nach Ansicht der Autoren nimmt unter Hyperthermiebedingungen die metabolische Energiegewinnung vorübergehend den Vorrang vor den Entgiftungsfunktionen des Organismus ein. Auch wird der SHT ein stickstoffsparender Effekt zugesprochen.

Biochemische Enzymaktivitäten werden durch Temperaturerhöhung in der Regel, wenn auch nicht in linearer Abhängigkeit vom Temperaturgrad, angehoben. Enzymopathien beruhen großenteils auf einem genetisch bedingten Enzymdefekt. Ob die bis 39 °C verstärkte Einweißsynthese ungenügende oder fehlgeleitete molekulare Enzymformungen normalisieren kann, muß dahingestellt bleiben. Bei allen Formen von Enzymopathien müssen die krankheitsspezifischen Metaboliten während und nach SHT-Behandlungen besonders sorgfältig überwacht werden. Bei enzymatischen Fehlsteuerungen durch äußere Einflüsse sind renormalisierende Effekte einer seriellen SHT und Fiebertherapie denkbar und könnten neue Aspekte bei der Behandlung von Suchtkrankheiten eröffnen.

Körpertemperaturerhöhung führt fast immer zu einem Anstieg von Porphyrinen im Blut und Harn. *Lampert* (1948), der stets eine Porphyrinurie nach den Überwärmungsbädern beobachtete, deutete dies durch den stoßweisen Zerfall gealteter Erythrozyten.

4.4.2 Erhöhte Gewebstemperaturen und Pharmakawirkung

Die thermische Beschleunigung chemischer Reaktionen muß sich in mehr oder weniger starkem Ausmaß auf die Wirkung von Arzneisubstanzen übertragen. Bei der speziellen Wirkung von Sulfonamiden betonte schon deren Inaugurator *Domagk* eine stärkere bakteriostatische Wirksamkeit bei gleichzeitig erhöhten Körpertemperaturen. Neuere Forschungen bestätigen, daß Zytostatika unter Temperaturen von 39–41 °C intensiver auf malignes Gewebe wirken; gleichzeitig sank das Nebenwirkungsprofil deutlich. Solange für viele der heute angewandten, oft außerordentlich wirkungsdifferenten und nebenwirkungsbehafteten Pharmaka keine temperaturabhängige Wirkungsreaktion bekannt ist, wird man bei der Durchführung einer seriellen SHT und Fiebertherapie besonders sorgfältig auf relative Überdosierungsmerkmale zu achten haben und den Patienten zu einer aufmerksamen Selbstbeobachtung anhalten.

4.4.3 Blutführendes System und Blutzusammensetzung

Herz

Dem Herzen wird durch die Temperaturerhöhung eine höhere dynamische Leistung abgefordert. Mit der Beschleunigung der Schlagfolge wächst das Minutenvolumen. Prinzipiell erhöhen Körpertemperaturen bis etwa 40 °C die Leistungsfähigkeit des Herzmuskels. Bei 41 °C läßt der isometrische Muskeltonus nach. In der Literatur findet man immer wieder die Empfehlung, bei hohen Überwärmungsgraden und bei der pyrogeninduzierten Fiebertherapie zu Behandlungsbeginn Strophantin oder ein Digitalis-lanata-Präparat zu verabreichen. Wir halten eher eine vorausgehende mehrwöchige Digitalisierung für angezeigt. Eine aktuell bestehende Herzmuskelinsuffizienz mit Stauungssymptomen und der Verdacht auf eine aktive Myokarditis verbieten aber schon niedrige SHT-Stufen. Temperaturbedingte Irregularitäten sind am gesunden Herzmuskel erst ab 41 °C zu erwarten. Im EKG werden bei einer belastenden Behandlung immer wieder Rückbildungsstörungen beschrieben, wobei nach *Ott* (1958) die Frage offenbleibt, ob es sich dabei wirklich um eine echte Ischämie oder nur um vegetative Zeichen der regulativen Sympathikotonie handelt. Ein während der SHT aufgetretener Myokardinfarkt ist uns auch aus der Literatur nicht bekannt geworden. Trotz Verkürzung der Diastole bei beschleunigter Herzaktion erhöht die Steigerung der kardialen Gesamtauswurfleistung das koronare Blutangebot. Eine Spasmenneigung im koronararteriellen Wandtonus wird durch thermische Faktoren herabgesetzt. Daß, als vorübergehende »Auslenkung« im chronobiologischen Sinne, in den einer SHT-Behandlung folgenden Tagen bei renormalisierter Körpertemperatur die Gefahr einer Koronarthrombose ansteigen kann, ist indessen nicht auszuschließen. Bei bekannter koronarer Herzkrankheit ist deshalb eine medikamentöse Vorbeugung im Behandlungsintervall anzuraten.

Arterien

Die in die Mediaschicht eingelagerten, vegetativ innervierten glatten Muskelfasern spielen für die Weite des Gefäßlumens und damit für die Größe des Blutflusses eine wichtige Rolle. Ein anhaltender muskulärer Hypertonus ist einer der Hauptfaktoren für die Entstehung der arteriellen Hypertonie. Der muskuläre Tonus der Arterienwand zeigt bei erhöhter Körpertemperatur eine abfallende Tendenz, verbleibt aber unter dem Einfluß vegetativ-nervöser Impulse des Sympathikus. Die wärmebedingte Tonusabnahme der präkapillären Arteriolen und ihre Bedeutung für die kapilläre Blutflußgröße haben neuerdings *Schumaker* u. Mitarb. (1987) hervorgehoben. In klinischen Berichten wurde oft eine Blutdrucksenkung bei verschiedenen Hypertonieformen als unerwartetes Nebenphänomen beschrieben. Nach Einzelbehandlungen halten diese nicht lange an; bei serieller Applikation wurde jedoch nicht selten eine dauerhafte Senkung erhöhter systolischer und diastolischer Werte beobachtet. Prinzipiell stellt der Bluthochdruck keine Gegenindikation für eine kontrollierte SHT und Fiebertherapie dar.
Anatomisch angelegte, aber normalerweise verschlossene arterielle Kollateraläste öffnen sich bei Erhöhung der Körpertemperatur und steigern den Blutfluß in vermindert durchbluteten Gewebsbezirken. Eröffnet werden aber auch viele unter normalen thermischen Bedingungen verschlossene arteriovenöse Anastomosen, die als Mikroanastomosen sogar direkt den kapillären Bereich überbrücken können. Durch sie fließt bereits präkapillär sauerstoffreiches Blut in den venösen Abschnitt des Kreislaufes zurück. Schon vor Jahrhunderten war Ärzten die hellrote Farbe des venösen Blutes beim Aufenthalt in tropischen Regionen aufgefallen. Man könnte annehmen, daß der vorzeitig ins Körperinnere gelangte Blutsauerstoff

dem kapillären Versorgungsbereich verlustig gehe. Neuere Untersuchungen haben jedoch gezeigt, daß der quantitativ höhere Blutfluß in Verbindung mit der vergrößerten Austauschfläche und verkürzten Diffusionsstrecke die Sauerstoffversorgung des Gewebes nicht nur sichert, sondern steigert (*Schumaker* u. Mitarb. 1987).

Venen

Übereinstimmung besteht in der Ansicht, daß Wärme den ohnehin schwachen Wandtonus der venösen Gefäße weiter erschlaffen läßt. Der Blutfluß kann, besonders in varikös erweiterten peripheren Venen, bis zur Stase verlangsamt werden, was eine Thromboseentstehung begünstigt. Bei der SHT wird man deshalb varizenbefallene Extremitäten möglichst hochlagern und dadurch den Blutrückfluß erleichtern. Der hydrostatische Druck eines Überwärmungsbades mag der Blutüberfüllung in Varizen entgegenwirken. Lokale Kältereize sind zur venösen Wandtonisierung in den Tagen nach der Behandlung zu empfehlen. Als Spätwirkungen der SHT und Fiebertherapie wurden auch auffallende Besserungen des varikösen Syndroms mitgeteilt.

Kapilläre Mikrozirkulation

Die allgemeine Durchblutungsförderung wurde von den Anhängern der Überwärmungstherapie als eine der kardinalen Therapiewirkungen immer wieder hervorgehoben. In der Tat sprechen mehrere Faktoren für eine Steigerung der Durchblutungsgröße in Geweben und Organen unter den Bedingungen einer Ganzkörperhyperthermie: das erhöhte Blutangebot bei stark vermehrtem fließendem Gesamtblutvolumen und eröffneten Kollateralen, die Erweiterung der präkapillären Arteriolen, die intensivierte kapilläre Zirkulation bei erhöhter Durchlässigkeit der Zellmembranen für Nährsubstrate, der gesteigerte Transfer des Sauerstoffs aus dem Hämoglobin ins Blutplasma und von dort in den Extrakapillärraum und in die Zielzelle.

Eine Steigerung der Mikrozirkulation wurde früher auch durch kapillarmikroskopische Untersuchungen wahrscheinlich gemacht. Der namhafte Kliniker *Otfried Müller* beobachtete in den Anfangsjahren dieses Jahrhunderts Neusprossungen von Kapillaren unter Fieberbedingungen. Heute stehen sehr differenzierte Meßmethoden für die Höhe der Mikrozirkulation zur Verfügung, so daß die Wirkung einer SHT-Einzelbehandlung wie auch einer Serienapplikation digital aufgezeichnet und ausgewertet werden kann (Laser-Doppler-Flowmetrie).

Bei starkem Schweißverlust kann eine mehrstündige SHT-Behandlung die Viskosität des Blutes erhöhen und dadurch den kapillären Substrataustausch beeinträchtigen. Zur Verbesserung der Fließeigenschaften des Blutes wird vorsorglich eine ausgleichende enterale oder intravenöse Flüssigkeitszufuhr vor, während und nach der SHT empfohlen.

Obstruktive arterielle Gefäßprozesse

Sie sind in diesem Zusammenhang besonders zu behandeln. Bei fortgeschrittenen obstruktiven Gefäßprozessen spricht die klinische Erfahrung gegen eine äußere Erwärmung minderdurchbluteter Gewebsbereiche. Mitunter bricht gerade durch die wärmebedingte Stoffwechselsteigerung die Blutversorgung vollends zusammen, es kommt zur ischämischen Nekrose und Gangrän. Lokale Erwärmung gilt als Kunstfehler.

Anders liegen die Voraussetzungen jedoch, wenn die Wärme ausschließlich oder doch quantitativ ganz überwiegend mit dem Blutstrom vom Körperzentrum her an die gefährdete Region herangeführt wird. Denn nun werden zunächst die Blutzufuhr und das Substratangebot regional erhöht und dann erst der Gewebsstoffwechsel in langsam zunehmendem Grade thermisch angeregt. Das bedrohliche Mißverhältnis kann abgewendet werden. Viele mitgeteilte klinische Erfahrungen bekräftigen diese Vorstellungen.

Bei drohenden ischämischen Nekrosen in den Extremitäten ist denjenigen SHT-Verfahren der Vorrang einzuräumen, bei denen primär ganz vorwiegend der Körperstamm erwärmt wird und das Körpertemperaturgefälle von innen nach außen erhalten bleibt, wie dies – bei der Fieberreaktion ohnehin – bei der Hochfrequenz-SHT und bei der IRHT gewährleistet ist. Bei der IRHT kann man zusätzlich die gefährdeten Gliedmaßen mittels einer aufgelegten strahlenreflektierenden Folie vor einer direkten äußeren Erwärmung schützen. Bei der peripheren arteriellen Verschlußkrankheit (AVK) findet die SHT- und Fieberbehandlung zunächst in Kombination mit spezifisch wirksamen Pharmaka einen wichtigen Indikationsbereich.

Bei durchblutungsgestörten, krankhaft veränderten inneren Organen ist jedoch eine passagere, thermoregulatorisch bedingte Minderdurchblutung während des Körpertemperaturanstieges zu bedenken. Wie aus den Untersuchungen von *Bühring* (1984) hervorgeht, ist es bei der SHT besonders die direkte Erhitzung der Haut, die die massive Blutverlagerung in die Körperperipherie verstärkt und den Steal-Effekt auslösen kann. Bei der Hochfrequenz-SHT und der IRHT sind Funktionsbeeinträchtigungen an inneren Organen nicht bekannt geworden, keine Erhöhung leberspezifischer Enzyme, keine Störungen der Nierenfunktion. Neuere Untersuchungen mit der IRHT (*Fischer* u. Mitarb. 1986) ließen zerebrale Funktionsverbesserungen, bestimmt durch die Verkürzung der akustischen Reaktionszeit, beobachten. Dennoch ist bei einer erheblichen Vorschädigung innerer Organe stets eine vorsichtig aufbauende Dosierung der Wärmezufuhr bei jeder Form der SHT angezeigt, bei der Fiebertherapie eine möglichst niedrige Dosierung des exogenen oder endogenen Pyrogens. Insgesamt wird man die zahlreichen Berichte über klinische Besserungen bei organischen und spastischen Gefäßprozessen und Durchblutungsstörungen verschiedenster Lokalisation nach serieller SHT und Fiebertherapie nicht in Frage stellen können. Das völlige Verschwinden von Migräneanfällen nach IRHT-Behandlungen aus anderer Indikation, das wir mehrfach beobachten konnten, läßt sich hier einordnen.

Korpuskuläre und flüssige Blutbestandteile

Weiße und rote Blutkörperchen

Die neutrophilen Granulozyten sowie die lymphozytären und anderen monozytären Zellformen werden im Rahmen der Immunfunktionen behandelt. Der Eosinophilenabfall im peripheren Blutbild wurde als Streßfolge schon besprochen.

Der unter erhöhten Temperaturen beschleunigte Zerfall gealterter Erythrozyten ist im Grunde ein physiologischer Vorgang, der nicht als gefährdend anzusehen ist. Ein bedrohlicher Zellzerfall kann jedoch bei krankhaft veränderten Erythrozyten auftreten. Bei der Sichelzellanämie wurde wegen der Gefahr hämolytischer Krisen vor einer Fiebertherapie gewarnt.

Eine erhöhte Sauerstoffaufnahme des Hämoglobins ist im Temperaturbereich bis etwa 40 °C bekannt. Das Bindungsvermögen ist aber geringer, und die Abdissoziation von O_2 in das Blutplasma, wo der Sauerstoff in physikalisch gelöster Form für das Stoffwechselgeschehen im Kapillarbereich wirksam ist, wird gesteigert. Bei der IRHT beobachteten *Zink* u. Mitarb. (1986, 1988) einen wenn auch geringen Anstieg des arteriellen PO_2-Spiegels.

Um eine optimale Sauerstoffversorgung der Gewebe zu gewährleisten, wurde in der O_2-Sauna empfohlen, die Atemluft mit Sauerstoff anzureichern und dadurch den O_2-Partialdruck im Blut zu erhöhen (*von Ardenne* 1987, *Krauss* 1987). Noch ist nicht sicher entschieden, ob hieraus ein wirklicher Vorteil für die aeroben Stoffwechselprozesse in durchblutungsgestörten Gewebsbereichen abgeleitet werden kann. Bei der IRHT ist die Möglichkeit eingeplant, um den Kopf des Patienten einen von der übrigen Kabine abgetrennten Raum zu bilden, in dem der Sauerstoffgehalt der Atemluft ohne störende Gesichtsmaske erhöht werden kann.

Thrombozyten und Blutgerinnung

Die Thrombozyten als Teil des Gerinnungskomplexes reagieren auf erhöhte Temperaturen uneinheitlich. Eine hohe thermoregulatorische Belastung läßt eher eine Thrombozytose erwarten, die als Folge einer streßbedingten Adrenalin- und Serotoninfreisetzung interpretiert wird. Andererseits nimmt die Aggregationsneigung der Thrombozyten bis zu Temperaturen um 40 °C ab.

Die humoralen Faktoren der Blutgerinnung weisen ebenfalls in die Richtung einer verminderten Gerinnungstendenz. Ein Abfall des Fibrinogens im Blutplasma geht einher mit gesteigerter fibrinolytischer Aktivität und mit einer Erniedrigung der Faktoren V und VII, dies offenbar mehr bei der pyrogeninduzierten Fieberreaktion als bei der SHT. *Schmidt* (1987) zitiert einen Bericht von *Zett* aus dem Jahr 1942, der eine Lungenembolie in mehrstündigen Überwärmungsbädern bei einer Körpertemperatur von 38,5 °C »mit Erfolg« behandelt habe.

Nach anderen Berichten waren bei einer Rektaltemperatur über 39,9 °C im Überwärmungsbad bereits gegenteilige Wirkungen festzustellen: ein signifikanter Anstieg von Fibrinogen sowie der Faktoren IX und XII bei gleichzeitigem Absinken des Plasminogens, insgesamt Zeichen einer Zunahme des Gerinnungspotentials. Dieser funktionelle Umschwung entspricht wahrscheinlich dem Überschreiten einer kritischen Temperaturschwelle, wobei allerdings nicht nur der reine Wärmefaktor, sondern stets auch zugleich der anwachsende thermoregulatorische Streß zusammenwirken.

Während der Anfangsversuche mit »Extrem-Hyperthermie« auf Temperaturgrade um 42 °C bei fortgeschrittenen malignen Erkrankungsstadien wurden schwerste Gerinnungsstörungen unter dem Bild einer Verbrauchskoagulopathie mit multipler disseminierter intravasaler Mikrokoagulation beobachtet. In dem Temperaturbereich bis maximal 40,5 °C sind solche Gefährdungen bei einem zuvor intakten Gerinnungssystem nicht bekannt geworden; präexistente Gerinnungsstörungen im Sinne einer Blutungs- oder Thromboseneigung sollten aber vor einer SHT-Stufe über 39,5 °C ausgeschlossen werden.

Säure-Basen-Relation und Elektrolyte

Im Ablauf einer SHT unterliegt der Säure-Basen-Haushalt beträchtlichen Schwankungen. Regelmäßig wird eine gewisse Alkalose beobachtet, vorwiegend bedingt durch intensivierte Abatmung von CO_2; die Alkalose ist bei wärmehechelnden Tieren besonders ausgeprägt. Wie *Schmidt* (1987) mit Recht betont, »gibt die alleinige pH-Bestimmung über die tatsächliche Stoffwechsellage nur ungenügend Auskunft, da sie lediglich den augenblicklichen Zustand widerspiegelt und das Resultat zum Teil entgegengesetzter Regulationsvorgänge ist«.
Durch das vermehrte Anfallen saurer Stoffwechselprodukte bei thermisch und thermoregulatorisch erheblich gesteigertem Metabolismus entsteht auch eine ausgeprägte Tendenz zur Azidose. Wird diese durch die Alkalose abgepuffert, kann ein normaler pH-Wert gemessen werden. Der Laktatspiegel erwies sich bei der IRHT nicht erhöht, er zeigte eher eine abfallende Tendenz (*Fischer* u. Mitarb. 1986). Im ganzen messen wir den pH-Verschiebungen im Blut während einer SHT oder Fieberreaktion keine akute Bedeutung zu, zumal sie sich bei wieder erreichter Normaltemperatur rasch den Ausgangswerten angleichen.
Ähnlich instabil sind die Verhältnisse bei den Blutelektrolyten. Auch hier vernetzen sich viele mögliche Faktoren ineinander, von denen *Schmidt* zahlreiche aufgezählt hat. Die Größe des Hitzestresses als Alarmreaktion des allgemeinen Adaptationssyndromes nach *Selye* (1953) ist stets mitzubedenken. Im Gegensatz zur onkologischen Extrem-Hyperthermie, die ohnehin in Allgemeinnarkose durchgeführt wird und wo eine stetige Kontrolle von Natrium, Kalium, Kalzium und Phosphaten unabdingbar ist und notfalls per infusionem ausgeglichen werden kann, ist ein bedrohliches Elektrolytdefizit bei Körpertemperaturgraden bis 40 °C

höchst unwahrscheinlich; bei IRHT-Stufen über 39,5 °C empfehlen wir stets eine intravenöse Dauertropfinfusion mit physiologischer Kochsalzlösung zum Ausgleich des Na-Verlustes im Schweiß. Zu erwähnen ist, daß bei ansteigenden Körpertemperaturen ein erniedrigter Magnesiumspiegel im Serum mit negativer Magnesiumbilanz gefunden wurde, vermutlich bedingt durch vermehrte Ausscheidung in Harn und Schweiß. Ein Absinken des Eisens und Zinks im Serum, verbunden mit einem Anstieg des Serumkupfers, wurde von der Arbeitsgruppe um *Kluger* (1979) bei Fieberreaktionen beobachtet.

Serumeiweiße

Die Untersuchungen über das Gesamteiweiß und die Eiweißfraktionen im Serum während einer SHT ergeben wiederum kein einheitliches Bild. Außer einer von der Schweißsekretion abhängigen Bluteindickung spielen auch hier mehrere Variablen mit, besonders die jeweilige Höhe der Körpertemperatur und die damit verbundene thermoregulatorische Belastung. Interessant ist die Vorstellung von *Bühring*, daß mit wachsender Membranpermeabilität auch Eiweiße aus den Kapillaren in den extrakapillären Raum austreten, um dann nach 60–90 Minuten über den Lymphstrom in das Blut zurückzukehren.
Ein beobachteter Anstieg der Alpha- und Betaglobuline und ein Abfall der Gammaglobuline kann auch allein streßbedingt sein. C-reaktives Protein wurde nur bei pyrogeninduziertem Fieber gefunden. Insgesamt sprechen mehrere Befunde dafür, daß sich der Eiweißkatabolismus unter erhöhten Körpertemperaturen intensiviert, daß aber die Proteinsynthese bei Temperaturgraden oberhalb 40,5 °C gestört wird.

Blutfette

Bei Cholesterin beobachtete man sowohl einen Anstieg als auch einen Abfall. *Ott* (1958) machte für dieses ambivalente Verhalten die vegetative Ausgangslage verantwortlich. *Selye* beschreibt nach jedem genügend schweren Streß einen Cholesterinabfall. Während einer SHT wurde mitunter ein Anstieg der Neutralfette beobachtet, gedeutet als Folge einer Mobilisierung aus Fettspeichern des Körpers. Insgesamt sind von einer SHT keine eindeutigen Einflüsse auf die verschiedenen Formen einer Hypercholesterinämie oder Hyperlipidämie bekannt.

4.4.4 Peripheres und zentrales Nervensystem

Die Nervenleitungsgeschwindigkeit steigt bei Temperaturerhöhung bis zu einer kritischen Grenze um 41 °C stetig an. Gleichzeitig werden die neuralen Funktionen im gesamten Nervensystem parallel zum Anstieg der Temperatur aktiviert. Immer wieder wurde auch die regenerationsfördernde Wirkung auf nervale Gewebe hervorgehoben. Die Blut-Hirn-Schranke wird durchlässiger. Für den Temperaturbereich bis 40,4 °C sind uns direkte thermische Beeinträchtigungen nervaler Funktionen nicht bekannt geworden. Als Sonderfall sind die passageren und stets reversiblen Ausfälle an demyelinisierten Nerven bei der multiplen Sklerose zu betrachten. Bei heißen Bädern können unvermittelt Sehstörungen und eine Herabsetzung motorischer Funktionen auftreten, die nach der thermischen Belastung wieder völlig abklingen (*Brenneis* 1979). Der thermoregulatorische Streß in seiner jeweiligen Ausprägung und die Kreislaufumstellungen überlagern die positiven Wärmewirkungen auf das Hirngewebe, besonders die hochgradige Stoffwechselsteigerung in der Temperaturanstiegsphase einer Fieberreaktion und die massive Blutverlagerung in die Körperperipherie bei der physikalischen SHT mit möglichem Steal-Effekt auf körperinnere Organe. Man sollte bei zerebralen Prozessen also alle besprochenen Möglichkeiten anwenden, den Streß der Einzelbehandlung so niedrig wie möglich zu halten. Die IRHT, die Hochfrequenz-SHT und auch die Fiebertherapie erlauben eine Flach- oder auch Tieflagerung des Kopfes, so daß eine Bewußtseinstrübung

durch orthostatische zerebrale Mangeldurchblutung hier nie bekannt geworden ist. Wieweit die bei Körpertemperaturen oberhalb 39,5 °C beobachteten psychischen Erscheinungen, Reaktionsarmut oder maniforme Ideenflucht von eher heiterer Färbung, durch eine Steigerung oder eine Störung von Hirnfunktionen bedingt sind, muß zunächst offenbleiben. Stimulierende und hemmende Faktoren wirken auch bei normaler Körpertemperatur zusammen, um einen stabilen und doch beweglichen Gleichgewichtszustand der Hirnfunktionen zu bewahren. Es bedarf noch eingehender Untersuchungen, bevor geklärt sein wird, in welchem Grade sich eine erhöhte Körpertemperatur regulierend auf gestörte Hirnfunktionen auswirken kann. Wichtig erscheint uns, elektroenzephalographische Potentialverläufe sowie andere Parameter der Hirnfunktionen während einer Körpertemperaturerhöhung systematisch zu verfolgen. Dabei sei darauf hingewiesen, daß wohl bei keiner SHT-Methode solche Untersuchungen störungsfreier durchzuführen sind als bei der IRHT. Der Arbeitskreis um *Fischer* beobachtete bei der IRHT bis 38,5 °C eine signifikante Verkürzung der akustischen Reaktionszeit und führt als mögliche Ursachen die anderwärts nachgewiesene erhöhte Sauerstoffaufnahme im Gehirn, die Verbesserung der zerebralen Glukoseutilisation um 73 % und die Erhöhung der Pyruvatbildung um nahezu 20 % an. Solchen positiven Wirkungen erhöhter Körpertemperaturen auf Gehirnfunktionen könnten die oft mitgeteilten klinischen Besserungen psychiatrischer und neurologischer Krankheitszustände zugeschrieben werden. Auch die nach hochfieberhaften infektiösen Prozessen beobachtete Spontanremission schizophrener Symptombilder und epileptischer Anfallsbereitschaft ist hier einzuordnen. Insgesamt messen wir der SHT und Fiebertherapie in der Behandlung psychiatrischer und neurologischer Erkrankungen großes Gewicht bei. Polyneuritische Syndrome wie auch zentral und peripher ausgelöste Lähmungen waren in den Blütejahrzehnten der therapeutischen Ganzkörper-Hyperthermie häufig empfohlene Behandlungsindikationen.

4.4.5 Endokrines System

Auf die Bildung und Freisetzung von Hormonsubstanzen wirkt sich die thermische Steigerung des Zellstoffwechsels und der Gewebsdurchblutung ebenso aus wie auf die Hormonrezeptoren endokrin sensibler Zellen. Zusätzlich ist das hormonelle Funktionssystem eng mit dem thermoregulatorischen Streßgeschehen und vegetativ-nervösen Abläufen vernetzt. Einzelfaktoren sind deshalb schwer voneinander abzugrenzen (*Burmeister* u. Mitarb. 1982). Doch soll versucht werden, einige Schwerpunkte herauszustellen.

Hypophysen-Nebennieren-Achse

Die ACTH-Freisetzung aus der Hypophyse wird bei einer Körpertemperaturerhöhung immer stimuliert, sobald die Thermoregulation intensiv beansprucht wird. Die Antwort der Nebennierenrinde auf den hypophysären Impuls ist indessen nicht immer erwartungsgemäß. Bei Überwärmungsbädern bis 38,5 °C überschreitet die Reaktion des Plasma-Kortisols nicht das Ausmaß, wie es von anderen nicht-thermischen Streßfaktoren und auch von tagesrhythmischen Schwankungen bekannt ist. Dabei ist mit *Bühring* zu fragen, ob der im fließenden Blutplasma zu bestimmende Kortisolspiegel die stimulierte Nebennierenrindenaktivität wirklich wiedergibt, wenn gleichzeitig der Kortisolbedarf des Gewebes sowie der Kortisol-Metabolismus als solcher erhöht ist oder das Kortisol-Molekül vom Trägerprotein abdissoziiert wird.
Schmidt (1987) zitiert *Few* u. Mitarb. (1975), die beim Menschen zwar unter 38,5 °C ein Absinken, oberhalb 38,5 °C jedoch einen signifikanten Anstieg fanden, was mit den Beobachtungen von *Wüst* (1975) übereinstimmt. *Knapp* u. Mitarb. (1977) und *Günther* u. Mitarb. (1978) stellten bei wiederholter Bade-

SHT von dem dritten Bad an eine hochsignifikante Zunahme des Plasma-Kortisols fest. Die verzögert einsetzende NNR-Sekretion unterstützt die Empirie, daß bei serieller SHT weiterreichendere Folgewirkungen zu erwarten sind als bei Einzelbehandlungen zu beobachten sind.
Für den Einsatz der SHT bei entzündlich-rheumatischen und allergischen Erkrankungen ist die Frage einer erhöhten Kortisolfreisetzung oder einer intensivierten Rezeption in den Zielzellen von brennendem klinischem Interesse. Die hormonellen Reaktionen sind aber bis jetzt noch unübersichtlich und erheblichen momentanen Schwankungen unterworfen, die großenteils einem Feedback-Mechanismus auf den hypothalamisch-hypophysären Regelkreis zuzuordnen sind. Der Immediateffekt erhöhter Körpertemperaturen verliert zudem an Gewicht gegenüber dem eigentlich angestrebten therapeutischen Ziel einer Normalisierung der hormonellen Abläufe unter nicht mehr thermisch abweichenden Bedingungen. Diese Einschränkung gilt in gleicher Weise für die anderen Bereiche hormoneller Nebennierenaktivität.
Das in der Zona glomerulosa der Nebennierenrinde gebildete Mineralokortikoid Aldosteron wird auch bei der therapeutischen SHT vermehrt nachgewiesen, dürfte jedoch von dem Natriumverlust durch die Schweiß- und Harnausscheidung abhängig sein. Bei Einzelbehandlungen war ein Anstieg des Aldosteronspiegels zu beobachten, bei serieller Anwendung veränderte er sich nicht mehr eindeutig. Zu betonen ist auch hier, daß unspezifische Streßwirkungen und thermische Effekte während der Phase der Körpertemperaturerhöhung bisher nicht getrennt voneinander zu interpretieren sind.
Bei der vermehrten Adrenalin- und Noradrenalinausscheidung des Nebennierenmarks überwiegt mit Sicherheit der Grad der Streßbelastung. Die Frage, ob die meßbaren Werte dieser Hormone und anderer Substanzen aus der Gruppe der Katecholamine nur eine momentane Bedeutung beanspruchen oder bei serieller SHT doch bei manchen Hochdruckformen und neurologischen Erkrankungen lang-

fristig therapeutisch wirksam werden können, muß zunächst offenbleiben.

Schilddrüse

Beim Fieberanstieg wird die Sekretion des übergeordneten Neurohormons TRH und des Hypophysenhormons TSH direkt vom endogenen Pyrogen stimuliert. Die dadurch angeregte Schilddrüsenfunktion wirkt aber nur unwesentlich bei der Körpertemperatursteigerung des Fiebers mit. Als Streßfolge wird die Schilddrüsenfunktion auch bei akuter äußerer Wärmebelastung angeregt. Bei der therapeutischen SHT wird nach *Hensel* (1957) zunächst eher eine Dämpfung der hormonellen Stoffwechselsteuerung durch die Schilddrüse beobachtet, was sinngemäß der thermoregulatorischen Situation entspricht.

Eine klinisch manifeste Hyperthyreose, sei sie hypophysär oder durch eine Autonomie des Schilddrüsengewebes bedingt, gilt allgemein als Kontraindikation für hohe Intensitätsstufen der SHT und pyrogeninduzierten Fiebertherapie, da eine hyperthyreotische Krise ausgelöst werden könnte; eine Körpertemperaturerhöhung bis 38,5 °C halten wir für unbedenklich.

Inselzellen des Pankreas

Das Insulin als Pankreashormon läßt während einer einzelnen SHT-Behandlung keine signifikante Veränderung im Blutspiegel erkennen. Ein gut eingestellter Diabetes wird unter den Kontraindikationen einer SHT und Fiebertherapie nicht genannt. Von klinischem und auch prinzipiellem Interesse ist die Mitteilung, daß die durch die Wärme erheblich beschleunigte Resorption eines subkutan gesetzten Insulindepots eine akute Hypoglykämie auslösen kann. Auch ist eine thermische Wirkungssteigerung von Sulfonylharnstoffen beim Typ-II-Diabetes zu bedenken. Jede hormonell bedingte Stoffwechselerkrankung erheischt eine besonders sogfältige Beobachtung des Patienten.

Der abgehandelte kleine Ausschnitt aus dem ungemein vielgestaltigen, in neuro-hormonellen Regelkreisen vernetzten Hormonspektrum läßt erkennen, daß rein thermische Reize, direkte Einflüsse des endogenen Pyrogens sowie auch unspezifische Streßfaktoren bei einer SHT und Fiebertherapie auf das Endokrinium einwirken. Angestrebtes Ziel einer seriellen SHT-Therapie ist die langfristige Renormalisierung und Stabilisierung der Steuerungsfunktionen.

Bei hormoneller Insuffizienz ist eine verstärkte Hormonbildung und -freisetzung sowie auch eine thermisch erhöhte Sensibilität der Rezeptoren in den Zielzellen der hormonellen Erfolgsorgane zu erwarten. Berichte über klinische Besserungen z. B. bei Ovarialinsuffizienz im Klimakterium, bei Dystrophia adiposogenitalis und bei Myxödem wären hierdurch erklärbar.

4.4.6 Immunfunktionen

Die im Körper ablaufenden Immunvorgänge sind ungemein komplex und gestatten nur sehr begrenzte Einblicke. Ihr physiologisches Ziel ist der Schutz des Individuums gegenüber körperfremden Substanzen und Zellen, gegenüber Bakterien und anderen pathogenen Mikroorganismen sowie Viren. Enge Beziehungen bestehen zum Endokrinium und zum Nervensystem. Krankhafte Störungen manifestieren sich als genetisch bedingte und als sekundär erworbene Immundefizienz oder als Krankheiten mit überschießenden Reaktionen, wobei sich die Abwehr in Art einer Autoaggression auch gegen körpereigenes, scheinbar gesundes Gewebe richten kann.

Nach zahlreichen Untersuchungsbefunden und Erfahrungsberichten greift eine Erhöhung der Körpertemperatur in wichtige immunologische Funktionsabläufe ein. Im Vordergrund steht dabei sicherlich die thermisch ausgelöste Stoffwechsel- und Funktionssteigerung in den Zellsystemen und Organen des Immunapparates, sofern nicht das Überschreiten einer kritischen Temperaturschwelle und eine übermäßige Streßbelastung den Umschlag in die Immunsuppression einleiten. Durch eine Körpertemperaturerhöhung beeinflußt werden zum einen die immunologisch aktiven Zellen im fließenden Blut, so die neutrophilen Granulozyten, die verschiedenen Populationen der Lymphozyten, die Plasmazellen, Monozyten und Makrophagen. Zum anderen sind sessile Zellen an der Immunreaktion beteiligt, die meist dem retikulo-endothelialen System (RES) angehören und ebenfalls mit ansteigenden Temperaturen in einen thermisch angeregteren Funktionsstatus gelangen.

Besonders *Bühring* (1985, 1988) und *Schmidt* (1983) wie auch *Rodbard* (1981) und *Jouck* (1985) haben die kaum überblickbare Literatur gesichtet und eigene Untersuchungen beigesteuert. Dabei heben sich einige unumstrittene Fakten ab.

Direkte thermische Zellstimulation

Die Funktion fast aller immunologisch aktiven Zellen erhöht sich in vitro stetig bei Temperaturgraden von etwa 38–40 °C. In diesem Wärmebereich liegt das Optimum für die Sensibilisierbarkeit der Vorläuferzellen, für die Bildung von Antikörpern (Immunglobulinen) in den aus B-Lymphozyten hervorgegangenen Plasmazellen und für die immunkompetente Zellaktivität der T-Lymphozyten. Nach *Smiegelski* u. Mitarb. steigt die mitogene Stimulierbarkeit von T-Lymphozyten – nach allerdings mehrmaliger Hyperthermie – um 370 % an (zit. nach *Bühring* 1985).

Auch unspezifische Immunreaktionen wie die Beweglichkeit neutrophiler Leukozyten und anderer phagozytierender Zellen zeigen ihr Optimum bei etwa 39 bis 40 °C. Ähnliches gilt für die Interferonbildung und das Komplementsystem. Wird eine für einzelne Zellarten relativ eng definierte kritische Temperaturschwelle überschritten, schlägt der stimulierende Effekt relativ abrupt ins Gegenteil um, in eine thermisch bedingte Immunsuppression.

Immunwirkung der zentral ausgelösten Fieberreaktion

Der immunstimulierende Einfluß einer pyrogeninduzierten Fieberreaktion geht über die genannten thermischen Effekte weit hinaus; er ist sogar in hohem Maße temperaturunabhängig, da er überwiegend unmittelbar biochemisch durch die endogenen Pyrogene (Zytokine) zur Wirkung kommt. Diese immunologisch hochaktiven körpereigenen Substanzen veranlassen die thermische Sollwertverstellung im hypothalamischen Temperaturzentrum nur als Nebenfunktion. Es liegt nahe, daß die Temperaturerhöhung beim Fieber allerdings die immunologischen Pyrogeneffekte durch thermische Einflüsse zusätzlich verstärkt *(Abb. 3)*. *Schmidt* (1987) zählt mehrere Wirkungen eines pyrogeninduzierten Fiebers auf, die sich nur während der Dauer der erhöhten Körpertemperatur entfalten und mit deren Rückgang wieder abklingen. Für die praktische Therapie liegt die Folgerung nahe, die steuerbare Temperaturerhöhung einer SHT mit klein dosierten, aber immunologisch wirksamen Pyrogenen zu kombinieren.

Aufschlußreich ist andererseits, daß im Tierversuch auch eine allein mit physikalischen Mitteln durch Wärmestich oder lokale Hypothalamuskühlung in Gang gesetzte »Fieberreaktion« sich immunologisch effizienter erwies als eine passive Körpertemperaturerhöhung (*Banet* u. Mitarb. 1981). Eine primär zentral ausgelöste Körpertemperaturerhöhung – auch ohne Mitwirkung der endogenen Pyrogene – erbringt also offensichtlich eine höhere Immunstimulation als die durch äußere Wärmezufuhr erzeugte SHT. Mit großer Wahrscheinlichkeit ist es der mit ihr verbundene höhere Hitzestreß, der sich bei den Versuchstieren immundämpfend auswirkte.

Immunsuppressive Wirkung von Streßeinflüssen

Intensiver Streß wirkt sich auch unterhalb der kritischen Temperaturschwelle immunologisch negativ aus. Hier ist an die früher beschriebenen Streßfaktoren der verschiedenen SHT-Methoden zu erinnern. *Bühring* (1985) fand bei der Hochfrequenz-SHT mit ihrer vergleichsweise geringen Hauterhitzung und Aufrechterhaltung des normalen Wärmegefälles im Körper eine deutlichere Immunantwort. Auch bei der IRHT ist die Hauterhitzung relativ gering.

Der bloße emotionale Streß muß gerade bei Tierversuchen Berücksichtigung finden. Dies wird durch Mitteilungen belegt, daß schon allein die Fixierung der Tiere zu einer meßbaren Immunsuppression führte, bevor überhaupt Hitze auf sie einwirkte.

An sich muß eine während der relativ kurzen Zeit einer SHT-Behandlung auftretende Immunsuppression nicht zwangsläufig nachteilige Dauerwirkungen beibehalten. *Schmidt* (1987), der eine direkte thermische Schädigung von Lymphozyten nach intensiver Hyperthermie für wahrscheinlich hält, betont die auffallende Regenerationsfähigkeit der lymphatischen Zellreihe nach der Normalisierung der Körpertemperatur, möglicherweise sogar stimuliert durch die vorausgegangene thermische Schädigung. Durch eine einzelne, äußerst einschneidende *akute* Streßbelastung mit sogar beinahe letalem Ausgang können offenbar systemische Umstellungen im Organismus ausgelöst werden, die sich in der Erholungsphase als immunologisch nutzbringend erweisen (positiver Rebound-Effekt). Wird jedoch durch unphysiologisch häufige Hyperthermieapplikation eine Streßerschöpfung provoziert, resultieren schwerwiegende Dauerschäden mit Involution aller lymphatischen Organe (*Schmidt* 1987). Eine serielle SHT- oder Fiebertherapie beim Menschen mit sinnvoll eingesetzten Erholungsintervallen läßt eine solche Reaktion nicht erwarten und ist aus der Literatur nicht bekannt.

Immunologische Erinnerungsfähigkeit

Daß die »Erinnerungsfähigkeit« des humoralen Immunsystems durch erhöhte Körpertemperatur vermehrt geweckt werden kann, schließt *Bühring* (1988) aus einer schon 1909 gemachten Beobachtung von *Lüdke*. Nach einer abgeklungenen experimentellen Salmonellose erbrachte eine längere Zeit später durchgeführte Hyperthermie eine weitere Erhöhung der nach der Erstinfektion nachweisbaren Agglutinine und Hämolysine gegen die Salmonellen, ein Befund, den *Bühring* mit einer Zweitimpfung vergleicht. Auch das immunologische Gedächtnis von T-Lymphozyten wird durch Temperaturwirkungen beeinflußt. Nach *Smith* (1978) entwickelten diese Zellen bei erneuter Antigenbegegnung in vitro eine stärkere Zytotoxizität, wenn ihre Erstsensibilisierung gegen fremdes Zellmaterial bei 40 °C anstatt 37 °C erfolgte (zit. nach *Bühring* 1988).

Über thermische Veränderungen an den informationsspeichernden langlebigen kleinen Lymphozyten (Memory-Zellen) sind uns keine neueren Untersuchungsergebnisse bekannt.

Phagozytose

Die Phagozytose ist eine entwicklungsgeschichtlich alte Form der Körperabwehr durch intrazelluläre »Verdauung« aufgenommener Fremdpartikel. Sie steht oft am Anfang der spezifischen Antigen-Antikörper-Reaktion. Durch eine Erhöhung der Körpertemperatur auf 39–40 °C nimmt nach mehrfachen experimentellen Befunden die Aktivität phagozytosefähiger Zellen zu, seien es die neutrophilen Leukozyten und Makrophagen im fließenden Blut, seien es die weniger beweglichen Gewebshistiozyten oder die sessilen Zellen des RES.

Beweglichkeit immunkompetenter Zellen

Schon anfangs des Jahrhunderts war die in Wärme zunehmende Beweglichkeit der Blutgranulozyten aufgefallen. Im Sinne einer erhöhten Zellmobilität deutet *Bühring* den beim standardisierten Überwärmungsbad beobachteten Rückgang der im peripheren Blut nachweisbaren

Lymphozyten. Er vermutet, daß die Blutlymphozyten aktiv aus den Kapillaren ins Gewebe emigrieren, dieses gewissermaßen »durchkämmen«, um dann mit der Lymphflüssigkeit wieder ins Blut zurückzukehren. Bei dieser Deutung läge der passageren Blutlymphopenie keine thermische oder streßbedingte Zellschädigung, sondern vielmehr eine ubiquitäre immunologische Funktionsleistung zugrunde. Im Gegensatz zu den Befunden von *Bühring* bei der Bade-SHT wurde bei der IRHT eine wenn auch vorübergehende Lymphozytose beschrieben (*Hajto* u. Mitarb. 1985), was jedoch die plausible Vorstellung einer verstärkten Lymphozytenbewegung im Körper nicht entkräftet.

Immunmodulation der T-Zellpopulationen

Die Beurteilung einer thermischen Einwirkung auf die Immunaktivität der T-Lymphozyten wird dadurch erschwert, daß diese sich in Zellpopulationen mit – grob gesprochen – immunanregender Funktion (T-Helferzellen) und immunsupprimierender Funktion (T-Suppressorzellen) aufteilen. Bei normal geregeltem Immunsystem agieren sie unter Mitwirkung vieler Mediatoren in einem ausgewogenen Gleichgewichtszustand. Prinzipiell wäre bei funktionellen Entgleisungen mit überschießender immunologischer Aktivität eine gezielte Immunsuppression der jeweils hyperaktiven Zellpopulation oder eine Funktionsverstärkung der gegensinnig aktiven Zellpopulation wünschenswert. *Bühring* (1985) fand bei einer Erhöhung der Körpertemperatur um 1,4 °C Hinweise auf eine vermehrte Aktivität der T-Suppressorzellen. Letztlich kann als optimales Therapieziel nicht die gezielte Stimulation oder Suppression der einen oder anderen Population, vielmehr die Wiederherstellung der autonomen Selbstregulation des Immunsystemes vor Augen stehen. Ob man mit der seriellen SHT oder Fiebertherapie diesem Ziel näherkommen kann, ist nicht klar bewiesen, aber nicht unwahrscheinlich.
Von tiefgreifender medizinischer und auch volkswirtschaftlicher Bedeutung ist diese Frage angesichts der Gruppe der Autoimmunopathien. Autoantikörper kehren sich gegen körpereigenes Gewebe bzw. gegen Antigendeterminanten auf der Zelloberfläche. Diese Veränderungen auf der Zellmembran leiten sich oft von bestimmten Virusarten ab, die in der Zelle beherbergt werden. Es bilden sich auch lösliche oder präzipitierende Antigen-Antikörper-Komplexe. Der immunologische Selbstzerstörungsprozeß spielt sich in Form einer nekrotisierenden oder auch schubweise progredienten chronisch-proliferativen Entzündung ab, die sich an Leber, Nieren, Schilddrüse, an der Gelenksynovia, an Blutgefäßen, Blutzellen, im Grunde an fast allen Körpergeweben ereignen kann und deren Struktur und Funktion unaufhaltsam abbauen. Die heutige Therapie versucht vorwiegend mit einer pharmakologischen Immunsuppression und Entzündungshemmung in das pathophysiologische Geschehen einzugreifen oder krankhaft verändertes Gewebe operativ zu entfernen. *Schmidt* (1987) stellt – auch auf Grund eigener Tierversuche – fest, daß immunsuppressiv wirkende Überwärmungsgrade nur ausnahmsweise zu vertreten sind, daß aber auch von einer nicht supprimierenden SHT von 38–40 °C eine Verbesserung der Krankheitssituation auf dem Wege über eine primäre Stimulation der Immunvorgänge eingeleitet werden könnte. Eine wieder normalisierte Immunmodulation wäre dann günstigstenfalls in der Lage, die fehlgeleiteten autoaggressiven Immunreaktionen über die vorhandenen körpereigenen suppressiven Potenzen zu dämpfen und die progrediente Erkrankung zum Stillstand zu bringen. Diese grundsätzlichen Überlegungen sowie einzelne Mitteilungen über positive therapeutische Wirkungen einer seriellen SHT oder Pyrogentherapie bei Lupus erythematodes, Colitis ulcerosa, rheumatoider Arthritis und anderen Erkrankungen mit vermutlich autoaggressiver Pathogenese sollten prospektive Studien rechtfertigen, zumal sich die bisherige Therapie auf die Beeinflussung von Symptomen beschränken und mit einer

hohen Rate unerwünschter Nebenwirkungen rechnen muß. Wir werden bei der Besprechung der Entzündungsformen wieder auf dieses Problem zurückkommen.

Natürliche Killerzellen (NK-Zellen)

Die NK-Zellen gelten als eine Subpopulation der Lymphozyten, die ohne Antigenvorsensibilisierung eine zytotoxische Aktivität entfalten können. Ihnen wird bei der Zerstörung maligne transformierter Zellen eine wichtige Bedeutung zugemessen. Mehrere Untersuchungsreihen haben in den Stunden nach einer IRHT einen signifikanten Anstieg der NK-Zellen im peripheren Blut ergeben (*Hajto* u. Mitarb. 1985). *Wagner* hat unter serieller IRHT oft einen stetigen Anstieg der NK-Fraktion bei Krebspatienten beobachtet (persönliche Mitteilung). *Zänker* u. Mitarb. (1982) konnten auch nach einer Extrem-SHT auf 41,8 °C eine Steigerung der NK-Zytotoxizität um 30 % messen, die dann innerhalb einer Woche auf 10 % zurückging.

Interferone

Schon *Isaacs,* der Entdecker der Interferone, hat die Überzeugung geäußert, daß diese bei Virusinfektionen und gegen maligne Zellen wirksamen Substanzen unter erhöhten Temperaturen vermehrt gebildet und freigesetzt werden. Wenn ansteigende Temperaturen generell die Zellfunktionen anheben, so ist eine körpereigene Mehrbildung von Interferonen und anderen unspezifischen humoralen Immunagenzien durchaus schlüssig. Nach der Sauna fanden *Brenke* u. Mitarb. 1982 (zit. nach *Gehrke* 1989) erhöhte Interferontiter im Serum. An einer Mehrbildung von Interferonen nach Applikation bestimmter Interleukine – ohne oder mit thermischer Fieberreaktion – wird heute nicht mehr gezweifelt.

Zustand nach Organtransplantation

In der labilen Immunsituation zwischen drohender Transplantatabstoßung und differenziert dosierter Immunsuppression sind alle äußeren Anstöße in hohem Grade bedenklich. Wenn uns auch tiefere Kenntnisse über die Wirkung fieberhafter Infektionen und anderer Temperatureffekte auf das Organtransplantat fehlen, halten wir den Einsatz einer SHT über 38 °C oder einer Fiebertherapie für nicht verantwortbar.

Zusammenfassend kann als hinreichend begründet gelten, daß erhöhte Körper- und damit Gewebstemperaturen die Immunaktivität auf mehreren Funktionsebenen steigern. Oberhalb einer kritischen Temperaturgrenze sowie bei zu hoher Streßbelastung schlägt die stimulierende Wirkung in eine generalisierte Schwächung um. Eine kurzfristige SHT-bedingte Immunsuppression muß aber nicht zwangsläufig zu einer Dauerschädigung des Immunsystems führen; nach Renormalisierung der Körpertemperatur ist ein positiver immunologischer Rebound-Effekt denkbar.

Serielle, in angemessenen Zeitabständen wiederholte Applikationen steigern den Einfluß auf das Immunsystem. Erschöpfender Dauerstreß durch zu häufige SHT-Anwendung führt jedoch zu einer fatalen Schädigung aller lymphatischen Organe.

Trotz vieler Einzelbeobachtungen, die für eine Stimulation der Immunfunktionen sprechen, wird schließlich nur die klinische Langzeitbeobachtung Aufschluß über eine anhaltende »Steigerung der Körperabwehr« geben können, die im Schrifttum als herausragende Wirkung der SHT und Fiebertherapie immer wieder gepriesen wurde. Für die Normalisierung der gestörten Immunmodulation bei Autoimmunopathien ergeben sich vertretbare Ansätze, die serielle SHT und Fiebertherapie als ergänzende therapeutische Maßnahme zu erproben.

4.4.7 Allergische Immunopathien

Die Vielfalt und quantitative Zunahme allergischer Reaktionsformen stehen in krassem Gegensatz zu den vergleichsweise spärlichen Therapiemöglichkeiten. Obwohl viele zu allergischen Manifestationen führende pathophysiologische Einzelschritte aufgeklärt wurden, folgerte hieraus – ausgenommen die Desensibilisierung mit einem ermittelten definierten Allergen – selten eine als Heilung anzusprechende Symptombesserung. Von der SHT und Fiebertherapie wurden dagegen immer wieder eindrucksvolle langdauernde Wirkungen auf allergische Erkrankungen mitgeteilt (Übersicht bei *Schmidt* 1987).

Tierexperimentelle Untersuchungen sind spärlich. Sie beziehen sich fast ausschließlich auf die Anaphylaxie, die, wie *Schmidt* mit Recht betont, als lebensgefährliche Komplikation in der Humanmedizin einer raschen adäquaten Therapie bedarf und kein Thema für die SHT ist. Wenn die Hemmwirkung erhöhter Temperaturen auf anaphylaktische Reaktionen – jedenfalls während der Dauer einer Körpertemperatursteigerung – auch anerkannt wird, so ist hieraus noch kein genereller Rückschluß auf Hyperthermiewirkungen bei allergischen Erkrankungen zu ziehen. Bei einer so vielverzweigten pathogenetischen Ursachenkette, wie sie diesen Erkrankungen zugrunde liegt, ist der genaue Zugriff einer Temperaturerhöhung kaum zu bestimmen. Außerdem ist den allergischen Manifestationen meist eine individuelle Disposition (allergische Diathese) übergeordnet, die entscheidend von genetischen Voraussetzungen, der vegetativen Reaktionslage und auch psychischen Einflüssen geprägt ist und sich im Experiment weder erfassen noch ausschließen läßt.

Auch werden die Möglichkeiten experimenteller Erforschung dadurch begrenzt, daß Allergosen offensichtlich sowohl gesteigerte als auch verminderte immunologische Reaktionsweisen einschließen. Man wird also bei der Diskussion möglicher Wirkungsfaktoren im wesentlichen nur klinische Erfahrungsberichte beiziehen können, denen die folgenden Abschnitte gewidmet sind.

Asthma bronchiale

Asthma bronchiale zählt – trotz Desensibilisierung, broncholytischer Pharmaka und Kortikoiden – zu den therapeutisch schwierig zu beeinflussenden Erkrankungen. Schwerste Anfälle von Atemnot können auch bei Menschen jüngeren Alters unerwartet zum Tode führen. Pathogenetisch verbinden sich Spasmen der glatten Bronchialmuskulatur, Ödem und fehlgeleitete Sekretion der Bronchialschleimhaut mit einer krampfartigen Tonussteigerung quergestreifter Atemmuskeln und stets vorhandener schwerster emotionaler Bedrängnis.

Symptomatisch kann eine Körpertemperaturerhöhung während ihres Bestehens den Tonus der verkrampften glatten und quergestreiften Muskelfasern herabsetzen, das zähe Bronchialsekret verflüssigen, das Wandödem vermindern und so zu einem befreiteren Atmen verhelfen. Die Empirie bestätigt diese Vorstellungen auch bei anderen Formen obstruktiver Atembeeinträchtigung. Zunächst dauert diese symptomatische Erleichterung allerdings nur während der Zeit der Wärmeeinwirkung an.

Klinische Mitteilungen aus den Jahren 1931–1965 berichten jedoch auch über längere Zeit anhaltende Anfallsfreiheit nach oft nur wenigen Anwendungen therapeutischer SHT und Fiebertherapie. Die Ergebnisse wurden von *Schmidt* (1987) tabellarisch zusammengestellt. *Zaltenbach* berichtete 1988 aus seiner lungenfachärztlichen Praxis über 48 Patienten mit medikamentös ausbehandeltem Asthma bronchiale und teilweise zugleich bestehender chronischer Sinusitis. Die Kranken wurden ambulant mit durchschnittlich acht einstündigen IRHT-Bestrahlungen auf 39–40 °C Körpertemperatur und einstündiger Nachruhe behandelt. Der überaus günstige Effekt manifestierte sich in subjektiver Beschwerdenminderung, Besserung der meßbaren Atemfunktion sowie in der Einsparung von broncholytischen Pharmaka in Form von Dosieraerosolen und von Kortison-Präparaten bis hin zu völligem Verzicht auf Medikamente. Nur bei fünf Patienten trat keine nennenswerte Besserung ein.

Bei anhaltenden Langzeiterfolgen wirken zweifellos noch andere Effekte als die allein wärmebedingten mit. Die Funktionsumstellung der Hypophysen-Nebennieren-Achse mit dauerhafter Stimulation der Kortisolfreisetzung, eine »Gesamtumschaltung« des vegetativ-autonomen Systems oder auch die Temperaturabhängigkeit der chemischen Antigen-Antikörperreaktion werden diskutiert. Auf sichere Begründungen muß bis jetzt verzichtet werden.

Bemerkenswert sind die Ergebnisse der polnischen Allergologin *Weiss* (1965) mit der pyrogeninduzierten Fiebertherapie bei 124 Asthmakranken. Wenn die Besserungsquote bei 46 % der Patienten sehr gut, 37,9 % mäßig war und nur bei 16,1 % fehlte, schloß die Autorin aus der eingehenden Analyse, daß die periodisch angewandte Therapie nicht zu früh abgebrochen und die Gesamtzeit der fieberhaften Körpertemperaturerhöhung auf 60 Stunden ausgedehnt werden sollte. Erst dann sei mit günstigen Dauerresultaten zu rechnen (zit. nach *Schmidt* 1987).

Allergische Manifestationen an Schleimhäuten

Auch bei diesen Allergosen kann nur auf klinische Erfahrungen zurückgegriffen werden, da experimentelle Untersuchungen über den Einfluß erhöhter Temperaturen unseres Wissens nicht vorliegen.

Die Rhinitis allergica, meist ausgelöst durch Eiweißkörper in windgetragenen Gräser- und anderen Blütenpollen, wird mit wechselndem Erfolg vorwiegend durch Densensibilisierung, im übrigen meist symptomatisch behandelt. Weniger gefährlich als lästig ist sie so verbreitet, daß sie bei einer anamnestischen Befragung oft nicht spontan angegeben wird. Nach einer Behandlungsserie mit der IRHT aus anderweitiger Indikation wurde mehrmals spontan von Patienten berichtet, daß der erwartete alljährliche

Heuschnupfen ausgeblieben oder nur auffallend abgeschwächt aufgetreten sei. Ein daraufhin durchgeführter Versuch bei einer 8 Jahre bestehenden quälenden therapieresistent-chronischen allergischen Rhinitis führte nach vier Behandlungsserien mit IRHT auf durchschnittlich 39,5 °C Rektaltemperatur zu einer seit vielen Jahren anhaltenden Beschwerdefreiheit (*Heckel* u. Mitarb. 1979).

Allergische Urtikaria

Aufgrund zahlreicher Mitteilungen in der Literatur und auch eigener Beobachtungen sind Wirkungen einer SHT auch bei urtikariellen Hauterscheinungen allergischer Genese zu erwarten. Man muß allerdings den juckreizlindernden Soforteffekt, der bei einer Ganzkörpererwärmung fast regelmäßig eintritt, aber nur kurze Zeit andauert, von einer langfristigen Besserung unterscheiden. Nach alten Berichten vermag ein 40 °C heißes prolongiertes Vollbad die Urtikaria zu stillen, bei mehrfacher Anwendung zur Heilung zu führen.

Mit der IRHT haben wir den überraschenden Rückgang einer schweren chronisch-rezidivierenden allergischen Urtikaria beobachtet und verfrühte Hoffnungen in eine dauerhafte Wirksamkeit dieses Behandlungsprinzips gesetzt (*Heckel* 1982). Leider wollte sich der nach der nur kurzdauernden Besserung enttäuschte Patient keiner weiteren ambulanten Serienbehandlung unterziehen, und wir sind nicht in der Lage, über eine Langzeitwirkung bei Hautallergien zu berichten.

Zusammenfassend bestehen für eine positive Wirkung erhöhter Körpertemperaturen bei allergischen Erkrankungen zwar keine hinreichenden experimentellen Grundlagen. Klinische Beobachtungen rechtfertigen aber den Einsatz der SHT und Fiebertherapie bei therapieresistenten Krankheitsfällen und besonders beim Asthma bronchiale. Eine Symptomabschwächung erfolgt meist schon während der Überwärmungsphase. Eine dauerhafte Wirkung ist nur durch eine konsequent durchgeführte Serienbehandlung zu erwarten.

4.4.8 Entzündungsformen

Unter den vielen möglichen Formen entzündlicher Prozesse sollen hier nur wenige charakteristische hervorgehoben werden, die für die Wirkung einer SHT bedeutsam sind: die akute Entzündung, chronisch-progrediente und chronisch-torpide Entzündungsformen und die unterschwellige, klinisch latente Entzündung.

Akute Entzündungen

Die ambivalente Reaktion akuter Entzündungsprozesse auf thermische Einflüsse war immer ein gegensätzlich diskutiertes Thema. Heute wird in der Regel Kälte bevorzugt, die gefäßkonstringierend und schmerzstillend wirkt und nach Ende der Applikation mehr oder weniger rasch eine reaktive Mehrdurchblutung auslöst. Bei einer lokalen Entzündung, die bereits eine Demarkierung erkennen läßt, kann Wärmeeinwirkung die Abszeßbildung oder die eiterfreie Abheilung beschleunigen. Bei der SHT wird Wärme im Prinzip aus dem Speicher des Gesamtkörpers an einen Entzündungsherd herangeführt. Je weiter die Entzündung in der Körperperipherie gelegen ist und je schärfer sich der Entzündungherd abgegrenzt hat, um so eher können sich erhöhte Temperaturen vom Körperinneren her heilungsfördernd auswirken.

Besteht jedoch eine ausgeprägte exsudative Entzündung an körperinneren Organen, so kann die SHT eine Ausbreitung des Prozesses provozieren. Die vermehrte Durchlässigkeit der Membranen, der erhöhte Flüssigkeitsstrom und die Steigerung enzymatischer Stoffwechselintensitäten mögen hier maßgeblich mitwirken. Die aktive exsudative und nekrotisierende Form der Tuberkulose ist immer eine absolute Kontraindikation jeder Hyperthermieanwendung gewesen. Gleiches gilt für alle akuten Entzündungen im Kopf-, Brust- und Bauchraum.

Torpide und chronisch-progrediente Entzündungen

Anders, aber ebenfalls vorsichtig zu bewerten sind die Reaktionen einer therapeutischen Körpertemperaturerhöhung bei stehengebliebenen »chronifizierten« sowie chronisch-progredienten Entzündungen. Grundsätzlich überführt eine Temperaturerhöhung die chronische Entzündung zunächst in ein akuteres Stadium. Durch die Aktivierung des Entzündungsprozesses wird das pathophysiologische Ziel der Entzündung, nämlich die Beseitigung des auslösenden Reizes und eine narbige Reparation, rascher und vollständiger angesteuert. Eine aktivierte Entzündung kann jedoch auch zur Verschlimmerung des klinischen Bildes führen. Drei Voraussetzungen müssen bedacht werden:

● Der entzündungsaktivierende thermische Reiz muß der aktuellen und individuellen Reaktion des Organismus angepaßt werden können. Diese Forderung wird durch die jederzeit modifizierbare SHT voll erfüllt. Man wird dabei die thermische Reizstärke stufenweise unter Beobachtung eventueller Nachreaktionen aufbauen. Bei der schwer steuerbaren Fiebertherapie sind diese Voraussetzungen nicht in gleichem Maße gegeben.

● Klinische Verschlimmerungen können mit dem heute zur Verfügung stehenden Therapiearsenal in aller Wahrscheinlichkeit aufgefangen und ausgeglichen werden, so daß eine unaufhaltsame Progredienz, ausgelöst durch eine SHT, nicht mehr zu befürchten ist.

● Die Steuerbarkeit der SHT betrifft nicht allein die Größe des jeweiligen Behandlungsreizes, sondern auch den Zeitpunkt einer Wiederholungsbehandlung. Es liegt also völlig im Ermessen des Therapeuten, eine klinische Verschlimmerungsreaktion völlig ausklingen zu lassen, bevor ein erneuter Behandlungsreiz gesetzt wird.

Die Gefahr einer ungewollten Progredienz besteht vor allem bei den – aus noch ungeklärten Gründen – spontan schubweise fortschreitenden Krankheiten wie der rheumatischen Arthritis, der ankylosierenden Spondylitis (Strümpell-Marie-Bechterew), der chronisch-progredienten Hepatitis, aber auch der multiplen Sklerose, der Landryschen Paralyse und anderen chronisch-progredienten neurologischen Erkrankungen. Die aufgeführten Modifikationsmöglichkeiten der SHT hinsichtlich Reizstärke und behandlungsfreiem Intervall sollten dazu anregen, bisherige verallgemeinernde Eingrenzungen dieses Therapieprinzips wieder zu überdenken und neue therapeutische Ansätze bei diesen weitverbreiteten und noch meist therapieresistenten Erkrankungen zu versuchen.

zündungsaktivierung durch IRHT soll im Kapitel »maligne Erkrankungen« berichtet werden.

> Sieht man zusammenfassend von der Gefahr einer Entzündungsprogredienz bei manchen Krankheiten ab, wird man die Wirkung erhöhter Körpertemperaturen auf chronische Entzündungsprozesse im Grundsatz als positiv bezeichnen können. Stehengebliebene, symptomarm oder symptomlos schwelende Entzündungsprozesse stellen in der Regel eine Belastung des gesamten Organismus dar. Solche »Herde« können durch eine serielle SHT oder Fiebertherapie nicht nur erkannt, sondern oft auch einer Ausheilung zugeführt werden.

Klinisch latente Entzündungen

Besonderen Nachdruck legen wir auf die Wirkung der SHT bei klinisch latenten chronischen Entzündungen. Die durch Körpertemperaturerhöhung ausgelöste Aktivierung in Richtung auf das akute Inflammationsstadium manifestiert sich hier zunächst in dem typischen Entzündungssymptom Dolor, sei es, daß ein Schmerz erst auftritt, sei es, daß sich diffuse Schmerzsensationen lokalisiert eingrenzen. Wenn wir hier eigene Beobachtungen herausgreifen, so beanspruchen wir dabei selbstverständlich keine Allgemeingültigkeit der hieraus zu ziehenden Konsequenzen:
Nach wenigen Applikationen einer IRHT bei einer Patientin mit Hüftbeschwerden und unklarer BSG-Beschleunigung trat spontan ein zunehmender Schmerz hinter einer Tonsillektomienarbe rechts auf, und es bildete sich ein Retrotonsillarabszeß aus, nach dessen Eröffnung sich die vorher abweichenden Befunde normalisierten. Dabei sahen wir uns in der Annahme bestätigt, daß die Aktivierung unterschwelliger, asymptomatischer chronischer Entzündungen als positiver Wirkfaktor einer SHT gewertet werden kann.
Über zwei weitere Beispiele einer Ent-

4.4.9 Infektionen durch Mikroorganismen

Die Behandlung von Infektionskrankheiten war in der vorchemotherapeutischen Ära dieses Jahrhunderts ein Hauptanwendungsgebiet der SHT und auch der pyrogeninduzierten Fiebertherapie.
Die frische Gonorrhö konnte nach glaubhaften Berichten mit einer einzigen, allerdings quälend belastenden, mehrstündigen Überwärmung geheilt werden. Auch bei der Syphilis wurde – in Anlehnung an die Malariatherapie von *Wagner von Jauregg* – die therapeutische Körpertemperaturerhöhung auf physikalischem Wege angewandt und mit einer Salvarsankur kombiniert; die toxischen Nebenwirkungen des Pharmakons waren den Mitteilungen zufolge geringer, der Heilerfolg insgesamt jedoch uneinheitlich.
Lampert behandelte unter schwierigsten äußeren Bedingungen Hunderte von Fleckfieberkranken mit dem Überwärmungsbad und erreichte nach seinen Angaben oft nach wenigen Bädern einen Temperaturrückgang und eine Heilung von der meist tödlich verlaufenden Rickettsiose.
Höring setzte in die Kontinuaphase des

Typhus einen zusätzlichen Pyrogenreiz mit Pyrifer und erzielte nach kurzfristigem weiterem Temperaturanstieg oft die Entfieberung; ab 1951 kombinierte er die Fieberbehandlung mit Chloromycetin. Auch bei Infektionen mit anderen Erregern wurde die SHT oder Fiebertherapie angewandt.

Vom chronobiologischen Standpunkt aus interessant sind die Mitteilungen von *Lampert* über die Behandlung der Malaria mit Überwärmungsbädern. Mit Hilfe laufender Blutkontrollen im Labor bestimmte er den Zeitpunkt, an dem aller Voraussicht nach die Parasiten aus den Erythrozyten in die Blutbahn ausschwärmen mußten. Er richtete die Behandlung so ein, daß zu diesem Zeitpunkt – also vor dem spontanen Fieberanfall – bereits eine Erhöhung der Körpertemperatur bestand. Die frisch ins Blut ausgetretenen Plasmodien wurden nun nach seiner Vorstellung direkt thermisch so intensiv geschädigt, daß gemäß seinen Angaben auch chronische Malariafälle zur Abheilung gekommen seien. Beim normalen Ablauf der Malaria treffen die Fiebertemperaturen die Plasmodien zu einem Zeitpunkt, an dem sie größtenteils schon wieder in Erythrozyten eingedrungen und dadurch hitzeresistenter geworden sind. Die an sich sinnvolle Temperaturerhöhung komme dann nach *Lampert* zu spät; die neue Entwicklungsphase der Erreger werde nicht unterbrochen, die Heilung bleibe aus.

Ausgehend von der Tatsache, daß die meisten pathogenen Mikroorganismen einen relativ engen Temperaturbereich optimalen Wachstums wie auch thermischer Schädigung aufweisen, griffen *Rodbard* (1981) und *Jouck* (1985) neuerdings wieder auf die Konzeption zurück, mit den Temperaturgraden einer SHT oder Fiebertherapie die Erreger direkt thermisch zu treffen. Diese Vorstellung kann jedoch die beobachteten Erfolge und Mißerfolge nur teilweise erklären. Eine hyperthermiebedingte Steigerung der immunologischen Infektabwehr oder deren Ausbleiben muß zur Interpretation früherer Berichte sicher einbezogen werden.

Bei fast allen durch Mikroorganismen hervorgerufenen Infektionskrankheiten – gerade auch bei den venerischen Infektionen – führten dann die neuentwickelten chemotherapeutischen Pharmaka zu einer in der Medizingeschichte einmaligen Wende, weswegen die Hyperthermiebehandlung hier völlig in Vergessenheit geriet. Dennoch sind heute noch – oder wieder – zwei Gesichtspunkte hervorzuheben:

● Chemotherapeutika erfahren durch Temperaturerhöhung eine wesentliche Wirkungssteigerung, die bereits *Domagk* (1947) bei den Sulfonamiden hervorhob. Die Kombination dieser beiden Agenzien wurde seither mehrfach empfohlen.

● Bei der offenbar zunehmenden Resistenz vieler Erregerstämme gegenüber Chemotherapeutika, so der aus Ostasien stammenden Gonokokken, sollte man sich vielleicht mit Vorteil der früheren Wirksamkeit der SHT bei Infektionskrankheiten erinnern. *Rodbard* u. Mitarb. (1981) äußern die Überzeugung, daß speziell Infektionen, die gegenüber konventionellen Therapieformen häufig resistent werden und deren Behandlung deshalb auch heute noch unbefriedigend ist, durchaus einer Fiebertherapie zugänglich sein könnten, wie z. B. die Lues, Leishmaniasis, die Lepra sowie systemische Mykosen; die Autoren bedauern es, daß das wissenschaftliche Interesse an dieser Frage aufgrund der modernen Betrachtungsweise der Infektionskrankheiten gegenwärtig teilweise eingeschlafen sei (zit. nach *Schmidt* 1987).

4.4.10 Infektionen durch Viren

Sehr viel komplizierter als bei pathogenen Mikroorganismen liegen die Dinge beim Virus. Gegen die Invasion von Viren in Gewebezellen gibt es, abgesehen von den durch normale Körperzellen gebildeten Interferonen, noch keine Substanzen, deren Wirkung mit der der Chemotherapeutika auf lebende Erreger vergleichbar wäre. Viren können sowohl durch massive intrazelluläre Reduplikation zum raschen Zelltod führen, aber auch unbestimmt lange Zeit intrazellulär angesiedelt ruhen, ohne erkennbare Zellschädigungen zu verursachen. Sie vermögen dann – vereinfacht ausgedrückt – die Antigendeterminanten der Zellmembran zu verändern, die Bildung von Autoantikörpern und von autozytotoxischen Lymphozyten anzuregen und dadurch die schweren autoaggressiven Entzündungsprozesse in Gang zu setzen. Retroviren greifen in den genetischen Apparat des Zellkerns ein. Verschiedenste Reize können die im Zellinnern schlummernden Viren wecken und in eine erneute infektiöse Aktivität versetzen.

Hieraus ergeben sich folgende Fragestellungen: Sind Wirkungen einer Körpertemperaturerhöhung denkbar, wahrscheinlich oder sicher,

die über eine verstärkte Interferonbildung das Eindringen von Viren in Körperzellen behindern und deren Reduplikation bremsen,

die eingedrungene und intrazellulär schlummernde Viren zu neuer infektiöser Aktivität erwecken,

die vielleicht sogar die Körperzellen befähigen, beherbergte Viren aus ihrem Inneren zu eliminieren und dadurch sowohl die spezifische Antikörperproduktion zu beenden als auch eine virusinduzierte Veränderung der Zelloberflächenantigene auszuschalten?

Verhinderung der Zellinvasion und Vermehrung von Viren

Sicher erwiesen ist, daß die Reproduktion freier Viren oberhalb einer bestimmten Temperaturschwelle gehemmt wird. Mehrere Autoren haben die »Abwehrfunktion« genügend hoher Fiebertemperaturen gegenüber Viren betont (Übersicht bei *Eggers* 1971). Erhöhte Körpertemperaturen sind offenbar überwiegend in der zeitlich begrenzten Phase der Virusausbreitung im Organismus wirksam. Eine Temperaturerhöhung könnte somit synchron und additiv virushemmend mit dem körpereigenen Interferon zusammenwirken, dessen Bildung und Freisetzung durch Wärme zusätzlich gesteigert wird. Ob die massive intrazelluläre Virusvermehrung, die oft zum Tod der

als »Kulturmedium« fungierenden Zelle führt, noch auf thermische Reize reagiert, muß zunächst offenbleiben.

Reaktivierung »schlummernder« Viren

Viren, die sich im Stadium der Inaktivität innerhalb von Zellen befinden, können offensichtlich durch erhöhte Temperaturen wieder infektiös werden. Ein Musterbeispiel hierfür ist der Herpes labialis. Nach heutigen Vorstellungen kann das Virus lebenslang ohne erkennbare Krankheitserscheinungen im zugehörigen Ganglion beherbergt werden. Durch Temperaturreize erwacht seine Aktivität, es wandert entlang dem Nervenausläufer in den Lippenbereich und produziert hier eine umschriebene, virulente Infektion mit allen Zeichen einer Entzündung und Zellnekrose. Ist die Lippeninfektion abgeklungen, tritt der Herpes labialis in der Regel immer wieder auf; nach nicht sicher belegten Beobachtungen kann er nach serieller SHT oder Fiebertherapie auch für immer ausbleiben.

Eliminierung von Viren aus der Zelle

Von der intensiv erforschten virusinduzierten Immunschwächekrankheit AIDS ist das zwar sehr seltene Phänomen bekannt, daß unter dem äußerlich erkennbaren Bild einer Heilung auch der nachweisbare HIV-Antikörpertiter schwindet. Dies wird als Zeichen dafür gedeutet, daß der Organismus in der Lage war, sich aus eigener Kraft der infektiösen Viren zu entledigen. Wenngleich auch andere Faktoren zur Erklärung dieses Phänomens zu bedenken sind, so wäre der Gedanke faszinierend, dem Organismus könnten Potenzen innewohnen, Viren tatsächlich aus seinen Zellen zu eliminieren. Ob eine universale und reizstarke Temperatureinwirkung wie die der seriellen SHT oder Fiebertherapie solche Potenzen freisetzen kann, ist ungewiß, aber einer Erforschung wert.

Zusammenfassend spielt die Körpertemperatur bei der Auseinandersetzung des Organismus mit den verschiedenen Virusarten eine bedeutsame Rolle. Trotz und gerade wegen der vielen Ungeklärtheiten halten wir die Zeit für gekommen, die Wirkung der SHT und Fiebertherapie bei akuten und chronischen Virusinfektionen mit wissenschaftlichem Rüstzeug zu untersuchen. Bei sorgfältig kontrollierter Anwendung dieses Therapiekonzeptes dürften unseres Erachtens ernsthafte Gefahren nicht zu befürchten sein.

4.4.11 Wärmewirkung auf Organe und Organfunktionen

Gastrointestinaltrakt

Wenn auch der zugrundeliegende Mechanismus noch weitgehend ungeklärt ist, kann nach tierexperimentellen Befunden und klinischen Beobachtungen kein Zweifel daran bestehen, daß eine Erhöhung der Körpertemperatur die Salzsäurekonzentration im Magensaft vermindert. Hyperazidität sowie das chronisch-rezidivierende Ulcus-ventriculi- und Ulcus-duodeni-Leiden waren früher eine viel angewandte Indikation der SHT und pyrogeninduzierten Fiebertherapie, eingeschränkt jedoch bei drohender Erst- oder Zweitblutung eines Geschwürs. Neben der allgemeinen Förderung der Gewebsdurchblutung wurde zur Erklärung der günstigen Therapiewirkung die thermisch bedingte Tonusabnahme der glatten Wandmuskulatur herangezogen. Von ambulanten IRHT-Patienten wurde uns oft spontan mitgeteilt, daß chronische Beschwerden in der Magenregion im Laufe der Behandlungsserie stetig nachließen. Für die Einzelbehandlung wirkt sich die Herabsetzung des Magenwandtonus so aus, daß eine vorausgegangene ausgiebige Mahlzeit lästiges Völlegefühl und eine Neigung zum Regurgitieren als Zeichen verzögerter Magenentleerung hervorrufen kann. Andererseits wird bei völliger Nüchternheit oft ebenfalls ein Mißempfinden in der Magenregion wahrgenommen, das nach einer vorher eingenommenen kleinen Mahlzeit ausbleibt.

Leber und Gallenblase

Wie in einem früheren Kapitel ausgeführt, kann die Leber als ein im Körperinneren gelegenes Organ während der Phase hoher äußerer Wärmebelastung eine Mangeldurchblutung erleiden. Die Funktionseinschränkung läßt sich aus einer signifikant reduzierten Indocyanin-Clearance ermessen. Als Folgerung für die klinische Praxis sind fortgeschrittene Zirrhosen und progrediente chronische Hepatitiden – sowie vor allem die akute Hepatitis – von SHT-Stufen über 38,5 °C auszuschließen. Für chronische parenchymatöse Entzündungen der Leber und auch des Pankreas glauben wir jedoch, die prähypertherme Wärmeauffüllung (SHT-Vorstufe) oder eine behutsame serielle SHT bis 38,5 °C empfehlen zu können, wenngleich uns keine klinischen Ergebnisse bekannt sind.

Bei Rektaltemperaturen zwischen 38 und 40 °C wurde gelegentlich über eine Erhöhung der Transaminasen berichtet, die über die Dauer der Behandlung hinaus anhielt und ihr Maximum erst 2 Stunden später erreichte. Bei der IRHT bis 38,5 °C/60 Min. (*Zink* u. Mitarb. 1986, 1988) und bei der Hochfrequenz-SHT bis 40 °C/60 Min. (*Fabricius* u. Mitarb. 1979) fand sich bei gesunden Probanden vor, während und 2 Stunden nach der Behandlung jedoch keine Änderung der Enzyme LDH, Gamma-GT, GOT, GPT sowie der Fettstoffwechselparameter Cholesterin und Triglyzeride. Bekanntlich vermindern diese beiden SHT-Methoden mit ihrer geringen direkten Hauterhitzung das Risiko einer reaktiven Minderdurchblutung der Leber.

Der erhöhte Glykogenabbau entspricht der aktivierten Stoffwechselsituation. Meist findet sich im Blut in phasenförmiger Ausprägung ein leicht erhöhter Blutzuckergehalt, mitunter bestehen höhere Werte erst nach Abschluß der SHT. Der

Zitronensäurezyklus wurde nicht alteriert.

Erst bei extremen Temperaturen über 41,5 °C erleidet die Eiweißsynthese eine markante Einbuße als Zeichen einer Parenchymschädigung. Die Extrem-SHT führte bei manchen Patienten zu einem mäßiggradigen Ikterus auf dem Boden einer Cholestase, die durch Leberbiopsie nachzuweisen war. Wenn hohe Temperaturen über 40 °C im Tierexperiment zu histologischen Gewebsschädigungen geführt hatten, waren diese meist innerhalb 48 Stunden reversibel, was auf die gute Regenerationsfähigkeit des Lebergewebes hinweist.

Über thermische Einflüsse auf die Produktion der Gallenflüssigkeit ist uns nichts bekannt geworden. Die akute Cholezystitis scheidet für eine SHT- und Fiebertherapie aus. Bei chronischer Cholezystitis ist stets das Risiko einer Empyementwicklung zu bedenken.

Zusammenfassend gebieten fortgeschrittene Leberparenchymerkrankungen und entzündliche Gallengangs- und Gallenblasenaffektionen Vorsicht bei der Anwendung der SHT und Fiebertherapie und verbieten eine Körpertemperaturerhöhung über 38,5 °C. Die prähypertherme Vorstufe und die »milde« SHT halten wir jedoch für unbedenklich und für eine wertvolle Unterstützung der Therapie.

Nieren und Harnwege, harnpflichtige Substanzen

Bis 40,5 °C Körpertemperatur sind keine thermischen Schädigungen am normalen Nierengewebe bekannt. Eine vorübergehende Funktionseinschränkung kann in der Temperaturanstiegsphase einer SHT und pyrogeninduzierten Fieberreaktion eintreten und mahnt, bei stark herabgesetzter Organfunktion höhere SHT-Stufen mit Zurückhaltung und unter sorgfältiger Überwachung der Nierenleistung anzuwenden.

Mit dem unter erhöhten Gewebstemperaturen und einschneidender Streßbelastung beschleunigten Eiweißabbau fallen im Blut vermehrt Harnstoff, Ammoniak und Kreatinin an, die aber erst dann zur Stickstoffretention (Reststickstoff) führen, wenn die glomeruläre Filtrationsrate bei extensiven und extremen Körpertemperaturen absinkt.

In die Diurese greifen mehrere Faktoren ein: die Größe des Wasser- und Elektrolytverlustes im sezernierten Schweiß, die tubuläre Funktion, bei der Vollbad-SHT (Überwärmungsbad) der hydrostatische Druck. Unübersichtlich verhält sich im Wirkungsfeld dieser Faktoren auch der Elektrolythaushalt. Die Zufuhr von NaCl und anderen Elektrolyten in Trinklösung oder durch intravenöse Tropfinfusion ist während einer mehrstündigen hohen SHT ratsam. Nach der Behandlung normalisieren sich die Elektrolyte sowie alle passageren Funktionsbeeinträchtigungen in der Regel wieder rasch.

Bei den entzündlichen Nieren- und Harnwegserkrankungen sind die im Abschnitt »Entzündungsformen« besprochenen Argumente zu bedenken. Klinisch höchst interessant, aber schwierig zu erklären, sind Besserungen und Heilungen des nephrotischen Syndroms, die in der Literatur beschrieben und noch 1959 von *Scheuerlen* nach einem künstlich gesetzten Erysipel mitgeteilt wurden.

Organspezifische Kontraindikationen betreffen unseres Erachtens nur Körpertemperaturen über 38,5 °C bei fortgeschrittenen Parenchymdestruktionen mit drohender Urämie, ferner den Zustand nach Nierentransplantation. Die IRHT erlaubt unter üblichen Zimmerbedingungen mit niedriger Kabinentemperatur eine mit der Sauna vergleichbare, wenig belastende Ausscheidung großer Schweißmengen, besonders wenn die Haut hierbei unbedeckt ist und der Schweiß auf ein untergelegtes saugfähiges Tuch abfließen kann. Ist die Auffüllung der Körperflüssigkeit gewährleistet, können über die Haut bedeutende Mengen harnpflichtiger Substanzen aus dem Blut eliminiert werden.

Luftwege und Lunge

Der durch die glatte Muskulatur bestimmte Wandtonus der Luftröhre und der Bronchien und die Zusammensetzung des von der Schleimhaut sezernierten Schleims stehen in engem funktionellem Zusammenhang. Die Bewegung der Atemluft kühlt ständig die Rachen- und Bronchialschleimhaut, besonders wenn entzündliche Veränderungen der Nasenschleimhäute die Atemluft nicht anfeuchten. In diese Funktionsabhängigkeiten greift oft schon die prähypertherme Wärmeauffüllung des Körpers als erste Stufe einer IRHT ein, indem sowohl der muskuläre Hypertonus gemindert als auch ein wasserreicher Schleim sezerniert wird. Bei fortgeschrittenen Stadien einer spastischen Bronchialobstruktion hält diese regelmäßig zu beobachtende Erleichterung allerdings nicht lange an; erst eine Behandlungsserie mit Körpertemperaturen bis etwa 38,5 °C (Stufe 2) kann langfristige Besserungen erwarten lassen. Die chronische asthmatoide Sinubronchitis als sehr weitverbreitetes Leiden ist dadurch – wie auch *Zaltenbach* (1988) betont – einer wirksamen und wenig aufwendigen IRHT-Behandlung zugänglich. Im Gegensatz zu einer offenen Tuberkulose, die als strenge Kontraindikation gilt, wurde die aktiv-produktive Lungentuberkulose früher nicht von einer SHT-Behandlung bis 39 °C ausgeschlossen. Chronifizierende Pneumonien bakteriellen oder viralen Ursprungs sollen sich beschleunigt gelöst haben. Die Kombination mit antibiotischer Pharmakotherapie und auch mit einer geeigneten Atemgymnastik erscheint uns hier besonders sinnvoll. Über eigene Erfahrungen verfügen wir nicht.

Bewegungs- und Stützfunktionen

Wie uns die Nuklearmedizin erneut vor Augen führt, ist der Knochensubstanz ein lebhafter Stoffwechsel eigen. So liegt es nahe, daß die Erhöhung der Körpertemperatur auch diese metabolischen Abläufe anregt. Bis jetzt ist noch nicht geklärt, ob eine Kalksalzverarmung des Knochens nachhaltig durch die SHT oder Fiebertherapie zu beeinflussen ist. Der bei der Osteoporose oft geklagte Periostschmerz spricht nach unseren Erfahrungen meist gut auf IRHT-Behandlungen an.

Auch über Wirkungen der SHT bei der Frakturheilung liegen kaum Berichte vor. Nun verbietet ein Gipsverband in der Regel eine Vollbad-SHT, die operative Frakturbehandlung eine Hochfrequenz-SHT, während eine IRHT gut durchführbar ist. Die Heilung der zahllosen Unfallfrakturen zu beschleunigen ist ein erstrebenswertes Ziel. Aufgrund ausgedehnter eigener Erfahrungen beschleunigt die Temperaturerhöhung im Gesamtkörper jedenfalls die Remobilisation von Gelenken, die nach unfallchirurgischen Operationen oder ruhigstellender Frakturbehandlung weitgehend versteift waren. Aktive und passive Dehnungsübungen sind während der IRHT im trockenen Kabinenmilieu leicht zusätzlich durchzuführen. Bei der Erweichung der Kontrakturen messen wir der Erhöhung des Wassergehaltes in dem bradytrophen Kapselgewebe die Hauptrolle zu.

Eine verbesserte Nährstoffversorgung des Gelenkknorpels ist für die Arthroseentwicklung zweifellos von immenser Bedeutung. Wenn auch vorliegende Untersuchungen hierüber keine überzeugende Auskunft geben, so kann doch das Zusammenwirken von Muskelrelaxation, Regenerationsförderung und Schmerzminderung bei der SHT die klinischen Besserungen bei nicht zu weit fortgeschrittenen Arthrosen erklären. Jedenfalls sind die Beziehungen zwischen Muskeltonus und Gelenkfunktion eine ausschlaggebende Größe bei wohl allen Gelenkaffektionen, seien diese degenerativer oder entzündlicher Natur.

Unter den primär nicht-entzündlichen Störungen der Bewegungsfunktionen stehen die chronisch-rezidivierenden Schmerzsyndrome der Wirbelsäule mit Ausstrahlungen in den Hinterkopf, den Schulter-Arm-Bereich sowie in die Hüftgelenke und Beine an hervorragender Stelle. Abgesehen von den deprimierenden Auswirkungen auf das Lebensgefühl der Betroffenen sind die chronischen Myalgien von immensem volkswirtschaftlichem Gewicht. Kein Zweifel besteht, daß lokale Fehltonisierungen in der Skelettmuskulatur ursächlich einen entscheidenden Faktor darstellen. Umschriebene schmerzhafte Muskelverhärtungen (Myogelosen), an typischen Prädilektionsstellen regelmäßig zu tasten, blokkieren die freie Beweglichkeit. Die SHT führt zu einer gleichmäßigen detonisierenden Temperaturerhöhung in der Gesamtmuskulatur. Diese Vorstellung wurde durch ausgedehnte Erfahrungen mit der IRHT bestätigt. Mit den je einstündigen Phasen der Infrarotbestrahlung und der anschließenden Wärmestaupackung haben wir bei unseren ambulanten Patienten nach sechs Behandlungen oft Besserungen beobachtet, die denen eines kurmäßigen Heilverfahrens gleichkommen. 10–12 Behandlungen in serieller Anwendung ließen sicher noch eine höhere Besserungsquote erwarten.

Haut und Unterhautgewebe

Die umfassende funktionelle Bedeutung der Haut für die Lebensfähigkeit des Individuums wird in neuerer Zeit wieder besonders gewürdigt. Außer dem mechanischen Schutz gegenüber der Außenwelt nimmt sie auch immunologische Funktionen wahr. Therapeutisch übt eine Erhöhung der Körpertemperatur bei gleichzeitiger äußerer Thermoisolation zweifellos den denkbar intensivsten physikalischen Einfluß vom Körperinneren her auf die Hautoberfläche aus. Dabei ist stets zu bedenken, daß bei einer durchschnittlichen Hauttemperatur von etwa 25 °C schon die Angleichung an die Kerntemperatur eine »Schalenhyperthermie« um 12 °C herbeiführt, also einen dreimal höheren Erwärmungsgrad, als er dem Körperkern zumutbar ist.

Die temperaturabhängige Steigerung des Stoffwechsels, der Gewebsdurchfeuchtung und der Durchblutungsgröße muß somit die Haut und das Unterhautgewebe besonders betreffen. Bei der thermoregulatorischen Entwärmungsreaktion steigt die Blutfülle in der Körperschale eminent an. Auch die im Fieberstadium gerötete Haut führt die starke Durchblutung sichtbar vor Augen.

Unter dem Einfluß feuchtwarmen tropischen Klimas heilen Wunden bekanntlich rascher als in anderen Erdzonen. Eitrig belegte Hautwunden reinigen sich nach eigenen Erfahrungen mit der IRHT rascher als sonst zu erwarten. Narbenkeloide nach Hautverbrennungen haben sich nach mehrfachen Behandlungen deutlich zurückgebildet.

Bei den ungemein vielgestaltigen dermatologischen Krankheitsbildern wirken neben äußeren Einflüssen die Durchblutungsqualität in Haut und Unterhautgewebe wie auch die hormonelle und immunologische Gesamtsituation des Organismus entscheidend mit. Die funktionale Eingewöhnung einer verstärkten Durchblutung sowie die langfristigen systemischen Umstellungen auf vegetativnervöser und hormoneller Ebene und im Immunstatus, wie sie von einer seriellen SHT und Fiebertherapie erwartet werden können, bleiben auf die Haut und Unterhaut nicht ohne nachhaltigen Einfluß.

In der früheren Literatur über die beiden Formen therapeutischer Körpertemperaturerhöhung sind dermatologische Indikationsstellungen auffallend häufig. Einen großen Anteil nehmen zwar Hautaffektionen ein, die heute zuverlässig und dauerhaft auf pharmakotherapeutischem Wege behandelt werden können. Bei therapieresistenten Krankheitsfällen und zur thermischen Intensivierung der konventionellen Behandlungsmethoden könnte es jedoch nutzbringend sein, sich der oft eindrucksvollen früheren Berichte aus der Zeit vor der Einführung der Antibiotika und des Kortisons zu erinnern. So empfehlen wir eine Unterstützung der schwierigen Behandlung der weitverbreiteten Acne conglobata. Hautallergosen wurden in einem früheren Kapitel angesprochen. Bei hartnäckigen Ekzemen und essentiellen Pruritusformen erbrachte die pyrogeninduzierte Fiebertherapie mit Pyrifer »außerordentlich zufriedenstellende Ergebnisse«.

Einen Versuch bei Lupus erythematodes und Sklerodermie, die heute zu den Autoimmunopathien zählen, halten wir für vertretbar. *Raab* (1939) zitiert Mitteilungen, nach denen die Psoriasis in 50 % der Fälle auf SHT und Fiebertherapie ansprach. Wenn nach Monaten oder Jahren Rezidive auftraten, so wurden aus uns unverständlichen Gründen meist keine neuen Behandlungsserien eingeleitet. Der kosmetische Effekt auch der milden Stufen einer seriellen IRHT darf nicht außer acht bleiben. Die pralle Glätte der Haut während und unmittelbar nach der Behandlung ist höchstwahrscheinlich dem gesteigerten Wassergehalt des Gewebes zuzuschreiben und wert, durch wiederholte SHT »funktional habituiert« zu werden.

Abschließend seien diesem Kapitel noch einige Anmerkungen über Erkrankungen des Auges angefügt. Im zweiten Viertel dieses Jahrhunderts, der Blütezeit der SHT und Fiebertherapie, wurden das Hornhautulkus sowie die akute und chronische Iritis mit »ausgezeichneten Behandlungsergebnissen« behandelt (zit. nach *Raab* 1939). Nach Einführung der Sulfonamide erbrachte die Kombinationsbehandlung oft noch eine Verbesserung der Resultate. Auch kleinste Pyriferdosen erwiesen sich bei der pyrogeninduzierten Fiebertherapie als sehr wirksam (*Spiecker* 1950). Klinische Besserungen setzten in der Regel nach der dritten bis vierten Injektion ein.

Fortpflanzungsfunktionen

Spermien

Die Vermehrungs- und Reifungsperioden des Samens sind sehr temperatursensibel wie alle rasch ablaufenden Zellteilungsvorgänge. Die Voraussicht, daß der Hoden seine Funktion nicht einmal innerhalb des 37 °C warmen Körperkerns ausüben kann, bewegt den fötalen Organismus schon vor der Geburt dazu, diese Organe ins Skrotum zu verlagern. Die Folgen des Kryptorchismus sind bekannt.

Thermische Funktionseinbußen des Hodens durch Fieber oder kurzfristige Temperaturerhöhung von außen her haben sich als reversibel erwiesen. Dennoch kann es im Extremfall 50 Tage dauern, bis wieder reife Spermien nachweisbar sind. Ausgereifte Spermien im Nebenhoden sind relativ hitzeresistent, so daß die thermisch bedingte männliche Sterilität mit-

unter erst einige Zeit nach einer SHT-Behandlung oder einem Fieber eintritt. Hitzeveränderungen am Genmaterial der Stammzellen, die sich auf die Milliarden reifer Spermatozoen übertragen könnten, sind nicht bekannt. Nach IRHT-Behandlungen wurde mehrfach über eine unerwartete Besserung der erektilen Potenz berichtet.

Ovarium und Eizelle

Bei den Eizellen sind in dem besprochenen Temperaturbereich bis 40,5 °C keine Schädigungen zu befürchten. In Tierversuchen konnte allenfalls eine zeitliche Verschiebung der Ovulation beobachtet werden.

Die Sterilität der Frau kann von mehreren Ebenen des psychosomatischen Gefüges ausgehen. Die durch eine wiederholte SHT ausgelösten Stoffwechselveränderungen, Erhöhung des Wassergehaltes im Gewebe und Verminderung eines muskulären Hypertonus im Genitalbereich können möglicherweise erklären, daß langdauernde Sterilität einige Wochen nach einer Behandlungsserie mit IRHT mehrfach in eine Konzeption und normale Schwangerschaft ausmündete.

Fötale Entwicklung

Von immenser Wichtigkeit ist die Frage, ob nach der Verschmelzung von Samen und Eizelle die fötalen Zellteilungen und die Organentwicklung, die Eiimplantation und die Plazentation durch erhöhte Körpertemperaturen beeinträchtigt werden können. Bei Tierexperimenten sind nach intensiver äußerer Hitzeexposition in der Frühgravidität schwere Mißbildungen bekannt geworden. Beim Menschen wurden für das Auftreten von Mikrozephalie und anderen Mißbildungen sogar bereits Saunabesuche in den ersten Wochen der Schwangerschaft angeschuldigt. Andererseits konnten bei SHT und pyrogeninduziertem Fieber bis zu Temperaturen um 41 °C keine Anomalien der Fötalentwicklung festgestellt werden. Sehr wahrscheinlich betrifft eine Gefährdung nur ganz begrenzte Zeitabschnitte des frühen Fötalstadiums, und dies mehr bei hoher Hitzebelastung der Haut, die ja zum einen eine starke Streßwirkung hat und zum anderen eine zeitweise Mangeldurchblutung von Organen im Körperinneren hervorrufen kann. Wenn aber auch nur die geringste Möglichkeit einer Keimschädigung besteht, ist eine SHT oder Pyrogentherapie während der ersten Schwangerschaftswochen absolut kontraindiziert. In der zweiten Schwangerschaftshälfte und Vorgeburtsperiode sind mildere Stufen einer therapeutischen Körpertemperaturerhöhung unbedenklich.

Das Wirkungsspektrum der physikalisch gesteuerten Ganzkörperhyperthermie (SHT) und der pyrogeninduzierten Fiebertherapie zeigt schillernde Facetten. Die durch die meßbare Körpertemperaturerhöhung ausgelösten Phänomene werden dem rationalen Bedürfnis nach einer geradlinigen Ursachen-Wirkungskette nicht immer gerecht.

Einer Erhöhung des Wärmeinhaltes begegnet der Organismus, der außerordentlich konsequent seine Innentemperatur verteidigt, mit heftigen Abwehrreaktionen. Je intensiver die Wärmezufuhr, um so größer ist die Streßbelastung, die den Gesamtorganismus alarmiert und die Verträglichkeit begrenzt.

Auf der anderen Seite regt die Akkumulation thermischer Energie im Körper physiologische Prozesse an, die bis zu einem oberen Temperaturschwellenwert fast ausschließlich funktionsfördernd wirken. Diese beiden Wirkfaktoren sind unlösbar miteinander verkettet.

Um die positiven Allgemeinwirkungen der gezielten Körpertemperaturerhöhung ohne Schaden voll zu nutzen, sollte also der Streßanteil möglichst niedrig gehalten und eine kritische Wärmedosis nicht überschritten werden. Dann läßt die serielle Anwendung der Ganzkörperhyperthermie und der Fiebertherapie, besonders in Verbindung mit anderen Therapieformen, auch heute noch wesentliche Impulse für die Behandlung vieler Krankheiten erwarten.

5 Therapeutische Praxis der Ganzkörper-hyperthermie (SHT) und Fiebertherapie

5.1 Übersicht früher angewandter Indikationen

Als erste Orientierung stellen wir diesem Kapitel in Stichworten eine wenn auch unvollständige Übersicht der Krankheiten voran, bei denen nach SHT und Fiebertherapie über Besserungen oder Heilungen berichtet wurde. Zweifellos stand hinter der unkritisch erscheinenden Auswahl der Indikationen oft die therapeutische Hilflosigkeit gegenüber vielen Erkrankungen, eine Situation, die uns auch heute nicht fremd ist. Man setzte hohe Erwartungen in eine Therapie, die in Nachahmung des spontanen Fiebers von der Natur vorgezeichnet erschien. Schon von den Ärzten des Altertums und Mittelalters waren nach interkurrenten Fieberzuständen Erstaunen erregende Wendungen bei langwierigen unheilbaren Leiden beobachtet worden. Die von der Empirie angefachte Nachahmung und ein Vertrauen zur Natur standen also an der Wiege der Fiebertherapie und SHT. Nach und nach eröffnete das naturwissenschaftliche Denken immer weitere Einblicke in physiologische und pathophysiologische Abläufe und eine differenziertere Betrachtungsweise der therapeutischen Körpertemperaturerhöhung.

In der Literatur genannte Indikationen mit positiver Therapiewirkung (die teilweise nicht mehr gebräuchliche Nomenklatur wird beibehalten):

Herz, Kreislauf, Blut: Hypertonie, neurozirkulatorische Dystonie, periphere Durchblutungsstörungen, funktionelle Kreislaufstörungen, M. Winiwarter-Buerger, trophische Hautulzera, Zustand nach Erfrierungen, Endocarditis lenta, Periarteriitis nodosa, Agranulozytose, Endarteriitis, nicht fortgeschrittene Angina pectoris, Migräne

Atemorgane: Chronifizierte Pneumonie, Asthma bronchiale, obstruktive Bronchialleiden, Rhinobronchitis, Sinusitis der NNH, allergische Rhinitis

Magen-Darm-Trakt: peptische Ulzera an Magen und Duodenum, Colitis ulcerosa, funktionelle Diarrhöen, Amöbenruhr, chronische Pankreatopathie, Hepatitis

Harnapparat: subakute und chronische Nephritis, Feldnephritis, Nephrose, Zystopyelitis, Reizblase, Enuresis, Epididymitis, Prostatitis, Morbus Reiter

Bewegungsapparat: chronische Polyarthritis, Morbus Bechterew, Arthrosis deformans, degenerative Arthropathien, Lumboischialgie, Arthritis urica, fistelnde Knochen- und Gelenktuberkulose

Augen und HNO-Bereich: Keratitis, Iritisformen, Konjunktivitis, Trachom, Verletzungen, Retrobulbärneuritis, venerische Augenaffektionen, toxische Amblyopien; Sinusitis der Nasennebenhöhlen, Schallempfindungsstörungen

Haut: Pyodermien, Erysipel, Pruritus, Mycosis fungoides, Acne vulgaris, seborrhoisches Ekzem, Lichen ruber, Erythrodermie, Furunkulose, Ulcus cruris, Urtikaria, allergische Dermatosen, Dermatomyositis, Kälteurtikaria, Ekzemformen, Psoriasis, Lupus erythematodes, Sklerodermie, Acrodermatitis atrophicans, Lupus vulgaris, torpide Hautdefekte, verzögerte Wundheilung, Erfrierungen und Kälteschäden, Elephantiasis

Infektionskrankheiten: Diphtherie einschließlich Bazillenausscheidern, Meningitisformen, Poliomyelitis im Akutstadium, Typhus und Paratyphus einschließlich Bazillenausscheidern, Wolhynisches Fieber, Pertussis, Febris undulans Bang, Morbus recurrens, Toxoplasmose, Malaria, Lepra, frische venerologische Infektionen, Lues in verschiedenen Stadien

Hormonelle Dysfunktionen: dienzephale Fett- und Magersucht, Diabetes insipidus, Myxödem (Kontraindikation Hyperthyreose), Klimakterium und andere Formen der Ovarialinsuffizienz

Gynäkologische Erkrankungen: Adnexitis, Sterilität (ähnlich den Moorbad-Indikationen)

Neurologische Erkrankungen: Enzephalitisformen, Neuralgien, Trigeminusneuralgien, Fazialisparese, aszendierende Polyradikuloneuritis Guillain-Barré, Erbsche Muskeldystrophie, postdiphtherische Polyneuritiden, Epilepsie, poliomyelitische Paresen, progressive Paralyse, multiple Sklerose, Neurolues, Tabes, Parkinsonismus, spastische Paresen, amyotrophische Lateralsklerose, Chorea minor, Paresen nach Hemiplegie, Stumpf- und Phantomschmerzen nach Amputation, toxische Neuritiden

Psychiatrische Erkrankungen: schizophrener Formenkreis, degenerative Psychosen, Depressionen, alkoholische Psychosen, Suchtkrankheiten

Bösartige Geschwülste

Angesichts einer solch reichhaltigen Indikationsliste mag man sich fragen, warum die vielen Anläufe, die SHT und Fiebertherapie dauerhaft in die Praxis der Humanmedizin einzugliedern, immer wieder versandeten. Im Grunde sieht unsere Darstellung ihre Hauptaufgabe darin, einer Antwort auf diese Frage näherzukommen. In möglichst kritischer Auseinandersetzung versuchten wir bisher die Grundlagen dieses Therapieprinzips aus der Sicht der thermoregulatorischen Abläufe, der besonderen methodischen Eigenheiten und der bekannten oder doch wahrscheinlichen Wirkungskomponenten zu beleuchten. Übertragen wir die zwar noch lückenhaften Kenntnisse auf die therapeutische Praxis, sollte zunächst prinzipiell der Standort umrissen werden, den hier die SHT und die pyrogeninduzierte Fieberreaktion in Gegenwart und Zukunft einnehmen könnten.

5.2 Heutige Stellung der SHT und Fiebertherapie im therapeutischen Arsenal

Zunächst ist allen exzentrischen Tendenzen von vornherein Einhalt zu gebieten, in dem zweifellos universal einwirkenden Therapieprinzip ein Allheilmittel zu sehen. Der fast hymnische Ausruf des Griechen Parmenides aus vorchristlicher Zeit, er wolle alle Krankheiten heilen, gäbe man ihm ein Mittel, Fieber zu erzeugen, weckt verfehlte Hoffnungen. Solche Globalansprüche stehen auf schwankendem Boden und können einen seriösen Therapieansatz mit Recht in Mißkredit bringen.

Die SHT wie auch der pyrogeninduzierte Fieberstoß können zunächst allein als zusätzliche, unterstützende Therapiemaßnahme zu den bewährten und pathophysiologisch begründbaren Behandlungsformen angewandt werden. Die operativen, medikamentösen und physikalischen Therapieverfahren haben besonders in den letzten Jahrzehnten einen so hohen Entwicklungsstand erreicht und ein so überzeugendes Erfahrungsgut angesammelt, daß sich der Kampf gegen die Krankheit ganz vorwiegend auf diese neuzeitlichen Möglichkeiten stützen muß.

Andererseits – und das kann ebensowenig verschwiegen werden – stößt die moderne Medizin auch heute noch allzuoft an unüberwindbare Grenzen. Viele chronische Erkrankungen infektiöser und immunpathogener wie auch degenerativer Natur und fortgeschrittene maligne Krankheitsstadien trotzen einer kausalen Behandlung und führen unter kostspieligen symptomatisch-palliativen Maßnahmen zu langjährigem quälendem Siechtum und verfrühtem Tod. Der Einsatz hochwirksamer Pharmaka ist oft mit Nebenerscheinungen gepaart, die das Lebensgefühl des Patienten beeinträchtigen und bei unachtsamer Anwendung selbst lebensbedrohlich werden können. Eine medikamentöse Dauertherapie hebt mitunter die Autonomie körpereigener Regulationen auf und erzwingt eine Abhängigkeit bis zum Lebensende.

Bei nicht wenigen dieser chronischen Erkrankungen sehen wir allerdings reale Chancen für die SHT und Fiebertherapie.

Unsere Überzeugung ist, daß sie früher oder später als adjuvante Therapiemaßnahme oder in »ausbehandelten« Krankheitsstadien wieder einen klar umrissenen Platz in einer neuzeitlichen Medizin finden werden, und zwar:

● in gezielter Interaktion mit der Pharmakotherapie,
● zur Vor- und Nachbehandlung chirurgischer Eingriffe,
● zur Unterstützung physikalisch-therapeutischer Maßnahmen,
● zur Beeinflussung ungenügend ansprechender oder völlig therapieresistenter Krankheitszustände,
● zur Stabilisierung erreichter Therapieerfolge und zur allgemeinen Prävention.

Dabei ist ihnen mit hoher Wahrscheinlichkeit die Wirkung zuzusprechen, in den Regulationssystemen des Gesamtorganismus diejenigen Potenzen zu aktivieren und zu stärken, die ihm in jeder Krankheitsphase noch als »spontane Selbstheilungskräfte« innewohnen, eben jene Regulationskräfte, die auch den Gesunden trotz stets präsenter gefährdender Einflüsse vor einer Erkrankung schützen. Schließlich halten wir es für denkbar, daß manche der heute gebräuchlichen, in das pathophysiologische Gefüge des Körpers eingreifenden Therapieformen durch die Langzeitwirkungen einer seriellen SHT und Fiebertherapie abgebaut oder ganz eingestellt werden können.

Zunächst wird man danach fragen müssen, welche Methode sich für den praktisch-therapeutischen Einsatz besonders eignet.

5.3 Wahl der Methode

Wir haben begründet, warum wir uns in dieser Darstellung auf Körpertemperaturerhöhungen bis etwa 40,5 °C beschränken. Die verschiedenen Verfahren der SHT wurden eingehend beschrieben und verglichen. Hinsichtlich räumlicher Ungebundenheit, installatorischer und apparativer Voraussetzungen, Steuerung und Überwachung der Körpertemperatur, niedrigen Überwachungsaufwandes und wohl geringster systemischer Belastung des Organismus gaben wir der IRHT den Vorzug. Mit ihr verbinden uns nicht nur Jahrzehnte methodischer und apparativer Entwicklung, sondern auch ausgedehnte praktische Erfahrungen. Es liegt uns jedoch fern, andere Verfahren niedriger zu bewerten.

Das Überwärmungsbad hat sich zweifellos fast ein Jahrhundert lang vielfältig bewährt; allerdings haben ihm neuere Untersuchungen eine höhere Streßbelastung im Vergleich zur IRHT nachgewiesen. Für eine möglichst rasche Aufwärmung des Körpers bietet die Bade-SHT infolge ihrer hohen konduktiven Wärmezufuhr über die gesamte Körperoberfläche gute Voraussetzungen.

Die Hochfrequenz-SHT in Form des Spulenfeldes kann sich auf eine relativ gleichmäßige Erwärmung der durchstrahlten Körperregionen unter Beibehaltung des natürlichen Temperaturgefälles im Körper berufen und wird auch heute zur Erzeugung der genannten Temperaturgrade in klinischer Routine angewandt (*Engelhardt* 1983); eine stetige elektronische Registrierung der Körpertemperatur und anderer Parameter ist jedoch wegen der Unverträglichkeit von hochfrequenter Schwingungsenergie und jeglichem Metall relativ kompliziert und anfällig.

Mit der pyrogeninduzierten Fieberreaktion werden seit mehreren Jahren neue methodische und therapeutische Erfahrungen gesammelt (*Göhring* 1986, 1987; *Krause* u. Mitarb. 1989). Allerdings wurden der Fiebertherapie schon immer die eingeschränkte Steuerbarkeit der Körpertemperatur und sehr heftige thermoregulatorische Reaktionen bis zum Schüttelfrost angelastet. Letztere können durch intensive Wärmezufuhr von außen gemildert werden. Als wichtiger Vorzug der Fiebertherapie ist die unmittelbare stimulierende Wirkung von Pyrogenen auf das Immunsystem hervorzuheben, dies sogar schon in sehr niedrigen Konzentrationen, die noch kaum Fiebertemperaturen auslösen.

Prinzipiell sind alle Varianten der therapeutischen Körpertemperaturerhöhung anwendbar, für welche die räumlichen und apparativen Bedingungen sowie die personellen Voraussetzungen vorgegeben sind. Auch kann durchaus kreative Phantasie walten, die Vorzüge der verschiedenen Verfahren sinnvoll zu kombinieren, besonders um die Streßbelastung des Patienten möglichst klein zu halten. Einige Beispiele mögen dies veranschaulichen.

Wir haben darauf hingewiesen, daß die Anstiegsphase der Körpertemperatur bei einem angestrebten Zielwert über 38,5 °C verkürzt und subjektiv verträglicher gestaltet werden kann, wenn der Wärmeinhalt des Körpers schon vor dem eigentlichen Behandlungsbeginn durch Muskelarbeit, durch ein heißes Brause- oder Vollbad oder durch andere Erwärmungsformen angehoben wurde. Der Bestrahlung bei der IRHT könnte eventuell auch eine Vorwärmung des unteren Rumpfbereiches mit Hochfrequenzenergie nach *Raab* (1939) bis zum Beginn des Schwitzens vorausgeschickt werden.

Besondere Beachtung verdient die methodische Kombination von SHT und Pyrogenreaktion. Die komplementären thermoregulatorischen Abläufe können aufeinander abgestimmt werden, indem etwa 60–120 Minuten vor SHT-Beginn eine relativ kleine Pyrogendosis intravenös injiziert wird, um das hypothalamische Temperaturzentrum leicht anzustoßen, ohne jedoch einen wesentlichen Temperaturanstieg anzuregen. Ein solches Vorgehen könnte die physikalisch erzeugte, steuerbare Körpertemperaturerhöhung sowohl durch die direkte biochemische Immunstimulation ergänzen als auch die thermoregulatorische Belastung vermindern. Dieses Kombinationsprinzip wurde in der Literatur vereinzelt erwähnt; unsere eigenen Erfahrungen beschränken sich bis jetzt nur auf Selbstversuche.

Bei hohen SHT-Stufen über 39 °C ist an eine zusätzliche medikamentöse Streßminderung durch die Gabe von Betarezeptorenblockern zu denken, die die sub-jektive Verträglichkeit verbessern kann. Oxazepam-Derivate entfalten erfahrungsgemäß nur eine kurzzeitige sedative Wirkung. Auf eine Verwendung von Opiatabkömmlingen, auf die *Raab* (1939) gelegentlich zurückgriff, sollte möglichst verzichtet werden.

Zusammenfassend spielt die Wahl der Methodik für die Praxis der therapeutischen Körpertemperaturerhöhung sicher eine wichtige Rolle. Eine durchdachte Kombination zwischen den verschiedenen SHT-Verfahren und die zeitgerechte Applikation niedrig dosierter endogener oder exogener Pyrogene könnte die Verträglichkeit und die Wirkungen der Behandlung verbessern. Die unterstützende Verabreichung vegetativ und zentral sedierender Pharmaka ist zu erwägen.

5.4 Vorbereitungen für SHT und Fiebertherapie

Jeder Anwendung der SHT und pyrogeninduzierten Fiebertherapie muß selbstverständlich eine sorgfältige Anamnese und Allgemeinuntersuchung vorausgehen. Auf das aktuelle Beschwerdebild ausgerichtete gezielte Fragestellungen können bei den Nachbefragungen jeweils in gleicher Formulierung verwendet werden.

Von großem Vorteil ist es sicher, wenn der Patient über seine Befindlichkeit und Beschwerden ein Tagebuch – am besten in gehefteter Loseblattform – führt. In dieses sollten zunächst täglich die spontanen Selbstwahrnehmungen eingetragen und vorformulierte Fragen kurz beantwortet werden. Je nach dem subjektiven Empfinden der Erholung von der Belastung der vorausgegangenen Behandlung richtet sich das Zeitintervall zwischen den Applikationen.

Im Hinblick auf die Spätwirkungen sind nach Abschluß einer Behandlungsserie allwöchentliche vordatierte Eintragungen wichtig. Sie können die Entscheidung erleichtern, ob und wann diagnostische Kontrollen oder eine Wiederholungsserie durchgeführt werden sollten.

Die klinische Diagnose sollte vor Behandlungsbeginn durch möglichst klare Ausgangsdaten erhärtet sein, die im weiteren Verlauf gezielt kontrolliert werden können. Fortgeschrittene Funktionseinbußen des Herz-Kreislauf-Systems, des Gehirns und anderer lebenswichtiger Organe können den Patienten von vornherein von höheren SHT-Stufen oder von einer intensiven Fiebertherapie ausschließen. Die seltenen speziellen Kontraindikationen werden in einem späteren Abschnitt abgehandelt.

Notfallmedizinische Vorbereitungen sind erfahrungsgemäß kaum vonnöten. Die Behandlung kann jederzeit unterbrochen, eine Abkühlung des Patienten mit einfachen Mitteln in Kürze erreicht werden. Vorsorglich sollten jedoch Notfallmedikamente wie Kortikoide und rasch wirksame Herzglykoside bereitliegen. Sie können durch eine bereits angelegte i. v. Tropfinfusion ohne Verzögerung verabfolgt werden.

Der bei hohen SHT-Stufen meist starke Schweißverlust wird durch enterale Flüssigkeitszufuhr über die i. v. Tropfinfusion von physiologischer NaCl-Lösung, angereichert mit einem Elektrolytgemisch, ausgeglichen. Meist genügt aber auch das Trinken von warmem Tee. Nach Abschluß der Behandlung muß ein vorgewärmtes Bett oder eine andere Liege zur Nachruhe bereitstehen.

5.5 Indikationsrichtlinien der seriellen SHT und Fiebertherapie

Beim Blick auf die ungemein komplexen Wirkungen versteht es sich von selbst, daß bei der SHT und Fiebertherapie keine scharf abgegrenzte Indikationsstellung in Art eines Arzneirezeptbuches oder eines unmittelbar korrigierenden operativen oder medikamentösen Eingriffes in eine genau diagnostizierte pathophysiologische Veränderung denkbar ist. Am angemessensten erscheint es uns, den aufsteigenden Stufen der Körpertemperaturerhöhung Indikationsrichtlinien zuzuordnen, die schwerpunktmäßig bei verschiedenen Krankheitsformen anzulegen

sind, aber nicht strikt eingehalten werden müssen.

Die von uns als obere Grenze einer breit anwendbaren therapeutischen Körpertemperaturerhöhung bezeichnete hohe SHT von 40 ± 0,5 °C ist keineswegs als Standard zu betrachten, der für jede Indikation erreicht werden müßte. Die Forderung möglichst hoher Körpertemperaturen über möglichst lange Dauer war in den dreißiger Jahren vorherrschend. Ungeachtet der krankheitsbedingten allgemeinen Schwächung des Organismus wurden häufig aus Prinzip Temperaturgrade von wenigstens 40 °C und mehr über viele Stunden postuliert. So waren ernste Behandlungszwischenfälle, auch mit tödlichem Ausgang, zu beklagen, die das Therapieprinzip schwer belasteten, aber heute absolut vermeidbar sind. *Lampert* (1948) hat dann nachdrücklich darauf hingewiesen, daß verschiedene Krankheitsgruppen einer unterschiedlichen Überwärmungsintensität bedürfen. So gilt auch für uns als Leitlinie, daß der Stufenaufbau der Indikationen für eine SHT *von den niedrigen Körpertemperaturen her* beginnt und die nächsthöhere Temperaturstufe erst dann angewandt werden sollte, wenn sie wirklich einen höheren therapeutischen Erfolg verspricht.

In schematischer Vereinfachung ergibt sich das Bild einer »Indikationspyramide« (*Abb. 20*) mit jeweils vorwiegenden Indikationen auf der Basis der prähyperthermen Vorstufe sowie auf den Ebenen der kleinen, mittleren und hohen SHT. Die hier markierten Richtlinien wollen besagen, daß therapeutische Wirkungen am ehesten und hinreichend begründet auf der angegebenen Pyramidenstufe zu erwarten sind. Dabei kann der Einzelfall erforderlich machen, je nach den auftretenden Reaktionen von diesen Richtlinien abzuweichen. Als Regel ist von 6–12 Behandlungen pro Serie auszugehen. Die behandlungsfreien Pausen richten sich nach den Nachwirkungen bei wieder erreichter Normaltemperatur und liegen zwischen 1–6 Tagen.

Indikationsschwerpunkte

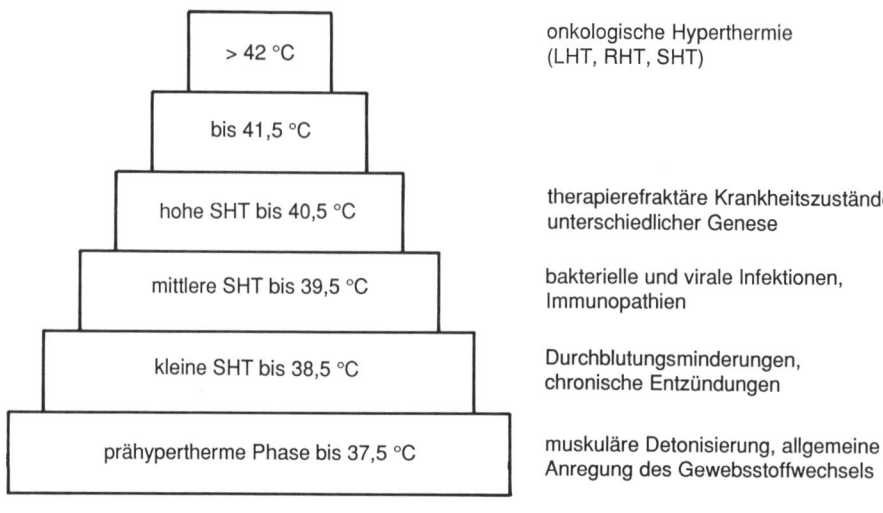

> 42 °C	onkologische Hyperthermie (LHT, RHT, SHT)
bis 41,5 °C	
hohe SHT bis 40,5 °C	therapierefraktäre Krankheitszustände unterschiedlicher Genese
mittlere SHT bis 39,5 °C	bakterielle und virale Infektionen, Immunopathien
kleine SHT bis 38,5 °C	Durchblutungsminderungen, chronische Entzündungen
prähypertherme Phase bis 37,5 °C	muskuläre Detonisierung, allgemeine Anregung des Gewebsstoffwechsels

Abb. 20   Pyramidenförmiger Aufbau der Indikationshäufigkeit für die Ganzkörperhyperthermie (SHT)

5.5.1 Prähypertherme Stufe

Niedrig dosierte, 30–60minütige Wärmezufuhr bis zu einer Kerntemperatur von 37,5 °C, auch erreichbar durch alleinige effektive Thermoisolation des Körpers; keine speziell ausgeprägten Indikationsschwerpunkte.

Diese Stufe, die die Körperschale an die noch normal eingestellte Kerntemperatur angleicht, führt zu einer relativen »Schalenhyperthermie«. Sie betrifft also besonders Haut und Unterhautgewebe, Anteile der Muskulatur und peripheren Nerven sowie die Schleimhäute der oberen Atemwege und das Auge, wo sich die positiven Wärmeeffekte der vermehrten Durchblutung, der Substrat- und Wasserzufuhr in die Gewebe sowie der milden Stoffwechselsteigerung auswirken. Bei leichter Schweißsekretion herrscht das subjektive Empfinden einer entspannenden Körperdurchwärmung. Diese Behandlungsversion ist praktisch streßfrei und ausgesprochen entspannend; eine auffallende körperliche Müdigkeit mit Ruhebedürfnis wird oft noch bis in den nächsten Tag empfunden. Die therapeutische Wirksamkeit einer solchen 30–60minütigen Schalenhyperthermie sollte nicht unterschätzt werden. Am leichtesten ist sie mit der IRHT durchzuführen, sowohl stationär wie auch in häuslicher Anwendung am besten als abendliche Körperaufwärmung vor dem Nachtschlaf.

Indikationsrichtlinien: Basistherapie bei allen Formen des degenerativen Weichteilrheumatismus und bei akuten Muskelschmerzen einschließlich Sportverletzungen; Durchblutungstraining bei chronisch kalten Händen und Füßen; arterielle Hypertonieformen; akute und chronische Bronchitis und Rhinitis; emotionale Spannungszustände, Vorbereitung zum autogenen Training; Muskelspastik bei der multiplen Sklerose und nach zentral ausgelösten Paresen.

5.5.2 Kleine oder milde SHT-Stufe (Kerntemperaturen von 38 ± 0,5 °C)

Indikationsschwerpunkte Mangeldurchblutung, chronische Entzündungen, Förderung regenerativer Prozesse. Der Temperaturanstieg steigert die Durchblutung und die funktionsstimulierenden Effekte nun auch in den im Körperkern gelegenen Geweben und Organen.

Verschiedene Formen der Mangeldurchblutung von Geweben und Organen

Bereits diese milde Hyperthermiestufe führt zu einer nachhaltigen arteriellen Durchblutungsförderung in unterversorgten Geweben. Die bei lokaler Wärmeapplikation zu befürchtende Eskalation einer Durchblutungsnot in den Extremitäten ist nicht zu befürchten, wenn die Wärme ausschließlich mit dem Blutstrom an die gefährdeten Körperstellen transportiert wird. Arterielle Gefäßwandspasmen werden gemindert, Kollateralgefäße eröffnet, wahrscheinlich wird sogar die Sprossung neuer Kapillaren angeregt, und die regionale Mehrdurchblutung überwiegt über die substratfordernde thermische Stoffwechselsteigerung. Bei der IRHT können gefährdete Bezirke zusätzlich durch Auflegen einer strahlenreflektierenden Folie vor direkter Erwärmung geschützt werden. Auch kann man während der Behandlung die Atemluft mit Sauerstoff anreichern.

Indikationsrichtlinien: Jeweils unterstützend zur medikamentösen Therapie alle Formen der arteriellen Verschlußkrankheit (AVK); nicht zu weit fortgeschrittene Stadien der koronaren Herzkrankheit (KHK), auch nach ausgeheiltem Myokardinfarkt; zerebrale Gefäßspasmen; entzündliche arterielle Gefäßwandprozesse; Störungen der Mikrozirkulation.

Zu beachten ist, daß bei arteriellen Durchblutungsstörungen eine mögliche negative Auslenkung nach Normalisierung der Körpertemperatur zu vorübergehender Ischämieneigung führen kann, welcher gegebenenfalls medikamentös in einem verlängerten behandlungsfreien Intervall begegnet werden muß. Berichte aus dem zweiten Viertel des Jahrhunderts bezeugen eindrucksvolle Besserungen und Heilungen von obstruktiven und funktionellen Durchblutungsminderungen.

Therapierefraktäre chronische Entzündungen

Der entzündliche Prozeß wird oft zunächst aktiviert, die objektiven und subjektiven Erscheinungen treten verstärkt in Erscheinung, latente Herde lösen Symptome aus. Eine wachsame Beobachtung des Patienten ist notwendig. Bei überschießenden Reaktionen wird das behandlungsfreie Intervall verlängert; selten müssen Analgetika oder Kortikoide vorübergehend eingesetzt werden. Dies gilt vor allem für zuvor schubweise progrediente Entzündungsformen. Bei ihnen kann die Serienbehandlung auch unter Kortikoidabdeckung begonnen werden, die dann stufenweise reduziert wird. Bei chronischen bakteriellen Entzündungen empfiehlt sich eine begleitende Chemotherapie unter den genannten Vorsichtsmaßregeln für die milde SHT-Stufe oder eine Fiebertherapie mit vergleichbarer Temperaturerhöhung.

Indikationsrichtlinien: Primär-chronische Polyarthritis (rheumatoide Arthritis), ankylosierende Spondylarthritis (Strümpell-Marie-Bechterew), chronische Osteomyelitis, chronische Iritis und andere Infektionen des Auges, Sinusitis der Nasennebenhöhlen, asthmatoide Bronchitisformen, chronisch-entzündliche Hauterkrankungen, chronische Wundheilungsstörungen und Keloidbildungen, chronische Prostatitis, chronisch-rezidivierende Pyelonephritis, Entzündungen der weiblichen Adnexe. Ungenügendes Ansprechen der genannten Prozesse rechtfertigt den versuchsweisen Übergang auf die nächsthöhere Hyperthermie-Stufe.

Ulzera im oberen Gastrointestinaltrakt

Die normalisierende Wirkung erhöhter Temperaturen auf die Salzsäureproduktion und auf die Motilität des Magens wird unterstützt von einer verstärkten Gewebsdurchblutung mit regenerativen

Tendenzen. Beim Morbus Crohn und der Colitis ulcerosa entfaltet diese Hyperthermie-Stufe wohl eine heilungsbegünstigende Wirkung; die zumeist durch Autoimmunprozesse aufrechterhaltenen Gewebsdefekte bedürfen zur dauerhaften Besserung aber meist einer höheren Temperaturstufe.

Gelenkkapselkontrakturen in der Unfallchirurgie

Die vom Körperinneren an das betroffene Gelenk herangeführte Wärme bewirkt in der Regel ein Nachlassen des Bewegungsschmerzes. In der IRHT-Kabine erlaubt die freie Beweglichkeit des Patienten zusätzliche aktive und passive Übungen zur Gelenkmobilisierung. Die Rehabilitationsdauer kann meist erheblich verkürzt werden.

Manche Formen der weiblichen Sterilität und Versuch bei Potenzstörungen

5.5.3 Mittlere SHT-Stufe (Kerntemperaturen von 39 ± 0,5 °C)

Temperaturen zwischen 39 und 40 °C sind in der Regel das Ziel der pyrogeninduzierten Fiebertherapie und entsprechen einem akuten Infektionsfieber. Mit der physikalischen SHT erzeugt, ist sie mit zunehmender thermoregulatorischer Streßbelastung verbunden. Die besprochenen Maßnahmen zur Streßdämpfung mindern die subjektiven Mißempfindungen, die Vorinjektion einer thermisch unterschwelligen Pyrogendosis kann den Körpertemperaturanstieg beschleunigen. Indikationsschwerpunkt sind chronische Allergosen.

Therapierefraktäres chronisches Asthma bronchiale

Die Sofortwirkung der Wärme auf den Muskeltonus und auf die Sekretionseigenschaften der Bronchialschleimhaut wurde mehrfach angesprochen. Als nach-

schwingende Reaktion nach wieder normalisierter Körpertemperatur kann es im Sinne einer negativen Auslenkung in den folgenden Tagen zu einer verstärkten Anfallsbereitschaft kommen. Deshalb empfahl *Zaltenbach* (1988), die IRHT von vornherein unter Kortikoidmedikation zu beginnen, deren Dosis er im Verlauf der Behandlungsserie stetig verringern konnte. Der Autor kombinierte die IRHT auch mit Sauerstoffbeatmung durch die Nasenbrille. Wenn keine völlige Beschwerdefreiheit erreicht wurde, so war doch eine starke Reduzierung der Arzneien zu erreichen.

Die Erfahrungen einer polnischen Allergologin (*Weiss* 1965, zit. nach *Schmidt* 1987), die eine pyrogeninduzierte Fiebertherapie anwandte, mahnen, die Behandlungsserie nicht zu früh abzubrechen; die überraschend guten Resultate führt die Autorin auf eine Fieberdauer von insgesamt 60 Stunden zurück. Andere Autoren erreichten aber schon nach kürzerer Behandlungszeit anfallsfreie Intervalle von mehreren Monaten bis zu 2 Jahren.

Haut- und Schleimhautallergien

Dem unmittelbar lindernden Wärmeeffekt der Einzelanwendung folgt öfters eine Exazerbation bei wieder erreichter Normaltemperatur, vorübergehendes medikamentöses Eingreifen kann erforderlich werden. Die Bereitschaft zu saisonbundenem Heuschnupfen wird oft schon bei niedrigerer Hyperthermie-Stufe herabgesetzt. Die therapierefraktäre Rhinitis allergica in ihrer chronischen Form, die sich auch einer gezielten Desensibilisierung widersetzt, erfordert nach unseren Beobachtungen mehrere Serien der mittleren Hyperthermie-Stufe, um eine stabile Heilung zu erlangen.

Immuninsuffizienz und Autoimmunopathien

Da sich die meisten immunologischen Reaktionen bei Temperaturgraden zwischen 39 und 40 °C intensivieren, erscheint ein Behandlungsversuch mit der mittleren Hyperthermie-Stufe auch bei verschiedenen Formen der Immuninsuffizienz vertretbar. Kurzfristige, negativ ausschwingende Nachreaktionen müssen notfalls mit Antibiotika abgedeckt werden. Neben mittelfristigen Habituationswirkungen werden sich langfristige adaptive Systemumstellungen aber erst als Spätwirkung einer längeren Serie oder auch mehrerer Behandlungsserien einstellen. Die Indikation für Immunkomplexkrankheiten und Autoimmunopathien kann zunächst nur mit äußerster Vorsicht gestellt werden. Dennoch sind wir der Überzeugung, daß bei den immer noch nicht sicheren Kenntnissen über deren Pathogenese ein so universal eingreifendes, zuverlässig steuerbares und nebenwirkungsarmes Therapieprinzip nicht verworfen werden darf.

5.5.4 Hohe SHT-Stufe (Kerntemperaturen von 40 ± 0,5 °C)

Diese Temperaturhöhe ist in serieller Verabfolgung mit Sicherheit ein einschneidender Stoß ins somatische und psychische Funktions- und Regulationsgefüge. Die psychische Situation ist oft charakterisiert durch einen Umschlag in eine entweder apathische Gemütslage oder auch euphorische Logorrhö mit manisch anmutenden Assoziationen.
Abkürzung der Temperaturanstiegsphase und Intensivierung der Immunstimulation eventuell durch Kombination mit Pyrogeninjektion. Mindestens 3 Tage Behandlungspause zur Vermeidung einer Streßerschöpfung. Indikationsschwerpunkt ist anhaltende Therapieresistenz. Temperaturen bis 40,5 °C wurden in den dreißiger Jahren bei der frischen Gonorrhö über mehrere Stunden aufrechterhalten. Schon mit einmaliger Applikation soll oft eine dauerhafte Heilung erreicht worden sein.

Indikationsrichtlinien: Therapeutisch nicht oder ungenügend beeinflußbare Allgemeininfektionen und Systemerkran-

kungen. Auch regen wir an, ältere Berichte über einschneidende Besserungen und dauerhafte Heilungen von Epilepsie sowie auch endogenen Psychosen nach überstandenen hochfieberhaften Infektionen zu prüfen.
Auf immunologischer Ebene können bei Temperaturen über 40 °C kurzfristig immunsuppressive Tendenzen wirksam werden, was einen positiven Rebound-Effekt nach Normalisierung der Körpertemperatur nicht ausschließt.
Die Größe des Behandlungsreizes dürfte den Anstoß adaptiver systemischer Umstellungen begünstigen. Körpertemperaturen ab 39,5 °C stehen auch bei der adjuvanten Therapie maligner Erkrankungen zur Diskussion.

5.6 Kontraindikationen

Negative Nebenwirkungen der SHT und Fiebertherapie sind auf drei Ebenen denkbar:

● durch direkte thermische Schädigung,
● durch den thermoregulatorischen Streß und seine Reizfolgen,
● durch Funktionsauslenkungen bei wieder normalisierter Körpertemperatur.

Diese Möglichkeiten wurden bereits eingehend besprochen und sollen nochmals kurz zusammengefaßt werden. Wichtig ist, daß sich die Kontraindikationen – wie die Indikationen – im wesentlichen nach den angewandten Temperaturstufen und ihrer speziellen Streßbelastung aufbauen. Sie formen also, komplementär zur »Indikationspyramide« (*Abb. 20*), ein auf dem Kopf stehendes pyramidenförmiges Gebilde. Bei der pyrogeninduzierten Fiebertherapie gebietet die oft nicht vorauszusehende Temperaturhöhe prinzipiell eine strengere Beachtung von Kontraindikationen.
Die prähypertherme Vorstufe der »Schalenhyperthermie« bei noch normaler Kerntemperatur kennt praktisch keine Gegenanzeigen. Erst mit dem Einsetzen heftiger thermoregulatorischer Reaktionen wird die Herzkraft mehr und mehr

beansprucht. Eine glykosidrefraktäre Herzinsuffizienz mit Stauungszeichen im kleinen und großen Kreislauf verbietet selbstverständlich eine weitere Kreislaufbelastung und wird zur absoluten Kontraindikation. Dies gilt auch für myokarditische EKG-Veränderungen. Nach unseren Erfahrungen toleriert dagegen ein suffizientes Altersherz auch hohe Temperaturgrade störungsfrei. Rhythmusirregularitäten und Überleitungsstörungen besonders vom tachykarden Typ sind von höheren SHT-Stufen auszuschließen, wogegen sich eine vegetative Extrasystolie unter Wärmeeinfluß eher zurückbildet. Eine kontinuierliche EKG-Überwachung ist bei allen Dysrhythmien zu fordern.

Koronarstenosen stellen keine prinzipielle Gegenanzeige für die kleine SHT-Stufe dar; nach Temperaturrenormalisierung können periodische Stenokardien auftreten, die einer medikamentösen Überbrückung bedürfen. Pektanginöse Schmerzen bei drohendem Infarktrisiko sollten von Temperaturstufen über 38 °C abhalten. Ein ausgeheilter Myokardinfarkt toleriert in der Regel Temperaturen bis 39,5 °C.

Der kardial kompensierte Bluthochdruck ist nicht zu den Kontraindikationen zu rechnen; eine drohende hypertensive Krise sollte von Streßwirkungen ausgeschlossen werden. Bei ausgeprägter Hypotonie des Blutdrucks vergrößert sich die Gefahr eines Hitzekollapses bei hohen Temperaturstufen. Funktionelle Kreislaufstörungen gehören eher zu den Indikationen einer SHT und Fiebertherapie.

Ein fortgeschrittener Funktionsverlust des Gehirns kann bei der SHT durch eine thermoregulatorisch bedingte Mangeldurchblutung weiteren Schaden nehmen, bei der pyrogeninduzierten Fieberreaktion durch thermoregulatorisch geforderte Stoffwechselsteigerung überbeansprucht werden. Bei Neigung zu Fieberkrämpfen und bei arteriosklerotischen zerebralen Verwirrtheitzuständen ist vor der Fiebertherapie zu warnen. Psychische Instabilität und intellektuelle Uneinsichtigkeit können die Durchführung hoher SHT-Stufen unmöglich machen.

Das Zusammenwirken unspezifischer Streßfaktoren mit thermisch erhöhter Stoffwechselanforderung und thermoregulatorischer Mangeldurchblutung bei bestimmten SHT-Verfahren belastet auch andere stark vorgeschädigte innere Organe. So sind folgende Erkrankungen von einer Temperaturerhöhung über 38 °C absolut auszuschließen:

● aktive kavernöse Lungentuberkulose,
● akute Hepatisformen,
● progrediente chronische Hepatiden,
● Spätstadien der Leberzirrhose,
● fortgeschrittene chronische Nephritis und Nephrosklerose.

Passagere Beeinträchtigungen der Zellentwicklung im blutbildenden Knochenmark sind allenfalls bei sehr hoher Körpertemperatur zu bedenken; bei hämolytischen Anämien kann eine hämolytische Krise drohen.

Im Hormonsystem sind drohende Krisensituationen auszuschließen. Die Hyperthyreose gilt als Kontraindikation. Auch der schwer einstellbare Diabetes Typ I ist auszuschließen.

Absolut kontraindiziert ist eine therapeutische Körpertemperaturerhöhung in den ersten Wochen der Schwangerschaft, um jede Möglichkeit einer iatrogenen Keimschädigung auszuschließen.

Schließlich ist stets die überschießende oder abschwächende Interaktion mit einer Dauermedikation zu bedenken. So bezeichnen wir Temperaturstufen über 38 °C nach Organtransplantation vorsorglich als absolut kontraindiziert. Dauertherapie mit Marcumar® verbietet wegen der Blutungsgefahr in Gelenke und parenchymatöse Organe ebenfalls streßintensive Temperaturstufen.

Besonders gelagerte Einzelfälle können weitere Einschränkungen der SHT und Fiebertherapie erforderlich machen. Prinzipiell werden die Gefahren der therapeutischen Körpertemperaturerhöhung aber eher überschätzt als unterbewertet. Bei Tausenden von ambulanten IRHT-Behandlungen wurden wir, auch bei Temperatursteigerungen bis 41,6 °C, niemals von einem ernstlichen Zwischenfall überrascht.

Zusammenfassend ist nochmals zu betonen, daß die Indikationen zur SHT und zur pyrogeninduzierten Fiebertherapie, die sich ohnehin als zusätzliche oder Basisbehandlung verstehen, nicht schematisch bestimmten definierten Krankheitsbildern zugeordnet werden können. Es erscheint uns jedoch auch auf Grund eigener praktischer Erfahrungen lohnend, sich um eine weitere Systematisierung und Präzisierung zu bemühen.

Die von uns ausschließlich ambulant auf kassenärztliche Überweisung meist in Serien von 6 Applikationen durchgeführten IRHT-Behandlungen umfaßten einen relativ schmalen Indikationsbereich. Sie betrafen vorwiegend therapierefraktäre chronisch-rezidivierende Schmerzzustände des Bewegungsapparates, Gelenkkontrakturen nach unfallchirurgischer Behandlung, chronischer Prostatitis und wenige Einzelbeobachtungen bei rheumatoider Arthritis, Allergosen, ausgedehnten Hautvernarbungen nach großflächigen Verbrennungen. Trotz dieser institutionellen Einschränkungen war die Arbeit mit der IRHT von oft unerwartetem Erfolg begleitet.

Die hier dargelegten Indikationsrichtlinien gründen neben neueren pathophysiologischen Kenntnissen, chronobiologischen Befunden der Reizbeantwortung und aktuellen praktischen Beobachtungen auf einem reichen überlieferten Erfahrungsgut. Ältere Berichte prinzipiell in Frage zu stellen, entspräche einer weitverbreiteten Einschätzung, die aber nicht dünkelhaft verallgemeinert werden darf. Vielmehr sollten weitere Untersuchungen mit neuzeitlichen diagnostischen Methoden sowie nachprüfenden prospektiven Vergleichsstudien mit Langzeitkontrollen die therapeutischen Wirkungen der SHT und Fiebertherapie in ein klares Licht stellen. Bei sachgerechter Anwendung ist das Risiko schädlicher Nebenwirkungen äußerst gering im Vergleich zu vielen modernen Therapieansätzen.

5.7 Hyperthermie und Fieber bei malignen Erkrankungen

Die umfassende Problematik der lokalen, regionalen und systemischen Temperaturerhöhung bei malignen Erkrankungen kann hier nicht ausgebreitet werden. Da die zahllosen Veröffentlichungen in der Fachliteratur sowie Verlautbarungen in Rundfunk und Fernsehen bis hin zur Regenbogenpresse oft mehr Unklarheit als reelle Information schaffen, wollen unsere Ausführungen als Orientierungshilfe aufzeigen, welche Methoden einer Temperaturerhöhung im Körper bei malignen Prozessen heute diskutiert und angewandt werden und wo begründbare Aspekte für die Zukunft gesehen werden können. Der Übersicht halber beschränken wir uns bei der Fülle des Schrifttums auf wenige Literaturhinweise.

Die Vorstellung, Hitze sei ein Feind bösartigen Zellwachstums, ist bis in die Anfänge der Medizin zurückzuverfolgen. Krebsgeschwülste wurden zu den »kalten« Krankheiten gerechnet und den »heißen« Entzündungsvorgängen gegenübergestellt. Die *lokale* Hitzeschädigung eines zugänglichen bösartigen Tumors zieht sich wie ein roter Faden durch die Medizingeschichte. Schon vor 5 000 Jahren behandelte man in Ägypten Geschwülste mit dem Glüheisen. Vielfach wurde später neben dem Glüheisen heißes Wasser verwendet, mit fortschreitenden technischen Möglichkeiten in der Neuzeit besonders die Hochfrequenzenergie eingesetzt. Durch die punktförmige oder flächenhafte Elektrokoagulation malignen Gewebes konnte nicht nur die Tumormasse verkleinert werden, es wurden auch auffallende positive Allgemeinwirkungen auf den Gesamtorganismus beobachtet. Kennzeichnend für die bestimmenden Faktoren in der Medizingeschichte ist es, daß diese Mitteilungen in dem Augenblick keine Beachtung mehr fanden, als etwa 1916 mit der Einführung der Röntgenstrahlen die Hoffnung auf eine berührungsfreie Zerstörung malignen Gewebes erwachte. Nur noch eine kleine Gruppe von Ärzten arbeitete an der direkten Erhitzung maligner Tumoren weiter, bis dieses Therapieprinzip dann vor wenigen Jahrzehnten erneut aufgegriffen wurde.

Bereits im Altertum war auch aufgefallen, daß Malariakranke seltener an bösartigen Geschwülsten erkrankten und daß Tumoren sich nach überstandenen hochfieberhaften Erkrankungen zurückbildeten. Dies war aber ein sehr seltenes Ereignis und wurde von der Medizin kaum wahrgenommen. Erst die Mitteilungen deutscher Chirurgen in den letzten Jahrzehnten des vergangenen Jahrhunderts über jahrelang anhaltende spontane Remissionen von Sarkomen und Karzinomen erregte wieder allgemeines Interesse (*Busch* 1866, *Bruns* 1887).

Bei der Fragestellung »Tumor und Wärme« vernetzen und überlagern sich zwei grundsätzlich unterschiedliche Blickrichtungen:

● Die direkte, »selektive« Schädigung oder Zerstörung malignen Gewebes durch möglichst hohe Hitzegrade unter Schonung der noch nicht maligne umgewandelten Tumorumgebung (tumorfokussierte Hyperthermie).

● Die durch Temperaturerhöhung möglicherweise auslösbare Freisetzung und Stimulierung von Potenzen des Organismus, um

die Entstehung eines Tumors trotz einwirkender karzinogener Einflüsse zu verhindern (Tumorprävention),

das Fortschreiten eines bereits bestehenden Tumors zumindest eine Zeitlang einzudämmen (Wachstumsstillstand des Tumors), und

Tumoren verschiedener Art und Größe abzubauen und aus dem Körper zu eliminieren (Spontanregression und -heilung).

5.7.1 Direkte, selektive Tumorschädigung durch Hitzeeinwirkung

Seit etwa 25 Jahren erlebt die Erforschung erhöhter Temperaturen in ihrer Wirkung auf maligne Zellen und bösartige Tumoren einen gewaltigen Aufschwung, von dem viele internationale

Kongresse und ein kaum überschaubares Schrifttum Zeugnis geben (Übersichten bei *Overgaard* 1985, *Streffer* 1986). Das forscherische Konzept war durch die Strahlentherapie und Chemotherapie vorgegeben. Das Ziel war hier immer die Verkleinerung oder bestenfalls die völlige Zerstörung eines mit diagnostischen Mitteln abgrenzbaren Tumors. Neue technische Entwicklungen auch auf dem Laborsektor stellten weitreichende experimentelle Versuchsmöglichkeiten an Zellkulturen und Transplantattumoren zur Verfügung. Durch In-vitro-Untersuchungen wurde belegt, daß für eine dauerhafte Proliferationsschädigung der meisten Formen maligner Zellen eine Mindesttemperatur von 42,5 °C erforderlich ist.

Die Problematik der lokalen Hyperthermie (LHT) liegt in der Herstellung und kontinuierlichen Kontrollierbarkeit solch hoher Temperaturen innerhalb der gesamten Tumorausmessung, also auch in den wachstumsvitalen Tumorrandgebieten, von denen die Wärme durch das fließende Blut immerzu abgeführt wird. Diese konvektive Kühlung erschwert die homogene Erwärmung des Gesamttumors über eine erforderliche Mindestzeit. Dabei sollte das noch gesunde Umgebungsgewebe möglichst nicht hitzegeschädigt, die LHT also auf das krankhaft veränderte Gewebe scharf begrenzt werden.

Diese prinzipiell unerfüllbare Forderung, die ja in ähnlicher Weise auch die ionisierende Bestrahlung belastet, betrifft noch mehr die regionale Hyperthermie (RHT), die größere tumorbefallene Körperbereiche erhitzt. Trotz jahrzehntelanger unermüdlicher und intensivster Zusammenarbeit von Onkologen, Biophysikern und Ingenieuren ist die LHT und RHT maligner Tumoren noch nicht soweit von dieser Problematik befreit, daß sie einen breiten Eingang in die klinische Onkologie hätte finden können. Ihre Kombination mit radio- und chemotherapeutischer Tumordestruktion hat eine große Zahl von hoffnungsvollen Einzelergebnissen hervorgebracht, doch wird auch von erfahrenen Onkologen eine tiefe Enttäuschung nicht verhohlen.

Am wirksamsten erwies sich bisher die

kombinierte Anwendung der LHT und RHT mit Zytostatika bei Tumoren, deren Lokalisation eine vorübergehende Abschottung vom Blutkreislauf während der Behandlung erlaubt. So kann sich, nach vorher chirurgisch angelegtem arteriovenösem Shunt, die hypertherme Perfusion von tumorbefallenen Gliedmaßen mit auf 43 °C erhitzten Zytostatikalösungen auf hervorragende Erfolge berufen. Dabei kommt dem Gesamtorganismus zugute, daß die Pharmaka nicht in den allgemeinen Blutkreislauf gelangen.

Die LHT und RHT liegen im Prinzip außerhalb des Rahmens unserer Darstellung. Abschließend ist jedoch zu erwähnen, daß die Homogenität einer lokalisierten Tumorerhitzung eher zu erreichen ist, wenn das fließende Blut durch eine Ganzkörperhyperthermie (SHT) bereits auf 39–40 °C erwärmt ist und dadurch weniger kühlend auf die Tumorumgebung einwirkt. Die methodische Verbindung von LHT bzw. RHT mit der SHT kann also die homogene Tumorerhitzung möglicherweise verbessern.

5.7.2 Systemische »Extrem-Hyperthermie« (Kerntemperaturen um 42 °C)

Fortgeschrittene Stadien maligner Erkrankungen sind fast ausschließlich disseminiert, die Metastasen fern vom Primärtumor im Körper verstreut; maligne Systemerkrankungen sind von Anfang an multilokulär. So hat es nicht an Versuchen gefehlt, direkt tumorschädigende Temperaturen im gesamten Körper zu erzeugen. Unter hohem apparativem und personellem Aufwand wurde in einigen Zentren unter Allgemeinnarkose eine solche systemische Extrem-Hyperthermie bei hoffnungslos inkurablen Krebspatienten angewandt, aber weitgehend wieder verlassen. Die lebensbedrohlichen Nebenwirkungen auf den Organismus stehen in der Regel in keinem vertretbaren Verhältnis zu dem fragwürdigen therapeutischen Nutzen. Alle Register einer anästhesiologischen Spezialeinrichtung

vermögen oft nicht die bei solchen Extremtemperaturen intravasal auftretende Blutgerinnung zu vermeiden und die schwere Kreislaufbelastung für das Herz und andere innere Organe zu beherrschen.

5.7.3 Systemische Körpertemperaturerhöhungen bis etwa 40,5 °C

Es mag verwundern, daß sich die hypertherme Onkologie mit ihrer Forderung nach extremen Temperaturen über 42,5 °C oft auf die schon erwähnten Tumorrückbildungen beruft, die deutsche Chirurgen Ende des letzten Jahrhunderts nach dem Ablauf interkurrenter Erysipelinfektionen beobachtet haben. Denn die bei auch schweren Infektionen auftretenden Fiebertemperaturen erreichen niemals diese Höhe und überschreiten selten eine Schwelle von 40,5–41 °C. Diese als »moderat« bezeichneten Temperaturgrade werden aber oft als wirkungslos oder gar schädlich für das Tumorgeschehen betrachtet.

Beobachtungen, daß nach einer die Krebszellen nicht letal treffenden Temperatureinwirkung Experimentaltumoren bei bestimmten Versuchstieren fulminant metastasierten (*Dickson* 1974), gaben Anlaß, vor der Anwendung niedrigerer Temperaturen als 42,5 °C bei Krebsbefallenen zu warnen. Man ist sich heute jedoch darüber einig, daß für eine Metastasenaussaat nicht nur thermisch ungenügend geschädigte Tumorzellen verantwortlich zu machen sind, sondern daß metastasenbegünstigende Einflüsse auch von der schweren Streßbelastung des Gesamtorganismus durch eine Hyperthermie von über 42 °C ausgehen.

Sicher ist, daß auch niedrigere Temperaturen als 42,5 °C das maligne Wachstum unmittelbar beeinträchtigen. Eine interessante Beobachtung über Temperaturwirkungen bei 40,5 °C haben *Dietzel* u. Mitarb. (1974) mitgeteilt. Bei Mäusen mit einem Ehrlich-Nackentumor wurde die Zellproliferation bei dieser Temperatur bereits nach einer Exposition von 3 Minuten schlagartig unterbrochen. Nach einer Erholungszeit von 6 Stunden begannen dann die Zellen, wieder DNS zu synthetisieren, erreichten die Proliferationsquote der unbehandelten Tumoren nicht vor 3 Tagen und zeigten danach wieder ein leichtes Absinken der DNS-Synthese.

Bei langen Expositionszeiten von 16 Stunden ließen maligne Zellen schon bei 39 °C Vitalitätsbeeinträchtigungen erkennen (*Crile* 1963). Eine kritische Temperaturschwelle scheint bei 38,5 °C zu liegen. In Zellkulturen fördert diese Inkubationstemperatur eindeutig das maligne Wachstum. Dabei wies *Selawry* (1957) aber darauf hin, daß maligne Zellen innerhalb des Körpers niemals so optimale Ernährungsbedingungen vorfinden wie in der Zellkultur und daß eine in der Regel maximal nur wenige Stunden dauernde therapeutische SHT nicht mit der tagelang gleichbleibenden Temperatur im Inkubator zu vergleichen sei.

So ist festzuhalten: Eine thermisch bedingte Beschleunigung des Tumorwachstumes durch eine Körpertemperaturerhöhung zwischen 39 und 40,5 °C ist mit hinreichender Sicherheit auszuschließen. Die effektive Schädigung von Tumorgewebe bei Temperaturen über 39 °C hängt allerdings von der Expositionsdauer ab, die als einmalige Applikation oder durch geeignete Fraktionierung zur Wirkung kommt.

Mit der IRHT haben wir in den frühen 70er Jahren versucht, durch systematische Wiederholungsserien eine möglichst hohe Gesamtdauer der Körpertemperaturerhöhung über 39 °C zu erreichen. Dabei gewannen wir zunächst einmal die feste Überzeugung, daß die Progredienz der Erkrankung nicht beschleunigt wurde. Die meist ohnehin im Finalstadium überwiesenen Patienten gaben vielfach lange Zeit eine Linderung ihrer Schmerzen und Besserung des Allgemeinbefindens und Appetits an. Der schicksalhafte Ablauf war aber – mit einer Ausnahme – nicht abzuwenden. So haben uns unsere Erfahrungen in dem Urteil bestärkt, daß bei inkurablen Krebskranken diese Form der

seriellen SHT-Behandlung nicht am Platze ist. Wir haben sie seit vielen Jahren abgelehnt.

Über einen Erkrankungsfall möchten wir dennoch kurz berichten. Es handelte sich um eine 51jährige Patientin, bei der im Juni 1972 ein schwarzer Hauttumor über dem linken Schulterblatt, histologisch ein gesichertes malignes Melanom, exstirpiert und der Operationsbereich nachbestrahlt worden war (Universitätsklinik Freiburg). Im Dezember 1972 hatte die histologische Untersuchung eines vergrößerten Lymphknotens in der kontralateralen rechten Achselhöhle eine eindeutige Metastase des bekannten Melanomes ergeben. In der Folgezeit entwickelten sich eine strangförmig-knotige Resistenz an der linken Halsseite und beiderseits neue axilläre Lymphknoten, die allerdings nicht mehr histologisch abgeklärt wurden. Diskrete Ausfälle im Leberszintigramm waren als Metastasen gedeutet worden. Da die Patientin die empfohlene zytostatische Therapie ablehnte und ihren Wohnsitz etwa 30 km von unserer Stadt entfernt hatte, wurde sie uns zu einem Therapieversuch mit ambulanter IRHT zugewiesen. Nach zwei Serien von je drei Behandlungen mit Rektaltemperaturen bis 39,8 °C (etwa 6 Stunden über 39 °C) im April und Mai 1973 mußte im Juli eine deutliche Größenzunahme und verstärkte Druckschmerzhaftigkeit der strangförmigen Tumorresistenz am Hals festgestellt werden. Wir entschlossen uns zu einer Rektaltemperaturerhöhung auf 41,6 °C (5 Stunden über 39 °C), die von der Patientin als sehr belastend empfunden wurde. Bei der zweiten Behandlung dieser Serie nach 3 Tagen erreichten wir noch 40,1 °C (fast 3 Stunden über 39 °C). In den folgenden Tagen traten aber so starke Allgemeinbeschwerden, Schwächegefühl, Wechsel von Schwitzen und Frieren, schmerzhafte Blähungen und Diarrhö auf, daß die vorgesehene dritte Behandlung der Serie nicht durchgeführt werden konnte. 5 Wochen später waren von dem inzwischen sehr schmerzhaften Strang an der linken Halsseite nur noch kleine teigig-weiche Reste zu tasten; die Axillen waren beiderseits palpatorisch frei. Ein im September angefertigtes Leberszintigramm ergab keinen Anhalt für metastasenverdächtige Aussparungen; Knochenszintigramm unauffällig. In der Folgezeit wurden alle 2–3 Monate Serien von drei Behandlungen durchgeführt, insgesamt 20 Serien, bis die Patientin 1980 verzog. Sie blieb bis heute ohne jede Therapie rezidiv- und beschwerdefrei.

Für berichtenswert halten wir diese Krankengeschichte deshalb, weil der Metastasentumor an der linken Halsseite während der ersten beiden Serien zunächst an Größe zunahm und druckschmerzhaft wurde, was auf eine lokale Entzündungsreaktion schließen lassen könnte. Ferner sprach der klinische Aspekt dafür, daß die folgende Wende im Krankheitsgeschehen in engem zeitlichem Zusammenhang mit außerordentlich belastenden Temperaturerhöhungen auf 41,6 °C und 40,1 °C mit nachfolgenden schweren Störungen des Allgemeinbefindens und des Magen-Darm-Traktes stand.

Ein multipel metastasierendes Mammakarzinom mit ergußbildender Pleuritis carcinomatosa war allerdings durch Temperaturen bis 41,6 °C nicht zu beeinflussen. Zu einer weiteren Anwendung von ähnlich hohen ambulanten IRHT-Temperaturen mit so eingreifender Streßbelastung sahen wir uns bei den noch unsicheren Erkenntnisgrundlagen in der Folgezeit nicht berechtigt.

Ein anderer Ansatz war die serielle IRHT-Nachbehandlung operierter Patienten mit Tumoren des Gastrointestinaltraktes, wenn der Pathologe bis zur Schnittgrenze des Präparates maligne Infiltrationen in den abführenden Lymphbahnen gefunden hatte und somit gesichert war, daß Krebszellansammlungen im Körper verblieben waren. Trotz der strukturellen Schwierigkeiten, die eine ausschließlich auf Überweisung des Hausarztes beruhende Behandlungsmöglichkeit mit sich bringt, konnten wir bei mehreren solcher Patienten IRHT-Serien von zunächst je sechs, dann meist drei Einzelbehandlungen in Abständen von 3–6 Monaten durchführen. Wenn nach 1–2 Jahren keine Zeichen eines Rezidivtumors oder einer Metastasierung manifest wurden, ließ allerdings die Bereitschaft sowohl des Patienten wie auch des überweisenden Hausarztes nach, die IRHT-Serien fortzusetzen.

Auch auf Grund mangelnder Dokumentation und fehlender breiter Vergleichsstudien wurde das Konzept von uns wieder aufgegeben, ohne daß wir jedoch bis heute von der Überzeugung seines Wertes abgehen. Bei einigen Patienten, bei denen mit Sicherheit postoperativ Tumoranteile im Körper verblieben waren, haben wir erst Jahre nach Sistieren der IRHT-Serien von einer Progredienz der Tumorerkrankung erfahren. Es kann hier nur der – wissenschaftlich durchaus anfechtbare – Eindruck wiedergegeben werden, daß die Progredienz einer nicht zu weit fortgeschrittenen malignen Erkrankung durch diese Form serieller SHT verzögert und die Zeitspanne einer symptomfreien Befindlichkeit verlängert wird.

Zwei Beispiele mögen diese Hypothese veranschaulichen: 49jähriger Mann mit großem hypernephroidem Nierenkarzinom links. Bei der Nephrektomie im Mai 1973 tumoröse Infiltration des linken Zwerchfelles und breitbasige Verwachsungen mit dem Peritoneum. Ein größerer Tumoranteil konnte aus der Vena cava nicht herausgelöst werden und mußte in situ verbleiben. Postoperativer Pneumothorax links. Eine Nachbestrahlung wurde von dem Patienten aus weltanschaulichen Gründen abgelehnt. Seit August 1973 bis 1984 insgesamt 17 Serien (60 Einzelbehandlungen) mit IRHT über 39 °C rektal. Unregelmäßige behandlungsfreie Intervalle zwischen 2–8 Monaten wegen freiberuflicher Tätigkeit des Patienten. Zusätzliche Iscador®-Behandlung durch den Hausarzt. 1979 operative Entfernung von Schilddrüsenmetastasen, ferner einer kleinen Impfmetastase in der Bauchwandnarbe; regionale Nachbestrahlung. Jahrelange volle Arbeitsfähigkeit. Erst 1984, 11 Jahre nach der inkompletten Exstirpation des Primärtumors, Auftreten von bronchopulmonalen Metastasen mit blutigem Auswurf, an denen der Patient trotz verschiedener Palliativmaßnahmen verstarb.

Eine weitere Beobachtung: 25jähriger

Mann, im Dezember 1971 Operation eines embryonalen Hodenteratoms rechts, Nachbestrahlung in üblicher Weise. Im Dezember 1972 zunehmendes und schließlich unstillbares Erbrechen, röntgenologisch völliger Verschluß des absteigenden Duodenalastes. Die Laparotomie erklärt die Stenose durch paraaortale Tumormassen, daraufhin palliative antekolische Gastroenterostomie. In der Folgezeit Marcumar®-Medikation wegen mehrfacher Thrombophlebitiden. Seit April 1973 insgesamt 16 IRHT-Serien (42 Einzelbehandlungen) zunächst mit Intervallen von etwa 4 Monaten. Nach der zweiten Serie ist der Patient voll arbeitsfähig als selbständiger Landwirt. Bei einer Röntgenkontrolle im Oktober 1975 zeigte sich das Duodenum wieder voll durchgängig ohne Zeichen einer Wandinfiltration; Gastroenterostomie außer Funktion; Lungen frei. Ab Juni 1975 Verlängerung der IRHT-Intervalle auf 6–12 Monate. Im Juni 1977, also $4^1/2$ Jahre nach Palliativoperation wegen paraaortaler Metastasierung mit Duodenalstenose, Tumor am linken Hoden, histologisch ebenfalls malignes Teratom vom intermediären Typ. Nach nun erfolgter Kastration trotz zwei weiterer IRHT-Serien rasche Progredienz mit diffusen Lungen- und Hautmetastasen, durch zytostatische Therapie nur vorübergehend leichte Rückbildung.

Solche Beobachtungen stützen die Hypothese, daß durch intermittierende SHT-Serien längerdauernde Phasen des Wachstumsstillstandes eines malignen Tumors ausgelöst werden können. Zudem beweisen sie, daß eine streßarme SHT-Anwendung keinesfalls das Tumorwachstum beschleunigt. Dies wird bei der Frage präoperativer SHT noch einmal zur Sprache kommen.

5.7.4 Fiebertherapie

Die Fieberbehandlung bösartiger Tumoren ist untrennbar verbunden mit dem Namen des Bostoner Chirurgen *Coley* (1893). Ausgehend von der Hypothese, daß die Ende des letzten Jahrhunderts be-richteten Spontanremissionen auf direkte Einflüsse der Erysipelerreger zurückgingen, bereitete er aus verschiedenen Streptokokkenarten ein »mixed bacterial toxin (MBT)« ein. Injektionen dieser Präparationen lösten – oft unter Schüttelfrost – akute Fieberreaktionen aus. Diese waren in ihrer Stärke jedoch sehr uneinheitlich und nicht vorhersehbar, was sowohl auf die Qualität der Vakzine als auch auf die Reaktionsbereitschaft des Individuums zurückgeführt wurde. *Coley* hat unermüdlich sein ganzes Leben lang an der Standardisierung seiner Vakzine gearbeitet, ohne jedoch befriedigend reproduzierbare Fiebertemperaturen zu erreichen, was ihm das Mißtrauen der wissenschaftlichen Medizin gegenüber seinen Bemühungen eintrug. Eine Reihe überzeugter Nachfolger hat dieses Therapieprinzip vor allem in den USA, aber auch in der Bundesrepublik Deutschland und in Japan bis in die heutige Zeit weitergeführt (Übersicht bei *Hager* u. *Abel* 1987). *Helen Coley Nauts* hat alle mit der Streptokokkenvakzine behandelten Krankheitsfälle zu erfassen sich bemüht und Langzeitbeobachtungen auf den internationalen Symposien über hyperthermische Onkologie vorgetragen sowie in mehreren Monographien des National Cancer Institute Bethesda publiziert. Auf diese Veröffentlichungen kann im einzelnen nicht eingegangen werden (ausführliche Bibliographie 1893–1986 bei *Hager* u. *Abel* 1987). Doch lassen sie – angesichts der heute noch unbefriedigenden Langzeiterfolge der konventionellen Therapie – auch den kritischen Betrachter nicht unberührt. Nach den Schlußfolgerungen von *Nauts* waren die besten Dauerergebnisse dieser Therapie dann zu erwarten, wenn die Gesamtdauer der seriellen Injektionsbehandlung den Zeitraum von 3 Monaten nicht unterschritt und durch die Injektionen Fiebertemperaturen von mindestens 39 °C ausgelöst wurden.

Das Fehlen der Standardisierbarkeit und experimentellen Reproduzierbarkeit wie auch die bislang unerfüllte Forderung prospektiver Studien mit entsprechend sorgfältiger Dokumentation stellte für die etablierte Onkologie noch eine unüberwindliche Barriere dar, eine solche über Monate protrahierte pyrogeninduzierte Fiebertherapie trotz ihres vergleichsweise äußerst geringen Risikos für den Patienten als ernstzunehmendes Therapeutikum bei malignen Erkrankungen zu werten. Für die Zukunft wird es von wesentlicher Bedeutung sein, ob die neugewonnenen Kenntnisse der immunologischen Wirkungen pyrogener Substanzen aus der Gruppe der Interleukine eine neue Sicht der Fiebertherapie maligner Erkrankungen begünstigen werden. Durch die pyrogeninduzierte Fieberreaktion entsteht kaum ein Risiko für den Patienten. Besonders die von uns erneut angeregte Kombination von kleinen immunologisch wirksamen Pyrogenmengen und einer zuverlässigen Körpertemperatursteuerung von außen her durch die physikalische SHT (IRHT) kann wohl auch vom ethischen Standpunkt aus dem Vergleich mit den konventionellen Behandlungskonzepten standhalten. Durch direkte Temperaturwirkungen auf Tumorgewebe, die im Mittelpunkt der derzeitigen Forschungen stehen, dürften die Effekte der Fiebertherapie sicher nur sehr begrenzt zu erklären sein.

5.7.5 SHT und Chemotherapie / ionisierende Strahlen

Von großem Interesse ist die Frage, ob die pharmakologische Wirkung bereits etablierter Zytostatika durch eine SHT zwischen 39 und 40,5 °C verstärkt werden kann, ohne zugleich die schädlichen Nebenwirkungen auf gesundes Gewebe zu vermehren. Beispielhaft ist auf die außerordentlich sorgfältigen und kritischen Publikationen des Freiburger Arbeitskreises um *Engelhardt* zu verweisen (Übersicht bei *Engelhardt* 1987). Die Hochfrequenz-Spulenfeld-SHT nach dem Verfahren Pomp-Siemens wurde besonders beim kleinzelligen Bronchialkarzinom im disseminierten Stadium mit standardisierter Polychemotherapie kombiniert. Die ersten drei Chemotherapie-Zyklen wurden bei der SHT-Gruppe während einer ein-

stündigen Kerntemperaturerhöhung auf etwa 40,5 °C verabfolgt. Die Resultate waren bei der ohnehin schwer zu beeinflussenden Tumorform insgesamt nicht befriedigend, eher enttäuschend. In der SHT-Gruppe konnten allenfalls eine höhere Remissionsrate und -dauer gegenüber der Kontrollgruppe beobachtet werden. Manche Anzeichen sprechen dafür, daß während der Körpertemperaturerhöhung die Wirkung der Chemotherapeutika auf Zellen bestimmter Tumoren größer ist als auf empfindliche Normalgewebe wie Knochenmark, Schleimhäute und Haarwurzeln.

In einer Allgemeinpraxis mit Schwergewicht auf die Tumornachsorge kombiniert *Wagner* (persönliche Mitteilung) die ambulante IRHT mit gleichzeitigen intravenösen Infusionen von Mistelextrakten (Iscador®). In fortgeschrittenen Tumorstadien wird bei einer Rektaltemperatur um 39,5 °C zusätzlich eine intravenöse Chemotherapie durchgeführt. Dabei fiel die bessere Allgemeinverträglichkeit der zytostatischen Pharmaka mit geringerem Haarausfall und oft völlig fehlenden gastroenterologischen Beschwerden bei offensichtlich verstärkter Wirkung auf den Tumor auf. Die mit diesem Therapiekonzept gemachten Einzelbeobachtungen, die ja für das individuelle Schicksal eines Patienten in der ärztlichen Praxis ausschlaggebend sind, unterstützen die Erwartungen an die kombinierte Behandlung mit Chemotherapie und belastungsarmer IRHT. Eine gewisse zytostatische und zugleich pyrogene Wirkung von Mistelextrakten kann zusätzlich mitspielen.

Erhöhte Temperaturen sensibilisieren malignes Gewebe auch gegenüber ionisierenden Strahlen. Kombinationswirkungen wurden – vorwiegend mit der lokalen und regionalen Hyperthermie (LHT und RHT) – vor, während und nach der Bestrahlung untersucht. Oberhalb 42,5 °C ergänzen sich Hyperthermie und Ionisationswirkung insofern komplementär, als die strahlenresistenten hypoxischen Zellen und insgesamt die Zellen in der S-Phase ihrer Teilung besonders hyperthermieempfindlich sind. Aber auch Temperaturen unter 42,5 °C haben einen verstärkenden Effekt auf die Wirkung ionisierender Strahlen. Methodisch könnte die IRHT bei einer Radiatio unter erhöhten Körpertemperaturen insofern hilfreich sein, daß der hyperthermierte Patient in seiner Wärmestaueinhüllung ohne abkühlendes Umlagern sofort einer Bestrahlung zugeführt werden kann.

5.7.6 Phänomen des »Tumorfiebers«

Die Ausbreitung der Lymphogranulomatose und anderer maligner Manifestationen wird öfters von einer fieberhaften Körpertemperaturerhöhung begleitet, die bis zu 40 °C erreichen kann und immer mit einer Verschlimmerung des gesamten Tumorstatus einhergeht (*Wilmanns* 1976). Über die Ursachen dieses »Tumorfiebers« ist noch wenig bekannt. Es scheint nicht über die Wirkungskette endogener Pyrogene auf das hypothalamische Temperaturzentrum ausgelöst zu werden, sondern ist eher im Sinne eines paraneoplastischen Syndroms auf humoraltoxischer Ebene zu erklären. Jedenfalls hat es mit einem akuten Infektionsfieber wenig gemein.

Von subfebrilen Körpertemperaturen um 38 °C werden manche finale Tumorstadien begleitet. Sie beschleunigen nach dem klinischen Aspekt stets die weitere Progredienz der Tumorerkrankung, was mit der besprochenen Wachstumsförderung maligner Kulturzellen bei diesen Wärmegraden übereinstimmt.

Zusammenfassend hat die auf den Tumor fokussierte Extrem-Hyperthermie mit Temperaturgraden über 42,5 °C, lokal, regional oder systemisch angewandt, noch zu keinem Durchbruch in der Behandlung maligner Erkrankungen geführt. Mit besonderem Nachdruck ist zu wünschen, daß die immensen weltweiten Anstrengungen der Grundlagenforschung, der apparativen Entwicklung und der klinischen Erprobung durch einen gebührenden Erfolg belohnt werden. Richtungweisend ist sicher die Wirkungsverstärkung zytostatischer Chemotherapeutika und ionisierender Strahlen durch hypertherme Temperaturen.

Ob auch schon Temperaturgrade zwischen 39 und 40,5 °C das Tumorgewebe direkt zu beeinflussen vermögen, muß durch weitere Untersuchungen geklärt werden. Mit hoher Wahrscheinlichkeit erfordern Temperaturen unter 42,5 °C eine längere Expositionsdauer oder auch Dosisfraktionierung zur Erhöhung des Temperatur-Zeit-Produktes. Eigene Erfahrungen sprechen dafür, daß systematisch wiederholte Serien von IRHT-Behandlungen das Tumorwachstum verzögern oder zeitweise ganz aufhalten, in einem fortgeschrittenen Tumorstadium jedoch keine Wirkung zeigen. Die Effekte zytostatischer Chemotherapeutika und ionisierender Strahlen werden höchstwahrscheinlich auch schon bei Temperaturgraden zwischen 39 und 40,5 °C verstärkt. Sowohl bei der SHT wie bei der Fiebertherapie ist die Temperaturwirkung als solche sicher nicht der entscheidende oder alleinige Faktor. Bei jeder Körpertemperaturerhöhung spielen auch andere als rein thermische Wirkungen mit, die auf immunologischer Ebene zu suchen sind.

5.7.7 Körpertemperaturerhöhung und Tumorimmunologie

Die Immuntherapie gewinnt einen wachsenden Einfluß in der Therapie maligner Erkrankungen. Die Anwendung der BCG-Impfung und immunstimulierender Substanzen wie dem Lävamisol® sind umstritten. Die Tumorimmunologie mußte sich lange Zeit mit der Entwicklung diagnostischer Hilfen, der Tumormarker, begnügen. Die gentechnologische Umprogrammierung von Bakterien eröffnete dann den Zugang zu unbegrenzten Mengen von Substanzen, die vom gesunden Organismus als immunologische Botenstoffe gebildet und eingesetzt werden. Diese Zytokine, unter ihnen die Interleukine (IL 1–5), der Tumor-Nekrose-Faktor

(TNF) und die Gruppe der Interferone (*Oettgen* 1987), üben vielfältige Einflüsse auf die Zellen des lymphozytären Systems aus, die in stimuliertem Zustand maligne Zellen angreifen und abtöten können. Die Zytokine entfalten ihre Wirkung auf das maligne Gewebe also nicht direkt, sondern über die Aktivierung körpereigener, potentiell tumorzerstörender Zellmechanismen.

Die bei einer pyrogeninduzierten Fieberreaktion im Körper gebildeten endogenen Pyrogene zählen ebenfalls zu den Zytokinen; sie wirken primär auf die Zellen des lymphozytären Systems ein, verstellen zugleich aber auch den Sollwert in den Neuronen des hypothalamischen Temperaturzentrums *(Abb. 3)*. Diese Annahme wird durch Mitteilungen aus Immunlaboratorien bekräftigt, daß die mit Interleukinen und Interferonen behandelten Tiere fast immer einen Schüttelfrost erleiden. Die Fieberreaktion ist hier jedoch unerwünscht und wird als lästige Begleiterscheinung betrachtet.

Ein Ansatz, die neueren Erkenntnisse der Tumorimmunologie therapeutisch zu nutzen, besteht darin, aus dem Blut des Krebskranken Lymphozyten zu entnehmen und extrakorporal unter Zellkulturbedingungen einige Tage lang dem Zytokin Interleukin 2 auszusetzen (*Rosenberg* u. Mitarb. 1986, 1988). Die so aktivierten Lymphozyten (Lymphokin-aktivierte Killerzellen) werden dann in großen Mengen in die Patienten rückinfundiert. Die mit diesem Verfahren erreichten Tumorrückbildungen sind erstaunlich. Der technische Aufwand ist aber immens und erlaubt nur wenigen Patienten eine solche Behandlung. Diese ist außerdem durch erhebliche Nebenwirkungen belastet.

Nun erhebt sich die Frage, ob eine Lymphokin-Aktivierung von Killerzellen tatsächlich nur extrakorporal erfolgen kann. Werden durch die Applikation exogener Pyrogene aus Bakterienautolysaten im Körper selbst Zytokine gebildet und freigesetzt, so werden sie in ähnlicher Weise die lymphozytären Killerzellen stimulieren können, die auf maligne Zellen zytotoxisch wirken. Durch diesen intrakorporalen Immunmechanismus ließe sich die Wirkung einer seriellen Fieber-SHT-Therapie bei malignen Erkrankungen begründen.

Eine andere Frage ist, wieweit sich die maligne Zelle gegen den direkten zytotoxischen Angriff der Zytokin-stimulierten Zellen zu schützen vermag. Sobald sie sich im lebenden Organismus mit Hilfe des Angiogenesefaktors den Anschluß an die Blutbahn verschafft hat, ist sie in der Lage, eine Hülle koagulierten Bluteiweißes über die Zelloberfläche zu breiten, die ihre Antigenität verschleiert und sie immunologisch unangreifbar machen kann. Hier könnte die bekannte fibrinolytische Komponente von Pyrogenen einsetzen. Offenbar bildet schon die einzelne maligne Zelle unter Kulturbedingungen einen »Hof« um sich, der zytotoxische Lymphozyten abwehrt, obwohl sich diese Zellen unter ansteigenden Temperaturen bis etwa 40 °C beschleunigt auf die maligne Zelle zubewegen. Welche Agenzien diese immunologische Barriere aufzubrechen vermögen, ist noch unbekannt.

Immunologische Prozesse spielen insbesondere zu dem Zeitpunkt eine ausschlaggebende Rolle, wenn einzelne Zellen im Körper maligne transformiert werden. Man nimmt allgemein an, daß sehr viel häufiger als nachweisbar solche Transformationen zustande kommen, ohne daß sich zwangsläufig die unaufhaltsame Progredienz einer klinisch manifesten Tumorerkrankung entwickelt. Das erste Ziel einer Tumortherapie muß es somit sein, den Immunstatus in aktiver Wachheit zu erhalten, damit eine neu entstehende maligne Zelle ohne Verzögerung zerstört wird. Wir sind überzeugt, daß die serielle SHT und Fiebertherapie einen begründeten Stellenwert in der Tumorprophylaxe einnehmen können.

Die totale Entfernung aller Tumorzellverbände wird in der Regel weder chirurgisch noch radio- und chemotherapeutisch erzielt. Der wichtigste Effekt der etablierten Therapie ist die massive Verkleinerung der Zellzahl. Ein Rezidiv oder eine Metastasierung können nur dadurch vermieden werden, daß die verbleibenden Restzellen durch körpereigene zytotoxische Immunmechanismen vollends zerstört oder aber durch ein immunologisches Gleichgewicht niedergehalten werden. Dieser Zustand ist bedingt durch die Teilungsvitalität und immunsupprimierende Potenz der Tumorzellen einerseits und die Aktivität stimulierter zytotoxischer Immunzellen andererseits, wobei lokale Entzündungsprozesse im peritumoralen Gewebe mitwirken. Diese Krankheitsphase unterbrochener Tumorprogredienz aufrechtzuerhalten, ist ein kardinales Therapieziel. Ein solches »Schlummern« der Wachstumspotenzen eines Tumors nach abgeschlossener konventioneller Therapie kann Jahre und Jahrzehnte andauern. Sie ist mit klinischer Heilung gleichzusetzen.

Bisher zwingt dieser Zustand eines fehlenden erneuten Tumornachweises in eine rein zuwartende Haltung mit gezielten Kontrolluntersuchungen, um ein Lokalrezidiv oder eine Metastasierung »möglichst früh« zu erfassen und zu behandeln. Dabei ist nicht zu leugnen, daß eine erneute klinische Tumormanifestation wiederum bereits ein relatives Spätstadium der Erkrankung darstellt.

Daß aktive immunologische Faktoren bei dem Stillhaltezustand der Tumoraktivität mitbeteiligt sind, erhellt aus einer allgemein bekannten klinischen Erfahrung. Die erneute Progredienz einer Tumorerkrankung, mitunter nach vielen Jahren, steht oft in zeitlichem Zusammenhang mit anhaltenden somatischen und psychischen Streßbelastungen.

Wir halten eine randomisierte Prüfung für begründet, ob die intermittierende Serienbehandlung mit SHT oder/und pyrogeninduzierter Fiebertherapie, prinzipiell nach Abschluß einer konventionellen Tumortherapie beginnend, die Grundsituation des tumorbezogenen Immunsystemes gezielt verbessern und stabilisieren kann und damit das vordringliche Therapieziel unterstützt, erneutes Tumorwachstum zurückzuhalten.

5.7.8 Peri- und intratumorale Entzündungsreaktionen

Die Entzündung als Reaktion des Körpers auf Fremdstoffe und Gewebsdestruktionen wurde in der Onkologie immer wieder diskutiert. Histologisch finden sich in malignen Tumoren und deren naher Umgebung regelmäßig granulozytäre und vor allem mononukleäre Zellinfiltrate. Die letzteren bestehen immunhistochemisch in der Mehrzahl aus T-Lymphozyten, wobei die Helfer-T4-Zellen vorwiegend peritumoral, die Suppressor-T8-Zellen dagegen intratumoral in einer Gesamtrelation von 1:1 anzutreffen sind. Am Beispiel des malignen Melanoms verschiebt sich dieses Verhältnis bei zunehmendem Tumorwachstum zugunsten der intratumoralen Suppressorzellen, im peritumoralen Gewebe sind die T4-Helferzellen immer seltener anzutreffen. Im klinischen Verlauf der Erkrankung ist bei schwacher peritumoraler Zellinfiltration mit einer höheren Metastasierungsrate zu rechnen (*Bröcker* u. Mitarb. 1988).

Geht man davon aus, daß eine mangelhafte oder fehlgeleitete peritumorale Entzündungsreaktion das Wachstum eines malignen Zellverbandes wie auch die Ablösung von Tumorzellen in die Blutbahn begünstigt, wäre der SHT- und Fiebertherapie ein begründeter Platz zuzuweisen. Denn an der Aktivierung eines torpiden Entzündungsprozesses durch eine Körpertemperaturerhöhung bis um 40 °C kann heute kaum mehr gezweifelt werden. So muß die Intensivierung mangelhafter Entzündungsabläufe in der Umgebung eines auch noch nicht klinisch nachweisbaren Tumors als ein Positivum gewertet werden, das nicht unterschätzt werden darf.

In diese Vorstellung fügen sich auch eigene Beobachtungen ein. Nach wenigen IRHT-Behandlungen aus anderweitiger Indikation wurde von einem 52jährigen Patienten spontan ein neu aufgetretener stechender Schmerz im Bauchraum angegeben. Bei der Palpation stieß man auf eine tiefgelegene druckempfindliche Resistenz, die sich operativ als ein zuvor unerkanntes Dickdarmneoplasma erwies.

Ein ähnliches Phänomen ereignete sich während unserer internistischen Kliniktätigkeit, als in den fünfziger Jahren das bakterielle Pyrogen Pyrexal-Wander bei rheumatischen Symptombildern häufig eingesetzt wurde. Nach der zweiten Fieberreaktion gab eine 28jährige Patientin auf gezieltes Fragen einen Schmerz im Adnexbereich an. Bei weiterer Abklärung war ein Krukenberg-Tumor zu diagnostizieren; die rheumatoiden Beschwerden konnten als paraneoplastisches Syndrom interpretiert werden.

Aus unserer Sicht kennzeichnete das Symptom »Dolor« in beiden Fällen die Aktivierung einer zuvor torpiden und subjektiv symptomlosen peritumoralen Entzündungsreaktion. Ob sich eine systematische Fortsetzung der hyperthermen Entzündungsaktivierung auf die Tumorprogredienz ausgewirkt hätte, muß offenbleiben. Dieser gedankliche Ansatz darf aber unseres Erachtens nicht verworfen werden und wäre einer eingehenden Untersuchung wert. Selbstverständlich ändern diese hypothetischen Vorstellungen nichts an der ungeschmälerten Forderung, gegen jeden klinisch manifesten Tumor das heutige therapeutische Rüstzeug einzusetzen.

Peritumorale Entzündungsprozesse sind auch bei der operativen Tumorexstirpation von Bedeutung. In der Regel bereitet es für den Chirurgen Schwierigkeiten, einen malignen Tumor aus den umgebenden flächenhaften und strangförmigen Verwachsungskonglomeraten herauszulösen. Diese fibrösen Gewebsveränderungen sind als Erscheinungsbild einer chronisch-proliferativen Entzündung zu deuten. In diesem Zusammenhang ist eine frühere Mitteilung von *Lampert* anzuführen. Im Zuge des – insgesamt erfolglosen – Einsatzes des Überwärmungsbades bei malignen Erkrankungen sei dem operierenden Chirurgen bei zuvor mehrmals hyperthermierten Patienten wiederholt die unerwartet leichte Mobilisierbarkeit des Tumors aufgefallen. *Lampert* deutete dieses Phänomen im Sinne einer Aktivierung der Entzündungsabläufe durch die Überwärmung, die zur Auflösung der peritumoralen Gewebsverhärtungen beigetragen haben. Nach dem heutigen Kenntnisstand ist diese Deutung nicht abzulehnen. Die SHT wäre dann als Vorbehand-

lung der chirurgischen Tumorexstirpation immerhin in Betracht zu ziehen.

5.7.9 Problematik von »Spontanheilungen« in späten Tumorstadien

Die neuzeitliche hypertherme Onkologie wurde maßgeblich durch Berichte über Spontanregressionen fortgeschrittener Tumoren nach überstandener Erysipelinfektion angeregt (*Busch* 1866, *Bruns* 1887). Diese Mitteilungen namhafter deutscher Chirurgen aus den letzten Dezennien des vergangenen Jahrhunderts werden in Grundsatzreferaten dieser Forschungsrichtung immer wieder zitiert.

Die prinzipielle Möglichkeit einer lange anhaltenden oder sogar dauernden Tumorrückbildung – ohne eine direkt gegen den Tumor gerichtete Therapie – wird man trotz immer wieder vertretener Gegenstimmen nicht mehr anzweifeln können. Bei Durchsicht der Weltliteratur fand *Selawry* (1957) schon vor 30 Jahren mindestens 450 Mitteilungen hinreichend verbürgter Spontanregressionen histologisch gesicherter maligner Tumoren und auch Leukämien. Auch in anderen Mitteilungen (Übersicht bei *Everson* u. Mitarb. 1956) wird die außerordentlich seltene, aber grundsätzlich vorhandene Fähigkeit des erkrankten Organismus unterstrichen, mit seinen eigenen Kräften die unaufhaltsame Progredienz des Tumorleidens zu unterbrechen und eine klinische Heilung mit Ausbleiben eines Rezidivs und einer Spätmetastasierung einzuleiten.

Domagk hat angesichts dieser Mitteilungen schon vor Jahrzehnten gefordert, daß alle Beobachtungen von Spontanregressionen und -heilungen mit größter wissenschaftlicher Akribie analysiert werden sollten, um aus solchen Erkenntnissen neue Folgerungen für eine erweiterte Therapie maligner Erkrankungen zu ziehen. Wurde eine viele Jahre oder bis zum Lebensende des Patienten anhaltende Spontanremission auch nur einmal bei einer definierten Tumorart gesichert nachgewiesen, so kann dieses Phänomen grundsätzlich nicht als »anekdotisch« abgewertet werden. Vielmehr muß unaufhörlich danach geforscht werden, welche Gegebenheiten und Faktoren bei der ganz überwältigenden Mehrzahl der Erkrankten eine Spontanheilung verhindern. Alle bisher bekanntgewordenen spontanen Autoremissionen sind auf die Frage hin zu analysieren, bei welchen histologisch gesicherten Tumorformen sie verbürgt sind und bei welchen sie niemals beobachtet wurden. Dabei ist selbstverständlich zu berücksichtigen, daß bei zu weit fortgeschrittenen Krankheitsstadien und schließlich durch den unausweichlichen individuellen Tod jedem Selbstheilungsvermögen des lebenden Organismus eine Grenze gesetzt ist.

Einige in zeitlichem Zusammenhang stehende Faktoren wurden von *Everson* u. Mitarb. 1956 ohne Anspruch auf eine ursächliche Relation angeführt. Immer wieder wurde ein solcher zeitlicher Zusammenhang zwischen Spontanregressionen und fieberhaften Infektionen verschiedenster Ursache hervorgehoben, die als gemeinsames Merkmal einen schweren, mitunter sogar lebensbedrohenden klinischen Verlauf nahmen. Genannt wurden Malaria, akute Tuberkulose, Scharlach, Pneumonie, Erysipel und andere bakterielle wie auch virale Infektionen, aber auch lokale abszedierende Entzündungen mit fieberhafter Allgemeinreaktion.

Nach *Selawry* sind solche fieberhaften Ereignisse jedoch nur in einem Drittel seiner gesammelten Fälle nachzuweisen. Für die restlichen zwei Drittel konnte er keine hinreichend wahrscheinlichen Wirkungsfaktoren, jedenfalls keine sichere Körpertemperaturerhöhung finden. Bei den Erklärungsversuchen anderer Autoren werden heftige allergische Reaktionen und Zwischenfälle bei Bluttransfusionen erwähnt.

Im Überblick glauben wir zu erkennen, daß ausschließlich sehr heftige Eingriffe in den bestehenden Immunstatus des tumortragenden Organismus zu dem äußerst seltenen Ereignis einer Spontanregression fortgeschrittener Tumorstadien geführt haben. Diese Einwirkungen sind nicht ausschließlich an eine Körpertemperaturerhöhung gekettet, können aber von einer schwer verlaufenden hochfieberhaften Infektion ausgehen.

Westphal berichtete von Mäusen mit Experimentaltumoren, die durch ein Versehen viele Stunden lang in einem Wasserbehälter schwimmen mußten, um nicht zu ertrinken. Die 13 noch am Leben gebliebenen Tiere erholten sich in 2–3 Tagen unter sorgsamer Pflege von ihrem desolaten Zustand. Sämtliche Tumoren waren verschwunden, und alle Tiere blieben tumorfrei. *Westphal* verweist als Erklärung auf den in schweren Streß-Situationen vermehrt gebildeten Tumornekrosefaktor TNF (*Hager* u. *Abel* 1987).

Natürlich ist es nicht verantwortbar, solche lebensbedrohlichen Streßbelastungen auf therapeutischer Ebene zu erproben. Die gewonnenen Erkenntnisse und abgeleiteten Hypothesen haben gleichwohl hohes heuristisches Gewicht. Und es ist zu hoffen, daß aus dem Forschungsbereich der Tumorimmunologie schließlich doch noch eine Erklärung für die leider so extrem seltenen Spontanregressionen fortgeschrittener maligner Tumoren hervorgehen wird.

5.7.10 SHT im Konzept der Krebs-Mehrschritt-Therapie nach von Ardenne

Außerordentliche und weltweite Impulse für die Anwendung der Ganzkörperhyperthermie (SHT) bei der Tumorbehandlung gingen von dem Dresdener Physiker *von Ardenne* aus. Die Körpertemperaturerhöhung wurde von ihm stets als einer von mehreren Schritten in einem reich verflochtenen Netzwerk zusammenwirkender Einzelattacken propagiert. Er war wohl der erste, der mit Hilfe einer Zweikammer-Spezialwanne (*Abb. 5b*) extreme Kerntemperaturgrade über 42 °C erzielte (*von Ardenne* u. *Kirsch* 1965); bei der klinischen Erprobung stieß man schon früh auf die prinzipiellen Gefahren der Extrem-SHT.

Die Konzepte der Krebs-Mehrschritt-Therapie waren durch eine rasche Folge gekennzeichnet. Nach dem von Otto Warburg 1963 angeregten Beginn fügte von Ardenne einen Baustein nach dem anderen in das Forschungsgebäude. Dem Konzept 1974 folgte das Konzept 1977 und 1984. Das KMT-Konzept 1989 »leitet eine neue Etappe unserer seit 1963 betriebenen Forschungen zur Schaffung einer hochselektiven Waffe gegen den Krebs ein« (von Ardenne 1989). Die im folgenden zusammengefaßte Übersicht über das Konzept 1989 folgt in den wesentlichen Passagen den wörtlichen Ausführungen des Autors. Die Ganzkörperhyperthermie (SHT) ist dabei in ein Gefüge von mehreren einzelnen Prozeßschritten integriert. Die Programmierung sieht einen Countdown von 18 Tagen vor. In dieser Phase wird der Tumorkranke durch die Sauerstoff-Mehrschritt-Therapie (von Ardenne 1987), durch angepaßtes Bewegungstraining, durch Injektion immunstimulierender Thymuspräparate und durch vorbereitende zytostatische Chemotherapie auf die Hauptbehandlung vorkonditioniert. Diese besteht aus einer systemischen Extrem-Hyperthermie auf 42–42,5 °C über die Zeit von 150 Minuten mittels der Infrarot-A-Hyperthermietechnik IRA-Therm II, fakultativ unterstützt durch zusätzliche lokale Hyperthermierung der Hauptgeschwulst. Unverzichtbar ist dabei die energetische Stabilisierung des Kreislaufs durch hochprozentige Sauerstoffinhalation zur besseren Tolerierbarkeit der hohen Körpertemperatur. Ein wichtiger Programmschritt während der Hauptbehandlung ist ferner die intravenöse Dauerinfusion hoher Glukosekonzentrationen zur Herstellung einer Hyperglykämie von 500–600 mg% mit dem Ziel einer Kreislaufunterstützung und der Übersäuerung aller Krebsgewebe im Körper, die hierdurch sowohl gegen Wärme wie auch gegen ionisierende Strahlen vermehrt sensibilisiert werden. Gegen Abschluß der Hyperthermiephase ist fakultativ eine Schwachdosisbestrahlung vorgesehen. Die letzte Chemotherapiegabe schließt mit dem Tage der Hauptbehandlung ab, so daß an diesem Tage die Dreierkombination aus Chemotherapie,

Hyperthermie und Bestrahlung gewährleistet ist. »Die jetzt dringend notwendige und verstärkt einsetzende klinische Erprobung wird die Tragfähigkeit des beschriebenen Konzeptes erweisen.« (von Ardenne 1989).

5.7.11 Tumorprävention durch Körpertemperaturerhöhung

Immer wieder wird die Meinung vertreten, daß regelmäßige passive Körpererwärmungen sowie die Erhöhung der Kerntemperatur durch intensive Muskelarbeit einen vorbeugenden Einfluß auf eine Tumorerkrankung ausüben. So seien passionierte Dauerläufer eher gegen bösartige Geschwülste gefeit als Personen mit geringer körperlicher Bewegung (van Aaken 1979). Auch regelmäßig Saunierende seien weniger gefährdet. Abgesehen davon, daß die genannten Personengruppen ohnehin meist auf eine gesundheitsbewußte Lebensführung und Vermeidung von karzinogenen Substanzen bedacht sind, konnte ein vorbeugender Effekt einer körperaktiven oder einer passiven physikalischen Körpertemperaturerhöhung bisher nicht gesichert werden, erscheint uns aber prüfenswert. Indessen ist immer wieder das Fehlen akuter fieberhafter Infektionskrankheiten in der Vorgeschichte von Krebskranken aufgefallen. Remy u. Mitarb. haben diese Frage 1983 erneut bearbeitet. Ihre systematischen Befragungen bei 110 Patienten mit malignen Tumorerkrankungen ergaben in den vorausgegangenen 10 Jahren statistisch deutlich weniger häufige unspezifische Erkältungskrankheiten, Fieber und infektiöse Organerkrankungen der Lunge oder Nieren im Vergleich zu 126 Unfallpatienten ohne bekannten Tumor. Die Autoren zitieren Berichte über die spontane Rückbildung von Melanommetastasen im Zuge artifiziell gesetzter lokaler Infekte durch Bakterien und Viren. Sie diskutieren die Interferonwirkung auf zelluläre Immunreaktionen (NK-Zellen) und direkt auf Tumorzellen sowie auf entzündliche Reaktionen allgemein. »Als Schlußfolgerung für die Klinik sollte das Konzept der Stimulation von Infekten/Entzündung/Immunität bei Tumorkranken zumindest adjuvant und unter genauer klinischer Beobachtung weiter mit allem Ernst verfolgt werden.« Hier taucht ein Aspekt von erregender Brisanz auf. Sollten Serien von zwei bis drei aufeinanderfolgenden pyrogeninduzierten Fieberreaktionen oder SHT-Behandlungen oder eine sinnvolle Kombination der beiden Modalitäten, alljährlich ein- oder zweimal durchgeführt, vor dem Ausbruch einer malignen Erkrankung schützen können? Aus den Untersuchungen von *Remy* u. Mitarb. ist eine solche Folgerung bedenkenswert.

5.7.12 Zukünftige Aspekte

Je mehr sich die therapeutische Stoßrichtung auf die immunologischen Wechselbeziehungen zwischen Tumor und Wirt richtet, um so eher werden die SHT und Fiebertherapie bzw. ihre sinnvolle Kombination an Bedeutung gewinnen. Dabei beeinflussen die erhöhten Temperaturen weniger den Tumor selbst als das ihn umgebende Körpergewebe, das mit Hilfe stimulierter Zellen der lymphozytären Reihe bzw. aktiver Entzündungsreaktionen befähigt ist, Tumorzellen abzutöten oder einen immunologischen Stillhaltezustand des Tumorwachstums über lange Zeit aufrechtzuerhalten.

Die SHT bis 40,5 °C und vor allem die pyrogeninduzierte Fieberreaktion üben, falls eine Allgemeinerschöpfung des Organismus durch zu intensive und zu häufige Applikationen vermieden wird, mit Sicherheit einen tiefgreifenden Einfluß auf die Bildung von Zytokinen und auf deren lymphozytäre, tumorzytotoxische Zielzellen sowie auf peritumorale Entzündungsprozesse aus.

Unter diesem Blickwinkel sollen zur eingehenden Diskussion gestellt und zur prospektiven Erprobung empfohlen werden:

● Systematische SHT-Serien, eventuell in Kombination mit niedrigen Pyrogendosen, nach abgeschlossener chirurgischer, strahlentherapeutischer und zytostatischer Therapie in Anlehnung an das Zeitschema der Coley-Therapie (*Nauts* 1987).

● Unterstützung der Strahlen- und Chemotherapie durch eine systemische Körpertemperaturerhöhung (SHT), eventuell mit zusätzlicher LHT und RHT.

● Artifiziell gesetzte lokale Infekte bzw. Entzündungen (gemäß *Remy* u. Mitarb. 1983) in konventionell ausbehandelten metastasierenden Tumorstadien, wobei eine fieberhafte Reaktion nach einigen Tagen dadurch abgebrochen werden kann, daß zuvor das Ansprechen der applizierten Erreger auf ein bestimmtes Antibiotikum getestet worden ist; prinzipiell besteht noch in weit fortgeschrittenen Stadien einer Tumorerkrankung die Möglichkeit einer Spontanregression und Wende im Krankheitsablauf.

● Eine prophylaktische alljährliche SHT-Serie bei Risikopatienten, wobei die Körpertemperaturerhöhung möglicherweise einen klinisch noch latenten Tumor durch Schmerzmanifestation aufdecken kann.

● Beachtung verdient ferner die Frage, ob eine präoperativ eingesetzte SHT-Serie die chronisch-entzündlichen Verwachsungskonglomerate in der Tumorumgebung reduzieren und dadurch die chirurgische Totalexstirpation erleichtern kann.

● Schließlich könnten bereits angewandte Formen einer Immuntherapie maligner Erkrankungen eine Wirkungsverstärkung erfahren.

Die Ganzkörperhyperthermie bis 40,5 °C und die Fiebertherapie bieten begründete Impulse für eine adjuvante Behandlung des Tumorkranken wie auch für eine aktive Prophylaxe an. Wesentlich ist die bedachte Wahl ihres zeitlichen Einsatzes und einer möglichst streßarmen Behandlungsmodalität. Die wachsenden Möglichkeiten, sich nicht nur durch das klinische Verlaufsbild, sondern auch durch einen verfeinerten Markernachweis über die Wachstumsprogredienz zu orientieren, könnten bei zukünftigen Untersuchungen hilfreich sein.

Literatur

van Aaken, E.: Zivilisationskrankheiten und ihre Verhütung. Pohl, Celle 1979

von Ardenne, M., Kirsch, R.: Zur Methodik der Hyperthermie, insbesondere bei der Krebs-Mehrschritt-Therapie. Dtsch. Gesundh.wesen 20 (1965) 1935–1980

von Ardenne, M.: Vereinfachung der Krebs-Mehrschritt-Therapie durch induzierte Spontanhyperthermie. Krebsgeschehen 8 (1976) 26

von Ardenne, M.: Sauerstoff-Mehrschritt-Therapie. 4. Aufl. Thieme, Stuttgart 1987

von Ardenne, M.: Prinzipien und Konzept 1989 der systemischen Krebs-Mehrschritt-Therapie. Zugesandtes Manuskript 1989, zur Publikation eingereicht in: J. Cancer Res. Clin. Oncol. 116

Aschoff, R. J., Wever, R.: Kern und Schale im Wärmehaushalt des Menschen. Naturwissensch. 45 (1958) 477–485

Banet, M., Fischer, D., Hartmann, K. U., Hensel, H., Hilling, U.: The effect of whole body heat exposure and of cooling the hypothalamus on antibody titre in the rat. Pflügers Arch. 391 (1981) 25–27

von Brasch, E., Gall, H., Kleinschmidt, J., Senn, E.: Verlauf von Kreislaufparametern und Temperaturmessungen an verschiedenen Körperregionen bei Infra-Rot-Hyperthermie (IRHT) nach dem Verfahren von Heckel. Z. Phys. Med. Baln. Med. Klim. 18 (1989) 77–84

Brenke, R., Dietzel, W., Brenke, A., Conradi, E.: Hyperthermie und Interferonsystem (Abstract). Z. Physiother. 35 (1983) 193

Brenneis, M., Harrer, G., Selzer, H.: Zur Temperaturempfindlichkeit von Multiple-Sklerose-Kranken. Fortschr. Neurol. Psychiat. 47 (1979) 320–325

Bröcker, E. B., Zwaldo, G., Holzmann, B., Macher, E., Sorg, C.: Inflammatory cell infiltrates in human melanoma at different stages of tumor progression. Int. J. Cancer 41 (1988) 562–567

Brüggemann, W. (Hrsg.): Kneipptherapie. Springer, Berlin – Heidelberg 1986

Bruns, P.: Die Heilwirkung des Erysipeles auf Geschwülste. Beitr. Klin. Chirurgie 3 (1887) 443–466

Bühring, M.: Klinik der Hyperthermie. Untersuchungen im Überwärmungsbad. Hippokrates, Stuttgart 1984

Bühring, M.: Die Beeinflussung des Immunsystems durch Thermotherapie. Z. Phys. Med. Baln. Med. Klim. 14 (1985) 32–45

Bühring, M., Dyckmans, P., Jouck, F., Krippner, H., Pirlet, K.: Immunologische lymphozytäre Reaktion bei mäßigdosierter Hyperthermie. Med. Klin. 80 (1985) 77–80

Bühring, M., Flascha, Ch., Nickelsen, T.: Infrarothyperthermie imitiert die Physiologie eines Fiebers eindeutiger als Hyperthermie in Wasser. Z. Phys. Med. Baln. Med. Klim. 15 (1986a) 326–327

Bühring, M., Saller, R. (Hrsg.): Wirkprinzipien der Physikalischen Therapie. Theorie und Praxis der Physikalischen Medizin Bd. 1. Fischer, Heidelberg 1986b

Bühring, M.: Fieber und Hyperthermie. therapeuticon 3 (1988) 175–184

Büssow, H.: Zur Frage der Dosierung bei der unspezifischen Paralyse-Therapie. Zschr. Psychiatr. 106 (1937) 347

Burmeister, P., Neumann, H., von der Tann, M., Engelhardt, R.: Ganzkörperhyperthermie, Einfluß auf das endokrine System des Menschen. Der informierte Arzt 10 (1982, Nr. 5) 28–33

Busch, W.: Über den Einfluß, welche heftigere Erysipele zuweilen auf organisierte Neubildungen ausüben. Verhandl. Naturk. Verein. Preuss. Rhein. Westphal. 23 (1986) 28–30

Coley, W. B.: A preliminary note on the treatment of inoperable sarcoma by the toxic products of erysipelas. Post-graduate 8 (1893) 278–286

Crile, Jr., G.: The effects of heat and radiation on cancers implanted on the feet of mice. Cancer Res. 23 (1963) 372–380

Dickson, J. A., Ellis, H. A.: Stimulation of tumour cell dissemination by raised temperature (42 °C) in rat with transplanted Yoshida tumours. Nature 248 (1974) 354–358

Dietzel, F., Linhart, G., Richter, B., Musch, H.: Tumorerholung nach Hyperthermie. Strahlentherapie 155 (1979) 33–38

Dinarello, Ch. A., Wolff, Sh. M.: Production of Fever and its Effects on the Host. Klin. Wschr. 60 (1982) 727–730

Domagk, G.: Der derzeitige Stand der Chemotherapie bakterieller Infektionen mit den Sulfonamiden. Dtsch. med. Wschr. 72 (1947) 7–18, 71–74

Eggers, H. J.: Bedeutung von Fieber und Hyperthermie für den Verlauf von Viruskrankheiten. Zschr. Physikal. Med 2 (1971) 69–76

Engel, J.-M., Flesch, U., Stüttgen, G. (Hrsg.): Thermologische Meßmethodik. notamed, Baden-Baden 1983

Engelhardt, R., Neumann, H., Adam, G., Hin-

kelbein, W., v. d. Tann, M.: Möglichkeiten der Ganzkörperhyperthermie. Strahlentherapie 159 (1983) 99–103

Engelhardt, R.: Hyperthermie: Klinische Erfahrungen, in: *Jungi, W. F.* und *Senn, H. J.* (Hrsg.): Krebs und Alternativmedizin. Zuckschwerdt, München 1985

Everson, T. C., Cole, W. H.: Spontaneous Regressions of Cancer. Annals Surg. 144 (1956) 366–368

Fabricius, H. A., Neumann, H., Stahn, R., Engelhardt, R., Löhr, G. W.: Klinisch-chemische und immunologische Veränderungen bei Gesunden nach einer einstündigen 40 °C-Ganzkörperhyperthermie.   Klin. Wschr. 56 (1978) 1049–1056

Fischer, B. in: *Zink* u. Mitarb. 1986, *Jacob* u. *Fischer* 1989 (persönliche Mitteilung)

Flesch, U.: Physik der Hautoberflächentemperatur. In: *Engel, J.-M., Flesch, U., Stüttgen, G.* (Hrsg.): Thermologische Meßmethodik. notamed, Baden-Baden 1983

Gehrke, A.: Sauna, Dampfbad, Whirlpool. Vergleichende experimentelle Untersuchungen der Wirkungen auf kardio-vaskuläre und endokrine Parameter. Hippokrates, Stuttgart 1989

Göhring, E.: Die aktive Fiebertherapie – ein immunologisches Instrument bei onkologischen und chronischen Erkrankungen. Ärztezeitschr. f. Naturheilverf. 27 (1986) 390–394

Göhring, E.: Fiebertherapie bei onkologischen Erkrankungen. In: *Hager* u. *Abel* 1987, 151–167

Hager, E. D., Abel, U. (Hrsg.): Endogene Fiebertherapie und exogene Hyperthermie in der Onkologie. Verlag für Medizin, Heidelberg 1987

Hajto, T., Hostanska, K.: Effect of in vivo hyperthermia on human natural killer cells. Clin. Tri. J. 22 (1985) 514–520

Heckel, M.: Beliebig langdauernde und gezielt dosierbare Erhöhung der Körpertemperatur durch eine Infrarotbestrahlungsanordnung. Strahlentherapie 111 (1960) 149–153

Heckel, M.: Ganzkörpererwärmung und steuerbare Hyperthermie mittels tiefpenetrierender kurzwelliger Infrarotstrahlung. Med. Welt 21 N. F. (1970) 308–313

Heckel, M.: Whole body hyperthermia using infrared lamps. Proceed. Intern. Sympos. on Cancer Therapy by Hyperthermia and Radiation, Washington, D. C. (1975) 293–295

Heckel, M., Heckel, I.: Beobachtungen an 479 Infrarothyperthermiebehandlungen. Beitrag zur Methodik der Ganzkörperüberwärmung. Med. Welt 30 (1979) 971–975

Heckel, M.: Die Infrarot-Hyperthermie, Verfahren zur Ganzkörpererwärmung auf Fiebertemperaturen. Ärztezschr. Naturheilverf. 23 (1982) 493–496

Heckel, M.: Indikationen der Hyperthermiebehandlung. 1. Jahrestagung der Deutschen Gesellschaft für Geriatrie e. V. 23.–25. 10. 1985 geriatrics pregeriatrics rehabilitation 2 (1986) No. 72

Hensel, H.: Über die Physiologie der Temperaturregelung mit besonderer Berücksichtigung der Überwärmung. In: *Lampert, H.* und *Selawry, O.* 1957

Hildebrandt, G.: Chronobiologische Grundlagen der Ordnungstherapie, in: *Brüggemann, W.* (Hrsg.): Kneipptherapie. Springer, Berlin-Heidelberg 1986

Höring, F. O.: Die Behandlung des Typhus und Paratyphus mit Chloromycetin und künstlichem Fieber. Ther. Gegenw. 90 (1951) 161–166

Hoff, F.: Fieber, unspezifische Abwehrvorgänge, unspezifische Therapie. Thieme, Stuttgart 1957

Jacob, St., Holm, E., Fischer, B.: Effects of hyperthermia on the peripheral metabolism of ammonia and glutamine. Metabolism 38 (1989) 43–46

Jouck, F.: Hyperthermie, Fieber und körpereigene Abwehr. Z. Allg. Med. 61 (1985) 54–61

Kahler, H., Knollmayer, F.: Über die Anwendung von künstlicher Hyperthermie als Ersatzmittel der experimentellen Fiebertherapie. Vorläufige Mitteilung. Wien. klin. Wschr. 42 (1929) 1342–1344

Kaufmann, S. H. E.: Interleukine. Lösliche Mediatoren der zellulären Immunität. Dtsch. Ärztebl. 85 (1988) 2069–2072

Kluger, M. J.: Fever, its biology, evolution and function. ≦, Princeton 1979

Koeppen, S.: 10 Jahre Kurzwellen-Fiebertherapie mit der Fieberkabine, kurz »Fieberbett« genannt. Münch. med. Wschr. 93 (1951) 2099–2106

Krause, E., Göhring, E.: Mittel und Methoden zur ergänzenden Krebstherapie – Fiebertherapie. Erfahr. heilk. 12 (1989) 831–837

Krauss, H.: Die Sauna, 4. Aufl. VEB Verlag Volk und Gesundheit, Berlin 1987

Kühne, O., Gassner, A.: Der Terpentinabszeß in der Behandlung des Status asthmaticus. Münch. Med. Wschr. 96 (1954) 1282–1284

Lampert, H.: Überwärmung als Heilmittel. Hippokrates, Stuttgart 1948

Lampert, H., Selawry, O. (Hrsg.): Körpereigene Abwehr und bösartige Geschwülste. Tumorbeeinflussung durch Hyperthermie und Hyperämie. Haug, Ulm 1957

Larkin, J. M., Edwards, W. S., Smith, D. E., Clark, P. J.: Systemic thermotherapy, description of a method and physiologic tolerance in clinical subjects. Cancer 40 (1977) 3155–3159

Meffert, H.: Milde Infrarot-A-Hyperthermie zur Behandlung der arteriellen Hypertonie? Z. Phys. Med. Baln. Med. Klim. 18 (1989) 283

Micksche, M.: Experimentelle und klinische Untersuchungen mit OK-432, einem bakteriellen Immunmodulator. In: *Hager* u. *Abel*

Moser, H., Moser, C. D.: Die Infrarot-A-Strahlung und ihre therapeutische Anwendung. Öst. Ärztetg. 37 (1982) 1550–1558

Nauts, H. C.: Immuntherapie des Krebses – die Pionierarbeit von Coley. In: *Hager* u. *Abel*

Nishida, T., Katabuchi, H., Oda, T., Kato, T.: A new immunohyperthermic chemotherapy with a bacterial immunostimulant (OK-432). In: *Overgaard, J.* (ed.): Hyperthermic Oncology, Vol. 1. Taylor and Francis, London/Philadelphia 1985

Oettgen, H. F.: Interferone, Interleukin-2 und Tumor Nekrose Faktor. Neue Ansätze in der Krebsbehandlung. Arzneimittelforsch. 37 (1987) 251–255

Ott, V. R.: Die Sauna-Wirkungen unter dem Gesichtspunkt der vegetativen Regulation. Sauna-Archiv 1 (1958) 121.

Overgaard, J. (ed.): Hyperthermic Oncology, Vol. 1. Taylor and Francis, London/Philadelphia 1985

Pettigrew, R. T., Lugate, C. M.: Whole-Body hyperthermia. A systemic treatment for disseminated cancer. Recent Results Cancer Research 59 (1977) 153–170

Pomp, H., Ipach, R., Jung, U.: Veränderungen des Säure-Basen-Haushalts unter Anwendung von Hyperthermie. Klin. Wschr. 50 (1972) 383–385

Precht, H., Christophersen, J., Hensel, H., Larcher, W.: Temperature and Life. Springer, Berlin-Heidelberg 1973

Priebe, L.: Physiologie. In: Schimmel, Kl. Chr. (Hrsg.): Lehrbuch der Naturheilverfahren, Band 1. Hippokrates, Stuttgart 1986

Püschel, K., Brinkmann, B.: Tod durch maligne Hyperthermie. Ätiologie, Pathophysiologie, Epidemiologie und Pathomorphologie. Med. Welt 29 (1978) 522–531

Raab, E.: Künstliche Fiebererzeugung mit Kurzwellen. Kurzwellen-Hyperthermie. Thieme, Leipzig 1939

Remy, W., Hammerschmid, K., Zänker, K. S., Ulm, K., Theisinger, W., Lange, J., Trappe, A., Maubach, P. A., Rastetter, J.: Tumorträger haben selten Infekte in der Vorgeschichte. Med. Klin. 78 (1983) 95–98

Rentsch, W.: Kurzwellen- und Mikrowellentherapie. VEB Gustav Fischer, Leipzig 1985

Rodbard, D.: The role of regional body temperature in the pathogenesis of disease. New Engl. J. Med. 305 (1981) 808–814

Rosenberg, S. A., Spiess, P. J., Lafreniere, R.: A new approach to the adoptive immunotherapy of cancer with tumor-infiltrating lymphocytes. Science 233 (1986) 1318–1321

Rosenberg, S. A., Schwarz, S. L., Spiess, P. J.: Combination immunotherapy for cancer: synergistic antitumor interactions of interleukin-2, alpha interferon, and tumor-infiltrating lymphocytes. J. Natl. Cancer Inst. 80 (1988) 1393–1397

Rosenberg, S. A., Packard, B. S., Aebersold, P. M., Solomon, D., Topalian, S. L., Toy, S. T., Simon, P., Lotze, M. T., Yang, J. C., Seipp, C. A. et al.: Use of tumor-infiltrating lymphocytes and interleukin-2 in the immunotherapy of patients with metastatic melanoma. A preliminary report. N. Engl. J. Med. 319 (1988) 1676–1680

Rost, A. (Hrsg.): Thermographie und Thermoregulationsdiagnostik. Medizinisch Literarische Verlagsgesellschaft, Uelzen 1980

Rzeznik, J., Wangorsch, G.: Physikalische Grundlagen der IR-A-Hyperthermie. 1. Jahrestagung der Deutschen Gesellschaft für Geriatrie e. V. 23.–25. 10. 1985. geriatrics pregeriatrics rehabilitation 2 (1986) No. 73

Scheuerlen, P. G.: Beitrag zur Therapie des Nephrotischen Syndroms mit künstlichen Entzündungen. Verh. Dtsch. Ges. Inn. Med. 65 (1959) 671–675

Schmidt, K. L.: Neue Aspekte der Hyperthermiebehandlung: Verfahren und Wirkungen. Therapiewoche 28 (1978) 9067–9076

Schmidt, K. L., Dettmer, J., Mueller-Eckhardt, C.: Körpertemperatur und Immunreaktionen: Die Wirkung einer Ganzkörper-Hyperthermie auf die Stimulierbarkeit der Lymphozyten durch Mitogene. Z. Phys. Med. Baln. Med. Klim. 12 (1983) 109–114

Schmidt, K. L.: Experimentelle Ergebnisse zur Thermotherapie. Therapiewoche 36 (1986) 2120–2131

Schmidt, K. L.: Hyperthermie und Fieber. Wirkungen bei Mensch und Tier, 2. Aufl. Hippokrates, Stuttgart 1987

Schütz, E., Caspers, H., Speckmann, E.-J.: Physiologie. Lehrbuch für Studierende. 16. Aufl. Urban & Schwarzenberg, München 1982

Schumaker, P. T., Rowland, J., Saltz, St., Nelson, D. P., Wood, D. H.: Effects of hyperthermia and hypothermia on oxygen extraction by tissues during hypovolemia. Amer. J. Physiol. 63 (1987) 1246–1252

Selye, H.: Einführung in die Lehre vom Adaptationssyndrom. Thieme, Stuttgart 1953

Simon, E., Riedel, W.: Pathophysiologie des Fiebers. Therapiewoche 32 (1982) 1418–1444

Spiecker, H. D.: Über die therapeutische Wirkung kleinster Pyrifer-Dosen in der Augenheilkunde. Münch. med. Wschr. 92 (1950) 289–291

Streffer, Ch., Herbst, M., Schwabe, H. (Hrsg.): Lokale Hyperthermie. Dt. Ärzte-Verlag, Köln 1986

von Wagner-Jauregg, J.: Über die Behandlung der progressiven Paralyse mit kurzwelligen Hochfrequenzströmen. Wien. med. Wschr. 84 (1934) 11–14

Wagner, R.: (persönliche Mitteilungen)

Walinski, F.: Über künstliche Hyperthermie auf physikalischem Wege und deren therapeutische Verwendung. Med. Klin. 24 (1928) 488–492

Warren, S. L.: Preliminary study of the effect of artificial fever upon hopeless tumor cases. Amer. J. Roentgenology and Radium Therapy 33 (1935) 75–87

Werner, J.: Regelung der menschlichen Körpertemperatur. de Gruyter, Berlin 1984

Westphal, O., Lüderitz, O.: Chemische Erforschung von Lipopolysacchariden gramnegativer Bakterien. Angew. Chem. 66 (1954) 407–417

Wiedemann, G., Schem, B. C., Dahl, O., Mella, O., Wagner, T.: Hyperthermie. Grundlagen und Stellenwert einer neuen Therapiemodalität in der Onkologie. Dtsch. med. Wschr. 113 (1988) 787–790

Wilmanns, W.: Fieber bei Tumorerkrankungen. Med. Welt 27 (1976) 813–818

Witte, E.: Über die qualitativen und quantitativen Unterschiede in den Strahlungen von Natursonne und therapeutisch benutztem Kunstlicht sowie über eine neue Lampe zur künstlichen Herstellung praktisch sonnengleichen Lichtes. Strahlenther.. 50 (1937) 113–124

Zänker, K. S., Lange, J.: Whole body hyperthermia and natural killer cells. Lancet 1 (1982) 1079–1080

Zänker, K. S.: Passive Hyperthermie in der Krebsbehandlung. Von der Biologie zur klinischen Anwendung. In: *Hager* u. *Abel* 1987

Zaltenbach, G.: Erfahrungen beim Asthma bronchiale und anderen Atemwegserkrankungen mit Sauerstoff-Mehrschritt-Therapie und Hyperthermie. Erfahrungsheilkunde (1988) 79–82

Zink, M., Bühring, M., Fischer, B., Lehrl, S., Heckel, M., Leweling, M.: Biochemische Veränderungen unter Hyperthermiebehandlung. 1. Jahrestagung der Deutschen Gesellschaft für Geriatrie e. V. 23.–25. 10. 1985 geriatrics pregeriatrics rehabilitation 2 (1986) No. 71

Zink, M.: Peripherer Ammoniak- und Aminosäurenstoffwechsel bei erhöhter Körpertemperatur (Hyperthermie). Inaug. Diss. Mannheim-Heidelberg 1988

Sachverzeichnis

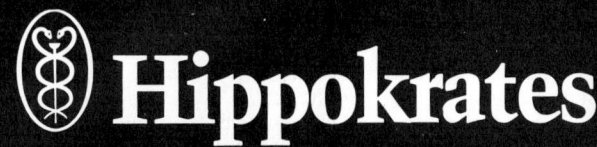
Aus unserer weiteren Produktion für die Praxis:

R. C. Duvoisin
Die Parkinson-Krankheit
Aus dem Engl. übersetzt. 2., durchgesehene Aufl. 1989. 192 Seiten, 15 Abbildungen, 2 Tabellen, 15,5 × 23 cm, kartoniert DM 49,80. ISBN 3-7773-0928-1

In klar verständlicher Form werden Pathogenese des Morbus Parkinson, seine Symptome, Verlauf und Behandlungsmöglichkeiten dargestellt.

V. Faust (Hrsg.)
Depressionen
1989, 176 Seiten, 10 Tabellen, 10 × 19 cm, kartoniert DM 20,–
(Psychiatrie für den Praxisalltag). ISBN 3-7773-0934-6

Behandelt werden Ursachen, Häufigkeit und psychosoziale Hintergründe, die wichtigsten depressiven Krankheitsbilder, Grundregeln zum Umgang mit Depressiven, Therapie mit Antidepressiva u. a.

H. E. Heni unter Mitarbeit von H. Moser
Echokardiographischer Ratgeber für die Praxis
1990, 112 Seiten, ca. 163 z. T. vierfarbige Abbildungen,
17 × 24 cm, kartoniert ca. DM 76,–. ISBN 3-7773-0977-X

Das Buch ist eine Einführung in die diagnostischen Möglichkeiten und Hilfen bei der Verlaufskontrolle chronisch Herzkranker, die auf dem Gebiet der Echokardiographie dem Niedergelassenen offenstehen.

P. Hutzschenreuter/H. Einfeldt/S. Besser.
Lymphologie für die Praxis
1990, ca. 208 Seiten, 78 Abbildungen, 15,5 × 23 cm, kartoniert ca. DM 68,–
ISBN 3-7773-0818-8

Das Buch gliedert sich in drei Teile: A. Theoret. Grundlagen; B. Klinische Anwendungen; C. Praktische Durchführung. Es bietet eine neutrale Zusammenschau der lymphologischen Therapieformen.

G. Laux.
Tranquilizer
1989, 64 Seiten, 6 Abbildungen, 19 Tabellen, 10 × 19 cm, kartoniert DM 16,80
(Psychiatrie für den Praxisalltag). ISBN 3-7773-0935-4

Eine Beschreibung der dominierenden Benzodiazepine, der als Tranquilizer eingesetzten niedrig dosierten Neuroleptika, chem. andersartiger Tranquilizer sowie Beta-Rezeptoren-Blocker.

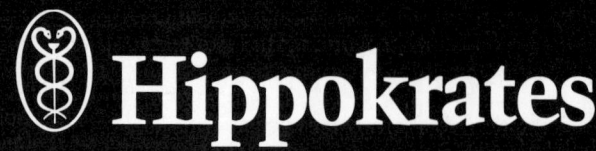

Hippokrates

R. M. MacKie
Benigne und maligne Tumoren der Haut
Aus dem Engl. übersetzt. 1990, VI, 346 Seiten, 436 vierfarb. Abbildungen,
18,9 × 24,6 cm, gebunden DM 298,–. ISBN 3-7773-0949-4

Das vierfarbig illustrierte Buch bringt den letzten Stand der Entwicklung kutaner Tumoren. Durch die Zunahme der Hauttumoren sind immer mehr Patienten mit malignen Tumoren der Haut zu versorgen. Das umfangreiche Werk ist deshalb für alle Ärzte unentbehrlich, die mit den klinischen Merkmalen und der Behandlung einer großen Zahl von Hauttumoren vertraut sein müssen.

E. Schmid/K.-P. Maier/B.-A. Volk/G. Allmendinger
Leber-Galle-Pankreas
1990, 208 Seiten, 71 Abbildungen, 21 Tabellen, 15,5 × 23 cm, gebunden DM 68,–
(Sub.-Preis für Bezieher der »ZFA-Praxis-Bücher« DM 54,40). ISBN 3-7773-0746-7

Leitsymptome sind vorangestellt. Die »Lebererkrankungen« sind in »Diffuse Leberparenchymerkrankungen« und »Herdförmige Leberveränderungen« geteilt. Einen wichtigen Platz nimmt die Sonographie ein. Die »Erkrankungen der Gallenwege und der Bauchspeicheldrüse« sind ebenfalls systematisch aufgebaut. Es endet mit einer Arzneimittelübersicht.

W. Tenbieg/H. Harjung
Differentialdiagnose in der Abdominalsonographie
1990, 424 Seiten, 840 Abbildungen, 28 Zeichnungen, 21,5 × 29,7 cm, Leinen DM 198,–
ISBN 3-7773-0943-5

Der Schwerpunkt liegt auf den gastroenterolog. und onkolog. Befunden; gynäkolog. und urolog. Befunde sind ebenfalls gut bedacht. Der Aufbau ist topographisch. Die Legenden des Bildmaterials sind immer unterteilt in Merkmale und Besonderheiten. Differentialdiagnosen schließen die Kapitel, ab.

H. Tilscher/M. Eder
Infiltrationstherapie. Therapeutische Lokalanästhesie
1989, 220 Seiten, 111 z. T. zweifarbige Abbildungen, 19,5 × 27,7 cm, gebunden DM 98,–
ISBN 3-7773-0945-1

Lokalanästhesie kann nur dann erfolgreich sein, wenn die schmerz- bzw. reizauslösende Struktur erkannt und punktgenau dort behandelt wird. Die Autoren zeigen, wie in der Praxis vorzugehen ist, um gute Ergebnisse zu erzielen. Grundlagen, Indikationsbereiche und Technik werden systematisch, unter Vorstellung fixer Regeln, abgehandelt und durch die Vielzahl von Bildern für die Praxis klar verständlich.

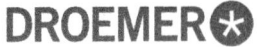

Alexander Markowetz

DIGITALER BURNOUT

Warum unsere permanente
Smartphone-Nutzung gefährlich ist

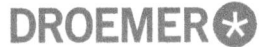

Dieses Buch entstand unter Mitarbeit
von Ann-Kathrin Schwarz und Jan Wielpütz.

Besuchen Sie uns im Internet:
www.droemer.de

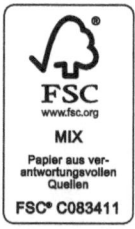

4   5   3

Inhalt

1 Der digitale Burnout

Wie wir uns eine kollektive Funktionsstörung antrainieren

Wir werden nicht mehr auf unser Smartphone verzichten.
Dieser faustische Pakt ist bereits besiegelt.
Für den Zugang zu einem ganzen Universum
aus Information und Kommunikation opfern wir unsere
verfluchte Aufmerksamkeit auf seinem gläsernen Altar.

Matthew Panzarino, TechCrunch

Deutschland befindet sich fest im Griff eines Smartphones: Selbst wichtige Staatsangelegenheiten regelt Angela Merkel gerne per SMS. Einige Hundert sollen es in der Woche sein, daher gilt sie vielen schon als »SMS-Kanzlerin«. Immerhin regiert sie auf diese Art ein ganzes Land. Der US-Senator John McCain hingegen sollte sich bei einer Anhörung zum Syrien-Konflikt eigentlich mit dem Weltfrieden beschäftigen. Stattdessen spielte er unter dem Tisch Online-Poker auf seinem Handy. Er wurde erwischt. Sein Kommentar auf Twitter: »Das Schlimmste war: Ich hab verloren!« Allerorten treibt der Umgang mit den Smartphones skurrile Blüten: In den USA gibt es heute schon mehr Verkehrstote durch Handys als durch Alkohol am Steuer. Um Unfälle zu vermeiden, warnt die kalifornische Stadt Hayward ihre Bürger auf Verkehrsschildern: *Kopf hoch! Straße überqueren. Dann Facebook aktualisieren.* Noch konsequenter ist China: Chongquing ist die erste Stadt der Welt mit einem gesonderten Gehweg für Smartphone-Nutzer – so will man ihre Kollisionen mit anderen Fußgängern vermeiden. Und weil wir alle ständig mit gesenktem Kopf unser Smartphone betrachten, macht bereits die Rede von einer neuen Volkskrankheit die Runde: dem »Handynacken«, der uns mit Verspannungen und Deformationen der Halswirbelsäule einen veritablen Haltungsschaden einbringt. In Italien wird in 40 Prozent der Scheidungen als Grund WhatsApp angegeben. Inder können eine Ehe bereits per SMS beenden. Und das Handy ist für erste Todesfälle verantwortlich: In der Nähe von Bonn starb eine Studentin, weil sie telefonierend vor eine herannahende Straßenbahn gelaufen war.

Dies alles ist nur die Spitze eines Eisberges. Schauen Sie sich um: In der Bahn, im Café, im Büro, im Gehen wie im Stehen, jeder beugt sich ständig über seinen kleinen elektronischen Begleiter. Seit Neuestem hat dieses Phänomen auch einen Namen: »Smartphone-Zombies«.

Ist es noch normal, wenn wir im Restaurant auf dem Handy texten, anstatt uns mit unserem Gegenüber am Tisch zu unterhalten? Wie effektiv sind wir bei der Arbeit, wenn wir ständig Mails und Onlinenews checken? Ist es in Ordnung, unsere Kinder auf Reisen oder im Restaurant mit dem Smartphone oder Tablet zu unterhalten – oder sollten wir sie lieber davon fernhalten? Und was bedeutet es für unsere Familien, wenn alle unentwegt auf ihr Handy starren, anstatt miteinander zu reden oder gar gemeinsam etwas zu unternehmen?

Als ich mir diese Fragen zum ersten Mal stellte, gab es wenige Daten und Erkenntnisse über das Verhalten von Handynutzern. Für einen Wissenschaftler wie mich ein unbefriedigender Zustand.

2009 trat ich eine Juniorprofessur an der Universität Bonn an, bei der ich das Feld der Datenbanken und Suchmaschinen erforschen sollte. So stand es jedenfalls in meinem Arbeitsvertrag. Doch angesichts dessen, was ich täglich auf den Straßen, in Cafés und Straßenbahnen beobachtete, dachte ich immer häufiger über unsere Smartphone-Nutzung nach. Wie und wie häufig werden diese Geräte genutzt und wann? Was kann man aus diesem Gebrauch ableiten? Und vor allem: Welche Folgen könnte die Nutzung für uns alle haben?

Und so tat ich, was schon unzählige Wissenschaftler vor mir getan hatten: Ich schmiss hin. Jedenfalls das alte Thema, um mich einem neuen zu widmen, das mir wirklich unter den Nägeln brannte: der Erforschung des Smartphone-Nutzerverhaltens.

2012 gründeten wir dazu an der Universität Bonn das »Menthal-Projekt« und entwickelten im Team eine App, die über längere Zeit aufzeichnet, was ein User mit seinem Smartphone wann, wie und wie lange tut. Hatten wir zunächst als reines Informatikprojekt begonnen, arbeiteten wir seit 2013 mit dem Psychologen Christian Montag zusammen. Die App ging im Januar 2014 online, mit einer kleinen Pressemitteilung.

Die Frage, mit der wir in einem kurzen Video auf die App aufmerksam machten, lautete: »Haben Sie die Kontrolle über Ihr Smartphone? Oder kontrolliert Ihr Smartphone Sie?«

Damit trafen wir den Nerv der Zeit. Als die Presse zum ersten Mal über unser Projekt berichtete, explodierten die Downloadzahlen unserer App über Nacht geradezu und brachten die Server wochenlang an ihre Belastungsgrenzen. Wir hatten offensichtlich die Sorgen einer ganzen Nation angesprochen. Die Nutzer hatten sich massenhaft mit Geräten eingedeckt, die ihren Lebenswandel veränderten, und nun fragten sie sich, ob das, was mit ihnen geschieht, noch normal ist.

Die Resonanz ist überwältigend: Bis heute haben über 300 000 Teilnehmer das Programm auf ihr Handy geladen. Und noch immer kommen täglich weitere hinzu.

Durch unsere App haben die Handybesitzer erstmals die Möglichkeit, ihr Unbehagen über das eigene Nutzerverhalten konkret zu überprüfen. Sie erfahren genau, wann und wie sie ihr Telefon nutzen. Unsere App ist also eine Art digitale Waage, die ihnen verrät, wie »fett« sie in ihrem Smartphone-Verhalten sind. Sie können dann selbst einschätzen, ob es ihnen zu viel ist, und daraus Konsequenzen ziehen. Diese Veränderung im Verhalten können sie wiederum über die App kontrollieren.

Als Wissenschaftler haben wir auf diesem Weg einen unschätzbar wertvollen – und anonymisierten – Einblick in den Smartphone-Gebrauch einer extrem großen Menschenmenge erhalten. Bislang konnten wir aus diesem riesigen Zahlenfundus das Verhalten von über 60 000 Handybesitzern analysieren.

Zuvor gab es nur Vermutungen darüber, wie die Smartphones unseren Alltag verändern. Durch das Menthal-Projekt verfügen wir nun erstmals über einen gigantischen Datenschatz mit belastbaren, realen Zahlen, die uns verraten, welchen Einfluss das Smartphone wirklich auf unser Leben hat.

Das Ergebnis ist erschreckend. Die Auswertung der Daten zeigt, dass unsere Handynutzung ein abnormes Ausmaß erreicht hat – mit gravierenden Folgen für jeden Einzelnen und für die gesamte Gesellschaft:

Wir schalten den Bildschirm unseres Smartphones durchschnittlich 88 Mal am Tag ein. 35 Mal davon schauen wir nur auf die Uhr oder sehen nach, ob eine Nachricht eingegangen ist – eine geringfügige Unterbrechung. Doch die restlichen 53 Mal entsperren wir tatsächlich das Handy, um mit ihm zu interagieren, also E-Mails zu schreiben, Apps zu benutzen oder zu surfen. Davon ausgehend, dass wir acht Stunden schlafen und 16 Stunden wach sind, unterbrechen wir also alle 18 Minuten die Tätigkeit, mit der wir gerade beschäftigt sind, um uns mit dem Smartphone zu befassen. Die 25 Prozent der Menschen, die ihr Handy besonders häufig nutzen, sehen sogar alle 14 Minuten darauf.

Dieses Verhalten ist kein exklusiver Tick der Jugend, wie gerne angenommen wird. Es zieht sich unabhängig vom Bildungsstand quer durch alle Altersgruppen und alle sozialen Schichten – auch wenn sich zeigt, dass in der jüngeren Zielgruppe mehr Menschen zu einer noch häufigeren Smartphone-Nutzung tendieren. Im Mittel schalten die 17- bis 25-jährigen Teilnehmer unserer Studie den Screen ihres Smartphones täglich 100 Mal ein und nutzen es davon 60 Mal intensiv, für insgesamt drei Stunden.

Der Durchschnittsnutzer verbringt zweieinhalb Stunden am Tag mit seinem Handy. Die geringste Zeit davon nutzen wir es wirklich zum Telefonieren, nämlich nur noch sieben Minuten am Tag – was zeigt, dass das Smartphone längst kein reines Telefon mehr ist, sondern ein portabler Computer mit permanentem Internetzugang, den wir in der Hosentasche herumtragen.

Überraschenderweise sind es nicht die kleinen Alltagshelfer, mit denen wir alle unsere Smartphone-Nutzung gerne rechtfertigen, die uns immer wieder einschalten lassen – also Apps zum Ticketkauf in der Straßenbahn, zum Onlinebanking, zum Carsharing, zur Navigation oder zur Wettervorhersage. Auf solche Programme entfällt nur ein Bruchteil unserer Nutzung, keine zehn Minuten. Den Großteil der Zeit verbringen wir mit Social Media wie Facebook, Messengern wie WhatsApp und Spielen. Unsere ersten Analysen ergaben 35 Minuten am Tag bei WhatsApp, 15 Minuten bei Facebook, fünf Minuten bei Instagram und fast eine weitere halbe Stunde mit Spielen.

Eine solch exzessive Nutzung unserer Smartphones ist nicht normal. Die Frage ist daher: Warum tun wir das?

Der Erste seiner Art:
der Homo Digitalis

Seit Apple vor gut acht Jahren das erste iPhone auf den Markt gebracht hat, haben die Smartphones unser Leben und unseren Alltag rasant verändert. Sie sind daraus nicht mehr wegzudenken. Über 46 Millionen Deutsche besitzen ein Smartphone, weltweit sind es sogar etwa zwei Milliarden Menschen, die einen Mobilfunkanschluss haben. Tendenz steigend.

Wir haben die neue Technik vom ersten Tag an umarmt, weil ihre Vorteile auf der Hand liegen. Die Smartphones haben vieles einfacher, vieles schneller, vieles billiger gemacht – und ohne sie wären wir inzwischen im Alltag wohl häufig aufgeschmissen: Sie lotsen uns durch fremde Städte und ersparen das Suchen in fummeligen Straßenkarten. Fragen wie: Wo finde ich den nächsten Bankautomaten? Wann ist mein Termin beim Zahnarzt? Wann kommt die nächste Bahn? Hat das Restaurant gute Bewertungen?, beantwortet der kleine allwissende Automat im Nu.

Die Smartphones haben aber nicht nur die Art, wie wir leben, verändert. Sie haben auch uns als Menschen verändert: Wir sind zum »Homo Digitalis« geworden.

Als digitale Menschen sind wir wie durch eine unsichtbare Nabelschnur mit dem Smartphone verbunden. Wir nehmen unsere Welt durch einen oder mehrere Bildschirme hindurch wahr, sind immer online. Was wir dort sehen, ist nicht mehr imaginär oder Virtual Reality, es *ist* unsere Realität.

So bilden wir einen Großteil unserer Funktionen und unseres Daseins über die Smartphones ab: unsere Kommunikation, unsere Arbeit, unsere Einkäufe, unsere Mobilität, aber auch unsere soziale Teilhabe. Wir treffen Freunde auf Facebook, tauschen den neuesten Klatsch und Tratsch auf WhatsApp aus, verabreden uns zum Sex auf Tinder und zeigen allen unsere Lieblingsfotos auf Instagram.

Die Chancen und Möglichkeiten, die sich uns durch diese neue Lebensweise und die digitale Technik eröffnen, sind gigantisch, der Fortschritt nicht wegzudiskutieren und unwiderruflich.

Verständlich also, dass das Smartphone so schnell zu einem festen Bestandteil unserer täglichen Handlungen geworden ist. Dennoch drängen sich die Fragen auf: Welche Auswirkungen hat das auf unser Leben? Inwieweit verändert es unsere geistigen Fähigkeiten und unser soziales Verhalten? Und ist unsere exzessive Smartphone-Nutzung gefährlich?

Die Langzeitfolgen der technischen Entwicklung und unserer vehementen Nutzung kann man derzeit nur erahnen. Sicher ist aber, dass sich bereits heute deutliche Folgen für unsere Gesundheit abzeichnen.

Und diese sind enorm.

Ausgebrannt:
Weder glücklich noch produktiv

Von unserer exzessiven Smartphone-Nutzung ist vor allem unser heute wichtigster Rohstoff betroffen: unser Geist. Wir leben in einer Wissensgesellschaft. Reine Produktionsjobs, bei denen ein Großteil der Arbeit mit Muskelkraft getan wird, haben wir entweder ins Ausland verlagert oder automatisiert. Die Mehrheit von uns verdient ihr Geld mit dem Kopf. Mentale Gesundheit ist also die Grundlage für unsere Produktivität und darüber hinaus natürlich auch für unsere Freundschaften, unsere Familien, unsere persönliche Zufriedenheit und damit unser allgemeines Lebensglück.

Millionen Nutzer sind nun aber dabei, sich mit ihrem Smartphone ein Verhalten anzutrainieren, das ihre geistige Leistungsfähigkeit mindert. Sie verbringen nicht nur rund zweieinhalb Stunden ihrer Lebenszeit am Tag mit dem Handy, wie das Ergebnis unserer Menthal-Studie zeigt. Viel schlimmer ist, dass sie jede Tätigkeit alle 18 Minuten unterbrechen, um ihr Smartphone zu benutzen.

Wer im Büro beispielsweise mit einer komplexen Kalkulation befasst ist oder in einem längeren Text einzelne Informationen zu einem Gesamtbild formen will, wird mit Sicherheit Fehler machen und die komplexe Materie, mit der er befasst ist, nie in Gänze durchdringen, wenn er alle paar Minuten aus seinen Gedanken gerissen wird. Ebenso werden wir uns im Restaurant nie wirklich auf das Gespräch mit unserem Gegenüber einlassen können, wenn wir immer wieder eingehende Nachrichten auf dem Smartphone beantworten – was der Gesprächspartner vor Ort darüber hinaus als ziemlich unhöflich empfinden dürfte und woraufhin uns schlimmstenfalls die Freundschaft aufkündigt wird. Und wer beim Spielen mit seinen Kindern Nachrichten und Börsenkurse auf dem Handy überprüfen muss, wird beim Nachwuchs zu Recht den Eindruck vermitteln, dass er sich nicht die Bohne um ihn schert – womit nicht nur der Familiensegen, sondern auch die Kinderpsyche einen ziemlichen Knacks bekommen dürfte.

Diese digitale Daueralarmbereitschaft überfordert unsere kognitiven, psychischen und sozialen Fähigkeiten und gefährdet damit sowohl unsere Jobs als auch unsere Beziehungen zu Freunden und Familie.

Was daraus entsteht, ist ein psychosoziales Beben, das uns in eine kollektive Verhaltensstörung führt, die ich den »Digitalen Burnout« nenne. Er resultiert aus übermäßiger emotionaler und psychischer Anstrengung. Als Homo Digitalis erleben wir damit die negativen Nebenwirkungen der digitalen Revolution, also der vollständigen und permanenten Vernetzung unserer Welt, unseres Alltags und unseres Geistes mit dem Internet. Mit den Smartphones hat dies eine neue Stufe erreicht.

Der Digitale Burnout ist ein Zustand, in dem unsere massive Smartphone-Nutzung zu einer unmittelbaren Störung unserer Produktivität und einem Verlust an Lebensglück führt. Beides zusammen macht uns langfristig krank. Wir erleben einen geistigen Erschöpfungszustand, der vergleichbar ist mit dem Burnout, den ein Workaholic erleidet.

Die permanenten Unterbrechungen durch unsere Smartphones haben zu einer totalen Fragmentierung unseres Alltags, unserer Arbeit und unserer Freizeit geführt. Die Folge ist, dass neben der Tätigkeit, mit der wir uns eigentlich befassen wollen, eine Vielzahl weiterer Aufgaben und Informationen auf uns einprasselt, die bearbeitet und verarbeitet werden wollen.

In bester Absicht versuchen wir das Unmögliche, nämlich so viele Aufgaben wie möglich zu erledigen und alles gleichzeitig zu machen. Wir chatten, mailen, posten und twittern mit großer Geschwindigkeit und hoher Frequenz, können die Menge an Informationen und Konversationen, die es zu verarbeiten gilt, nie in Gänze erfassen. Wie ein Workaholic bürden wir uns eine Unmenge an Aufgaben auf und muten unserem Gehirn zu viel zu – was uns sehr unzufrieden macht, da wir das Gefühl haben, gar nichts mehr richtig zu erledigen, immer hinterherzuhecheln.

Durch die vielen Unterbrechungen verlernen wir auch, uns auf eine einzige Sache zu konzentrieren und mit voller Energie bei dem zu bleiben, was wir eigentlich tun wollen. Wir fühlen uns langfristig matt und müde, weil wir zerstreut sind und unsere Aufmerksamkeit sich verselbständigt und sich wie ein Schwarm mentaler Schmetterlinge jeder neuen Blüte zuwendet, die gerade am Wegesrand steht.

Unser Geist bräuchte von dieser Strapaze dringend eine Pause. Doch durch die Smartphones haben wir uns diese Möglichkeit selbst genommen. Wir haben uns in einen Zustand des immerwährenden »On« begeben, in dem es praktisch unmöglich scheint, zwischendurch abzuschalten – sowohl unser Handy als auch unseren Geist.

Das Gefühl, dass das nicht gesund sein kann, beschleicht offenbar viele von uns, trotzdem üben wir uns mit unseren Smartphones weiter in Unachtsamkeit: Wir begeben uns in einen Zustand der immer kürzeren Sinneinheiten, der pausenlosen Unterbrechungen und des ständigen Abgelenktseins. Diese antrainierte Aufmerksamkeitsstörung treibt uns kurzfristig an die Grenzen unserer geistigen Belastbarkeit und langfristig weit darüber hinaus. Sie behindert damit aber nicht nur unsere Produktivität, sondern zerstört unser gesamtes Lebensglück.

Am Ende steht der Digitale Burnout: Unsere Schaffenskraft ist ermattet, unser Geist erschöpft – ein Zustand, in dem sowohl Produktivität als auch Glück weitestgehend ausgeschlossen sind.

Kritisch sind für uns alle aber besonders die Verhaltensstörungen, die *vor* dem kompletten Zusammenbruch eintreten, da sie bereits heute unser Handeln, unsere Gesundheit und unser Wohlbefinden beeinträchtigen.

Da wir im Begriff sind, eine kollektive Funktionsstörung zu erleiden, ist der Digitale Burnout nicht nur ein Problem für jeden Einzelnen von uns, sondern stellt unsere gesamte Gesellschaft vor eine gigantische Herausforderung.

Das Digitalexperiment:
Ein Blick in die Zukunft

Warum hören wir nicht einfach auf, uns selbst mit den Smartphones auf den Geist zu gehen? Weil das nicht so einfach ist. Entgegen unserer persönlichen Wahrnehmung ist unser exzessives Nutzungsverhalten nämlich in den wenigsten Fällen eine absichtliche Entscheidung. Die Strukturen der Interaktion und die Algorithmen, auf denen die meisten Apps basieren, sprechen bei uns unterbewusste Automatismen an, die uns instinktiv zu einer Handlung verleiten.

Um zu verstehen, was mit uns geschieht, und um unser Verhalten zu unseren Gunsten zu verändern und dem Digitalen Burnout zu entgehen, müssen wir die Mechanismen durchschauen, die in der digitalen Welt auf uns einwirken.

Und zwar *jetzt*. Die Smartphones sind nur eine Momentaufnahme der technischen Möglichkeiten und ein Vorgeschmack auf die Zukunft der Digitalisierung. Sie sind die ersten Geräte, die Kommunikation jederzeit und an jedem Ort möglich machen, die die Grenzen zwischen Arbeit und Privatleben aufheben und die das unendliche Warenregal und Unterhaltungsangebot des Internets permanent verfügbar machen. Ihre Nachfolger stehen bereits in den Startlöchern: Wearables wie Datenbrillen und Smartwatches sollen uns noch enger mit dem Internet verbinden. Sie werden unsere Aufmerksamkeit noch stärker an sich binden und weiter fragmentieren.

Was das konkret für unser Leben, unsere Gesundheit und unsere Freiheit bedeuten wird, können wir derzeit noch nicht einmal ansatzweise abschätzen. Sicher ist nur, dass wir vor einer Zeit dramatischer Umbrüche stehen, in denen der technische Wandel unser Leben völlig verändern wird. Und das mit rasanter Geschwindigkeit.

Wie Alvin Toffler bereits in den Siebzigerjahren in seinem Buch *Der Zukunftsschock* beschrieb, hat die Computerevolution einen ständigen, rapiden Wandel mit sich gebracht. Dem Mooreschen Gesetz zufolge, einer Faustformel, die vom Intel-Mitbegründer Gordon Moore geprägt wurde, verdoppelt sich die Rechenleistung unserer

Computer etwa alle 18 Monate – bei sinkenden Kosten. Das führt zu einem exponentiellen Wachstum und einem rasanten technischen Fortschritt, der unsere Welt in immer kürzeren Intervallen verändert.

Denken Sie zum Beispiel daran, wie sich die Art verändert hat, wie wir Musik hören – vor allem, in welchem Abstand die jeweiligen Neuerungen aufgetreten sind: Zwischen der Markteinführung von Grammophon und Schallplatte 1889 und der Verbreitung ihres Nachfolgermediums, der Kompaktkassette in den Fünfzigern, vergingen ganze sechzig Jahre. Bis in den Achtzigerjahren dann die Compact Disc ihren Siegeszug antrat, dauerte es nur noch die Hälfte der Zeit, nämlich rund dreißig Jahre. Ihre Ablösung durch die ersten MP3-Player und Musikdownloads fand bereits gute 15 Jahre später statt, Mitte der Neunziger – wobei die meisten Nutzer sich in den Anfangsjahren noch bei illegalen Plattformen wie Napster bedienten. Keine fünf Jahre später machte dann die Kombination aus iPod und iTunes den MP3-Markt endgültig zum Massengeschäft – das allerdings wiederum gerade mal fünf Jahre später von Streamingangeboten wie Spotify wieder in Frage gestellt wird.

Ähnliche Beobachtungen können Sie zum Beispiel im Bereich Film (Video, DVD, Blu-ray, Download, Stream) oder in der Fotografie (Filmrolle und Entwicklung im Labor, Digicam und Print-on-Demand, Handyfotos und Fotostreams) machen. Und natürlich bei Smartphones – die nach ersten, wenig alltagstauglichen Gehversuchen inzwischen die Rechenleistung von Supercomputern aus den Siebziger- oder Achtzigerjahren übertreffen.

Jede dieser Entwicklungen betrifft für sich genommen lediglich einen Teilbereich unseres täglichen Lebens. Doch viele dieser Prozesse treten parallel auf und beschleunigen sich ebenfalls parallel. So wird es immer schwieriger, mit dem raschen Wandel mitzuhalten. Da sich unser Umfeld alle fünf Jahre verändert, müssen wir in kurzen Zeiträumen immer wieder völlig neue Erfahrungen sammeln und Kulturtechniken entwickeln, um uns in der sich wandelnden Welt zu bewegen und mit ihren Möglichkeiten umzugehen. Das setzt uns unter Leistungsdruck und gibt uns das Gefühl, nie den Anforderungen gerecht zu werden.

Wir befinden uns mitten in einem gesamtgesellschaftlichen Experiment mit offenem Ausgang – und wir müssen dringend diskutieren, wie wir in Zukunft leben wollen. Am Beispiel der Smartphones können wir nicht nur überlegen, wie wir uns aktuell vor dem Digitalen Burnout schützen, sondern auch, wie wir in Zukunft negative Nebenwirkungen der technischen Entwicklung verhindern.

Im ersten Teil des Buches geht es deshalb darum, welche unbewussten Prozesse dazu führen, dass wir unser Smartphone öfter einschalten, als uns eigentlich lieb ist. Warum lassen wir zu, dass wir ständig in unserer Aufmerksamkeit und unserer Produktivität gestört werden – und warum üben Handys überhaupt eine so große Anziehungskraft auf uns aus?

Wichtig ist zu sehen, welches Suchtpotenzial Smartphones haben und wie sie uns langfristig krank machen, wie sie unsere Wahrnehmung, unsere Entscheidungen und unser Denken beeinflussen. Ist es zum Beispiel gut, dass wir mit ihnen jede Lücke unseres Tages füllen können – ob an der Bushaltestelle oder im Wartezimmer? Im Grunde haben wir mit den neuen Handys die Langeweile völlig aus unserem Leben verbannt. Aber ist dies wahrhaft wünschenswert, oder erfüllt diese vielleicht einen Zweck?

Zudem wird es darum gehen, wie eine völlig neue Ökonomie um unsere Aufmerksamkeit entstanden ist – und wie Hardwarehersteller und Softwareentwickler gezielt Schwächen in unserem angeborenen Verhalten und in unseren Instinkten ausnutzen, um uns an ihre Produkte zu binden.

Der zweite Teil des Buches dreht sich darum, wie wir des Problems Herr werden könnten. Immerhin spüren viele Menschen unterbewusst, dass etwas nicht stimmt, und suchen nach Lösungen. Diese sehen bisweilen sehr unterschiedlich aus, weil wir meinen, nichts zu haben, an dem wir uns orientieren können. Dabei ist der Prozess, den wir durchmachen, kein neuartiger. Um dies zu demonstrieren, gehen wir zurück in die Zeit der industriellen Revolution, die viele Parallelen zur digitalen Revolution aufweist, und schauen uns an, was wir aus den Fehlern der Vergangenheit lernen können.

Welche Lösung auch für einen selbst in Frage kommen mag, eins ist wohl unbestritten: Der Handykonsum darf nicht unser Leben bestimmen. Die Zahl derer, die dieses Problem erkannt haben, wächst. Als der New Yorker Radiosender WNYC 2014 die Serie *Bored and Brilliant* startete, eine Smartphone-Diät in sechs Lektionen, konnte sich die Redaktion vor Anfragen kaum retten. Binnen weniger Tage schrieben sich über 18 500 Teilnehmer aus den USA und anderen Ländern für das Projekt ein. Aus demselben Grund ist »Digital Detox«, eine digitale Entgiftungskur, bei der man freiwillig auf sein Smartphone und die ständige Verbindung zum Netz verzichtet, im Silicon Valley das Schlagwort der Stunde – die Frage ist nicht mehr, was wir noch alles mit unserem Smartphone anstellen können, sondern ob weniger nicht vielleicht mehr ist.

Ein Trend, der längst auch Deutschland erreicht hat. In einer Umfrage von YouGov gaben bereits 13 Prozent der Befragten an, dass sie in der Fastenzeit freiwillig eine Handyabstinenz einlegen – was damit noch beliebter ist als der freiwillige Verzicht auf Fernsehen oder Sex.

Eine andere Chance liegt darin, die Geräte zukünftig stärker dem Leistungs- und Fassungsvermögen ihrer Nutzer anzupassen. Was sollten also die Handys der nächsten Generation können, um uns das Leben wirklich zu erleichtern? Die Frage wäre dann nicht mehr, welche Auflösung die neue eingebaute Kamera hat, wie viel interner Speicher zur Verfügung steht oder ob das Gerät auch noch mit dem Adapter des Vorgängers aufgeladen werden kann. Wesentlicher wäre dann zum Beispiel, ob das Smartphone den Nutzer dabei unterstützt, sich auf seine Aufgaben zu konzentrieren, und ihn vor ungebetenen Unterbrechungen schützt.

Letztlich ist das gesellschaftliche Problem auch eines der Unternehmen: Etliche Firmen arbeiten mit viel Energie an Lösungen, um die Effizienz ihrer Mitarbeiter wieder zu steigern – und es scheint, sie stochern dabei im Dunkeln. Manche Firmen nehmen ihre Angestellten an die kurze Leine und verbieten zum Beispiel die Beantwortung von E-Mails nach Dienstschluss, andere wiederum lassen ihrem Personal völlig freie Hand, wann und wo es arbeiten und kommunizieren will. Zwei Extreme – aber wer hat recht? Wichtig ist hier vor allem die Frage: Worauf sollten Unternehmen ihren Blick noch lenken, wenn sie für die Zukunft der Digitalisierung gerüstet sein wollen?

Vor der größten Herausforderung stehen allerdings in jeder Hinsicht unsere Kinder. Wir erleben schon jetzt eine Generation, die den Zustand offline nicht mehr kennt.

Dabei sollten wir uns nicht der Illusion hingeben, dass sie als »Digital Natives«, also als Menschen, die mit allerlei digitalen Geräten aufwachsen, gut für die Zukunft gerüstet seien. Da sich unser technisches Umfeld alle paar Jahre komplett verändert und erneuert – man denke allein daran, dass es auch die Smartphones erst seit wenigen Jahren gibt –, sind ihre heutigen Erfahrungen schon in wenigen Jahren nichts mehr wert. Es gibt also keine »digitalen Ureinwohner«. Ist hier eine ganze Generation geschlossen auf dem Weg in den Digitalen Burnout? Wie sehen adäquate Schulkonzepte aus, wie sollten wir als Eltern und Lehrer unsere Kinder auf die Tücken der neuen Technik vorbereiten?

Die zentrale Herausforderung des 21. Jahrhunderts ist, die menschliche Psyche im Umgang mit digitalen Geräten zu retten. Doch dazu müssen wir verstehen, was da eigentlich mit uns geschieht – am Beispiel des jüngsten technologischen Quantensprungs, der uns alle in seinen Bann gezogen hat: der Smartphones.

Wie konnte es dazu kommen, dass diese Geräte innerhalb weniger Jahre mit solcher Macht in die Mitte der Gesellschaft vorgedrungen sind? Warum können wir nicht mehr davon ablassen und meinen, nicht mehr ohne sie leben zu können?

2 Der Spielautomat in der Hosentasche

Warum Smartphones uns abhängig machen

Mein iPhone machte mich unruhig.
Ich konnte es in meiner Tasche fühlen, als ob es mich rief,
so wie der Ring Bilbo Beutlin rief. Es lenkte mich von
meinen Kindern ab. Es lenkte mich von meiner Frau ab.
Es lenkte mich zu jeder Zeit, an jedem Ort ab.
Ich besaß einfach nicht genügend Willenskraft,
um E-Mail und Twitter und Instagram und
das ganze Internet zu ignorieren.
Die Unendlichkeit in meiner Tasche
war zu viel für mich.

Jake Knapp, Produktdesigner für Google Ventures

Das Telefon stand wochenlang nicht mehr still, nachdem die Uni Bonn den Start unserer Studie per Pressemitteilung verkündet hatte. Medien aller Couleur stürzten sich auf unsere Erkenntnisse – von RTL bis ZDF, von *Zeit* und *Spiegel* bis hin zu *Express* und *Bild* und zahlreichen Rundfunksendern, quer durch alle Publikationsformen und Zielgruppen. Die Frage, ob sich unsere Handynutzung noch im verträglichen Rahmen bewegt und welche Folgen sie eventuell haben könnte, interessierte nicht nur unsere kleine Forschergruppe, sondern traf den Nerv der Zeit. Und der lag bloß. In der gesamten Gesellschaft hatte sich offenbar ein Unwohlsein über unseren Umgang mit den Smartphones aufgestaut, und nun wollte jeder darüber reden. Die Sorge um den empfundenen Kontrollverlust brach sich Bahn.

»Ich stelle dieses Verhalten ja bei mir selber fest«, sagte mir eine Redakteurin, als ich ihr die Zahlen über unsere exzessive Nutzung erläuterte. »Wenn ich ohne Handy aus dem Haus gehe, werde ich nervös. Und manchmal merke ich, dass ich meinem Gegenüber nicht zuhöre, weil ich daran denke, was gerade bei Facebook los ist. Ist das noch normal?«

Diese Frage ist jedenfalls vollkommen normal. Viele Menschen stellen sie sich, und in diesem Fall ist die Selbsteinschätzung besonders schwer bis unmöglich. Das liegt an den mangelnden Vergleichsmöglichkeiten: Es gibt keine Erfahrungen oder Richtwerte für normalen Umgang mit dem Smartphone.

Üblicherweise überprüfen wir anhand unserer Umwelt und unserer Mitmenschen, ob unser eigenes Verhalten noch im angemessenen Rahmen liegt. Ein Beispiel: Sie bestellen im Lokal ein Schnitzel ohne Beilagen, Ihr Gegenüber aber die XL-Version mit Pommes und Mayo. In diesem Fall halten Sie sich für sehr maßvoll, gesund und schlank. Ordert Ihr Gegenüber aber den kleinen Salat ohne Dressing, werden Sie sich mit Ihrem Schnitzel für maßlos, ungesund und zu dick halten.

Bei Smartphones ist ein solcher Vergleich mit anderen sehr schwierig – denn wir sehen nicht, womit diese auf ihren Geräten beschäftigt sind, und vor allem nicht, wie oft sie ihr Handy benutzen. Das gibt uns schnell das Gefühl, dass bei uns selbst etwas nicht stimmen könnte. Wir verspüren ein vages Unbehagen und bekommen ein schlechtes Gewissen.

Mit den Daten aus unserer Studie haben wir erstmals Zahlenmaterial, mit dem wir belegen können, was die Mehrheit der Menschen mit ihren Geräten tut. Dies gibt uns einerseits Richtwerte, die den Rahmen für eine Vergleichbarkeit schaffen – und zeigt uns andererseits, welchen Level unsere Smartphone-Nutzung bereits erreicht hat. Um die Eingangsfrage noch mal in aller Deutlichkeit zu beantworten: Wenn wir durchschnittlich alle 18 Minuten – und manche sogar noch öfter – unser Smartphone benutzen, ist das nicht mehr normal. Unser Nutzerverhalten droht eindeutig aus dem Ruder zu laufen.

Für die Medien ist eine solche Feststellung natürlich eine Sensation. Und so lief die Berichterstattung vor allem auf eine zentrale Frage hinaus:

»Sind wir handysüchtig?«

Eine einfache Antwort darauf gibt es nicht. Diese hängt

zunächst an der Definition des Begriffes »Sucht«. Um unser Verhalten in dieser Hinsicht zu bewerten, müssen wir uns zunächst die klassischen Suchtmerkmale näher ansehen. Richten wir uns nach den Kriterien der WHO, dann charakterisiert sich Sucht dadurch, dass wir Dinge, die wir früher wichtig fanden, plötzlich im Hinblick auf unser Suchtmittel als zweitrangig bewerten. Diese Abhängigkeit kann sich kognitiv, im Verhalten oder körperlich auswirken.

Es gibt wohl kaum jemanden, der Entzugserscheinungen wie ein Heroinsüchtiger bekommt, wenn er mal sein Smartphone vergessen hat. Aber einige der Suchtsymptome, die die WHO definiert hat, sind durchaus auch bei Handynutzern erkennbar: das starke Verlangen, die nicht kontrollierbare Menge des Konsums, eine stete Zunahme in der Häufigkeit der Nutzung und das Vernachlässigen anderer Interessen.

Auch das Leugnen und Verstecken des Suchtmittels gehören dazu. So freute sich der Technikexperte Farhad Manjoo von der *New York Times* jüngst, dass es nun die Smartwatch gibt – so sei es viel besser möglich, heimlich mit einem Blick aufs Handgelenk Nachrichten zu checken. Das erspare ihm zukünftig die ständigen Rechtfertigungsversuche. Ein solches Verhalten ähnelt dem eines Süchtigen. Das erste Zeichen einer Alkoholerkrankung ist zum Beispiel oft, dass der Betroffene beginnt, die Flaschen in einem Versteck zu horten, um heimlich zu trinken. Mit dem Handy ist es offenbar nicht anders – und das kann ein erster Hinweis sein, dass jemand ein Problem mit seinem Smartphone-Gebrauch hat.

Es ist allerdings schwierig, dies zu erkennen. Als Menschen neigen wir dazu, uns selbst falsch einzuschätzen: Wir vermuten üblicherweise, unser Verhalten sei harmloser, als es in Wahrheit der Fall ist. So erging es auch den Teilnehmern einer Vorstudie zu unserem Menthal-Projekt. Wir baten Studenten unserer Universität, Angaben zu ihrer eigenen Smartphone-Nutzung zu machen, bevor sie sich die App herunterluden. Die meisten stuften sie als gering ein – und waren später umso erschrockener, wie massiv sie ihr Smartphone tatsächlich gebrauchten. Vor allem die Häufigkeit der Unterbrechungen hatte die Mehrheit der Befragten völlig unterschätzt.

Damit es Handynutzern leichter fällt, sich selbst unter die Lupe zu nehmen, haben der Psychotherapeut Bert te Wildt und ich einen Fragebogen, der ursprünglich von der Psychologin Kimberley Young für Suchtverhalten entwickelt wurde, auf die Smartphone-Nutzung angepasst:

1. Denken Sie oft an Ihr Smartphone oder bestimmte Apps, auch wenn Sie beide gerade nicht nutzen?
2. Dehnen sich Ihre Smartphone-Nutzungszeiten immer weiter aus?
3. Haben Sie schon vergeblich versucht, Ihre Zeit mit dem Smartphone einzuschränken?
4. Werden Sie unruhig, traurig oder wütend, wenn Sie Ihr Smartphone nicht nutzen können?
5. Sind Sie häufig länger mit dem Smartphone beschäftigt, als Sie eigentlich beabsichtigen?
6. Haben Sie wegen Ihrer Smartphone-Nutzung schon einmal schwerwiegende Probleme in der Partnerschaft, in der Ausbildung oder bei der Arbeit bekommen?
7. Haben Sie schon mal gelogen, damit andere nicht mitbekommen, wie viel Zeit Sie mit dem Smartphone verbringen?

8. Nutzen Sie Ihr Smartphone auch, um sich von Problemen in Ihrem Lebensumfeld abzulenken und Ihre Stimmung aufzuhellen?

Je öfter Sie mit ja geantwortet haben, desto höher ist die Wahrscheinlichkeit, dass Sie wirklich ein Problem mit Ihrem Handy haben. Es deutet dann einiges darauf hin, dass Ihre Smartphone-Nutzung das für Sie richtige Maß übersteigt und eventuell negative Auswirkungen auf Ihre Psyche, Ihre soziale Teilhabe und Ihre Arbeit zeitigt.

Allerdings: Selbst wenn Sie allen zehn Fragen zustimmen, bedeutet das nicht, dass Sie eine Sucht entwickelt haben – zumindest nicht jene Art von Sucht, die uns generell vorschwebt, wenn wir darüber sprechen: der Zustand, der körperliche Folgen hat und mit einem Entzug sowie psychologischer Begleitung kuriert werden müsste. Das Gros der Smartphone-User ist sicherlich nicht in diesem Sinne süchtig – nur etwa ein Prozent aller Smartphone-Besitzer müssten sich wirklich in ärztliche Behandlung begeben. Und es gibt natürlich auch immer noch Menschen, die ihr Smartphone tatsächlich nur zum Telefonieren benutzen – oder gar keins haben.

Vergleichbares können wir auch im Zusammenhang mit dem Konsum psychoaktiver Substanzen beobachten. Auch dort ähnelt die Verteilung von starken und schwachem Gebrauch einer Gaußschen Kurve: Ein kleiner Teil der Gesellschaft, am einen Ende der Kurve, ist noch nie mit Haschisch oder Kokain in Berührung gekommen, trinkt nicht mal Alkohol. Das breite Mittelfeld der Gesellschaft konsumiert hin und wieder ein Bierchen und hat vielleicht auch schon mal auf dem Schulhof gekifft. Am anderen Ende der Kurve gibt es wiederum eine ganz kleine Minderheit: die Heavy User, die Süchtigen.

An den beiden Enden der Kurve ist das Nutzerverhalten also in einem Extrembereich angesiedelt und betrifft Einzelfälle.

Bei der Smartphone-Nutzung ist es ähnlich – allerdings hat bereits das Mittelfeld der User ein Problem. Denn der Großteil der Bevölkerung hat sich einen schädlichen Lebensstil angewöhnt und eine Art der Abhängigkeit von Smartphones entwickelt, die zu einer Verhaltensstörung mit psychischen und sozialen Folgeproblemen führt – dem Digitalen Burnout. Dieser hemmt unsere geistige Produktivität, und zwar ohne dass wir körperliche Folgen spüren – darum ist die Abhängigkeit vom Smartphone so tückisch.

Wie kommt es zu dieser Abhängigkeit? Aus welchem Grund schalten wir das Smartphone durchschnittlich 53 Mal am Tag ein, um eine App darauf zu benutzen?

Die Telefonfunktion unseres Handys kann es nicht sein, die uns immer wieder zum Entriegeln bewegt. Wie unsere Studie eindeutig zeigt, wird nur ein Bruchteil der Gesamtzeit, die der Durchschnittsnutzer mit dem Gerät verbringt, fürs Telefonieren genutzt: nämlich sieben Minuten von etwa zweieinhalb Stunden Nutzungsdauer täglich.

Die Alltagshelfer-Apps – wie die Bahn-App, Taxiruf, Onlinebanking und Co. –, mit denen wir den Gebrauch gerne begründen, sind es allerdings auch nicht. Es stimmt: Wir erledigen heute viele Dinge digital, die früher analog stattfanden. Doch Programme, die die Produktivität steigern oder uns Zeit sparen, nehmen nur einen Bruchteil der Nutzungsdauer in Anspruch.

Was viele von uns mit dem Handy anfangen, fällt eher

in den Bereich Zeitvertreib. Die meiste Zeit über verwenden wir das Smartphone nämlich für Messaging oder Gaming. Das bedeutet: Was wir da tun, ist nichts, das wir unbedingt tun *müssten*. Es gibt einfach keine 53 rationalen Erklärungen dafür, dass wir das Handy in dieser hohen Taktzahl nutzen, um E-Mails zu checken, Nachrichten zu schreiben, News zu lesen oder ein Spiel zu spielen. So viele weltbewegende Nachrichten und Entwicklungen im Büro kann es pro Tag gar nicht geben, und auch im Leben unserer Freunde findet nicht jeden Tag in dieser Frequenz ein gewaltiger Umbruch statt, über den wir unbedingt in Kenntnis gesetzt sein sollten.

Unser Verhalten ist damit rational nicht nachvollziehbar. Es muss also einen anderen Grund geben, warum wir die Finger nicht vom Smartphone lassen können. Was ist es, das uns daran so kickt?

Es sind irrationale, unterbewusste Automatismen, die in einem komplexen Zusammenspiel dafür verantwortlich sind, dass Handys eine so große Sogwirkung entfalten. Wir finden den ersten Teil der Erklärung in der Wüste von Nevada. Denn bei vielen Handynutzern sind ähnliche Mechanismen am Werk wie bei Spielsüchtigen.

Random Rewards.
Glücksrausch per Knopfdruck

Las Vegas. In gigantischen Kasinos reihen sich einarmige Banditen scheinbar endlos aneinander. Fenster gibt es hier keine, das künstliche Licht schafft in dem Raum tags wie nachts eine schummrige Atmosphäre, und die Klimaanlage wälzt die abgestandene Luft immer wieder um. Kein schöner Ort. Trotzdem zieht er die Menschen an. Sie füttern die Maschinen mit ihrem sauer verdienten Geld oder ihrer kargen Rente und ziehen an einem Hebel, in der Hoffnung, dass drei gleiche Früchte in einer Reihe auftauchen. Kirsche – Kirsche – Pflaume. Leider verloren. Glücklich sehen die Menschen dabei nicht aus. Wie auch, immerhin ist die Tätigkeit geistig so herausfordernd, wie ein Kleinkind mit Babybrei zu füttern, nur dass der Automat seltener wieder etwas ausspuckt. Und falls doch, wiegt der Gewinn in den wenigsten Fällen den Einsatz auf. Kirsche – Kirsche – Pflaume. Wieder verloren. Trotzdem machen die Spieler weiter. Irgendwann, nach vielen, vielen Stunden verlassen sie das Kasino zerknirscht und übermüdet. Sie haben es am vorherigen Nachmittag betreten, und nun ist schon wieder Morgen. Sie haben nicht nur ihr Geld verloren, sondern auch das Zeitgefühl, und obendrein haben sie noch das unbehagliche Gefühl, etwas Falsches getan zu haben. Doch die unglücklichen Menschen werden wiederkommen. Vielleicht schon am selben Abend.

Warum nur? Sie könnten Besseres mit ihrem Geld und ihrer Zeit anstellen.

Die Neurobiologie und die Suchtforschung haben den Grund für ihr fehlgeleitetes Verhalten identifiziert: Es ist Dopamin, das auch als Glückshormon bezeichnet wird. Was genau macht es mit uns?

Dopamin sorgt für Anreize, es motiviert und lässt uns bei der Stange bleiben.

Ich erinnere mich noch daran, dass ich als kleiner Junge oft mit meinen Eltern zum Pilzesuchen in den Wald ging. Unser Favorit war der Steinpilz, der oft in einer Symbiose mit Fichtenbäumen lebt, denn damit ließen sich ganz köstliche Gerichte zubereiten. Die Angelegenheit verlief immer nach dem gleichen Muster: Durch den Wald traben, nach Fichten Ausschau halten, in gespannter Erwartung daruntergucken. Ist da was? Nein. Weitersuchen. Beim nächsten Baum das Gleiche. Unter den meisten Fichten fanden sich keine Pilze. Aber manchmal – manchmal war da eben doch einer. Und dann war die Freude umso größer. Allein diese Erwartung ließ uns immer weitersuchen.

Was geschieht da?

Sehr vereinfacht gesagt, schüttet unser Körper bei der Suche Dopamin aus. Das Entscheidende ist, dass wir den hormonellen Glücksrausch nicht erst bekommen, wenn wir tatsächlich etwas gefunden haben, wir also das Ergebnis unserer Anstrengungen in Händen halten, sondern auch schon *davor* – aus der reinen Erwartungshaltung heraus, dass da unter dem Baum ein Pilz sein könnte. (Dass unser Gehirn natürlich auch danach Dopamin ausschüttet, wenn wir die Belohnung erhalten, spielt in diesem Zusammenhang eine eher untergeordnete Rolle.)

Der amerikanische Psychologe und Verhaltensforscher B. F. Skinner entdeckte in den Fünfzigerjahren, was in der Wissenschaft heute als das Prinzip der »Random Rewards« bekannt ist. Skinner machte ein Experiment mit Mäusen: Eine Gruppe der Mäuse bekam immer etwas zu fressen, wenn sie einen Hebel betätigte. Die andere Gruppe bekam mal eine kleine Belohnung, mal sogar eine sehr große, mal aber auch gar keine. Im Gegensatz zu den Mäusen, die jedes Mal eine Belohnung erhielten, taten die Mäuse, die nur hin und wieder eine bekamen, nichts anderes mehr, als ununterbrochen den Hebel zu berühren. Die Unsicherheit, was es das nächste Mal geben würde, war offenbar ein viel stärkerer Trigger, den Hebel zu betätigen, als die sichere Erwartung, Futter zu erhalten. Dazu kommt, dass sich das Gehirn in dem Moment, wenn die Belohnung immer erfolgt, zu langweilen beginnt. Evolutionstechnisch hat dies den Vorteil, dass wir uns beständig auf die Suche nach neuen Erfahrungen machen, die positiv für die Fortentwicklung unserer Art sind.

Bezogen auf die Pilzsuche heißt das: Das Ganze funktioniert dann besonders gut, wenn da *manchmal* etwas ist. Wäre unter *jeder Fichte* ein Steinpilz, wäre der Reiz schnell verflogen. Wir bräuchten nicht zu suchen und zu sammeln, denn die Pilze wären ja ständig verfügbar. Andersherum würden wir gar nicht erst mit der Suche beginnen, wenn wir sicher wüssten, dass *nie* ein Pilz zu finden ist.

Auch der Spielautomat in Las Vegas funktioniert nach diesem Prinzip. Es erscheinen nicht immer drei Früchte in einer Reihe, sondern eben nur manchmal. Kirsche – Kirsche – Kirsche, das kommt zwar nur selten vor, aber es ist nicht ausgeschlossen. Die Hoffnung, dass es passieren könnte, lässt uns bereits einen Dopamin-Schub verspüren. Deshalb spielen wir und können oft gar nicht mehr damit aufhören.

Der gleiche Prozess lässt uns 53 Mal am Tag unser Smartphone aktivieren. Das Smartphone, so könnte man sagen, ist ein Spielautomat. Wir haben ihn auf Hosentaschengröße verkleinert und so dekoriert, dass man ihn nicht direkt erkennt. Statt mit Geld füttern wir ihn mit unserer Aufmerksamkeit.

Wir schauen regelmäßig in unseren E-Mail-Account, nicht weil dort tatsächlich *immer* eine wichtige Nachricht ist, sondern weil sie dort sein *könnte*. Wir lesen unentwegt die Onlinenews, nicht weil es dort *immer* eine brisante Meldung gibt, sondern eben nur *manchmal.* Wir blättern durch die Profile bei Tinder, nicht weil wir *zuverlässig* eine Traumfrau nach der anderen entdecken, sondern weil sie sich *vielleicht* dort befindet.

Gleich werden wir noch sehen, wie Unternehmen das Wissen über diese Verführbarkeit gezielt einsetzen, um uns an ihre Apps zu binden.

Hinzu kommt, dass ein ähnlicher Effekt auftritt wie bei »richtigen« Drogen: Greift man regelmäßig zum Suchtmittel, verändert die Substanz das Gehirn. Und auch hier spielt das Dopamin wieder eine große Rolle. Durch regelmäßigen Drogenkonsum wird das Gehirn mit Dopamin regelrecht überflutet. Das führt zu zwei gegenläufigen Effekten: Zum einen wird die körpereigene Dopamin-Produktion gedrosselt. Normale Reize (Essen, Sex, Begegnungen) kitzeln das Hirn immer weniger, dafür verlangt es stärker nach dem Drogenkick von außen. Zum anderen werden jene neuronalen Transportbahnen, die auf den Drogenreiz ansprechen, bei häufiger Benutzung erweitert. So erhöht sich die Zahl jener Schaltstellen, die Dopamin-Signale empfangen können. Das bedeutet: Das Gehirn gewöhnt sich an die Droge – und wird gleichzeitig sensitiver dafür. Auf das Smartphone und seine Inhalte bezogen bedeutet das, dass wir es häufiger nutzen müssen, um etwas dabei zu empfinden.

Entscheidend ist, dass all dies unterbewusst geschieht. Es handelt sich nicht um einen Prozess, den wir willentlich steuern oder der auf einer rationalen Entscheidung beruht.

Die Mechanismen, die einen Spieler in die Abhängigkeit führen, sind auch bei Handynutzern am Werk – mit jedem Entriegeln entfachen wir in unserem Gehirn

Glücksgefühle, die uns nach mehr dürsten lassen. Beim gemeinschaftlichen Dinner mal kurz etwas auf dem Smartphone zu checken, ist also letztlich nichts anderes, als in die hintere Ecke des Restaurants zu schleichen und dort einen einarmigen Banditen zu füttern.

Letzterer belohnt uns im besten Fall mit einem kleinen Geldregen im Ausgabefach. Aber was versprechen wir uns eigentlich konkret davon, wenn wir unser Handy einschalten?

Die *Art* der Belohnung, die uns auf dem kleinen viereckigen Bildschirm erwartet, spielt die zweite entscheidende Rolle in dem Mechanismus, den ich beschreiben möchte. Im Zusammenspiel mit ihr potenziert sich der Effekt der Random Rewards und macht die Versuchung für uns noch unwiderstehlicher.

Desire Engines. Wenn das Verlangen ins Unendliche wächst

Das Smartphone ermöglicht die Anwendung vieler Programme. Um im Bild zu bleiben: Im Smartphone steckt nicht nur *eine* Art von Spielautomat oder eine Pilzsorte, sondern viele verschiedene zugleich: soziale Kontakte, Unterhaltungen, Nachrichten, soziale Interaktion, Anerkennung in Form von Likes, Spiele, Filme und vieles mehr. Das steigert unsere Erwartungshaltung um ein Vielfaches und gibt dem Gehirn genügend Zerstreuung, damit der Effekt der Langeweile ausbleibt – da sehr viele unterschiedliche Belohnungen auf uns warten.

Nir Eyal, Psychologe und Autor von *Hooked: Wie Sie Produkte erschaffen, die süchtig machen,* empfiehlt, sich die Mechanismen der Begehrlichkeit zunutze zu machen. Seine Beispiele für Angebote, die dies bereits erfolgreich tun, sind Facebook, WhatsApp oder auch Instagram. Nir Eyal nennt diese Apps »Desire Engines« – Motoren, die das Verlangen wecken und steigern. Die Algorithmen, auf denen solche Programme basieren, nutzen das Prinzip der Random Rewards, um unser Verhalten zu beeinflussen und bei uns eine unreflektierte Gewohnheit zu etablieren. Nachrichtenseiten ändern jede Stunde die Schlagzeilen, Facebook aktualisiert in regelmäßigen Abständen unseren Newsfeed, und Instagram oder Tinder bieten uns eine alternierende Auswahl an Bildern an, die uns gefallen könnten, damit es immer wieder etwas Neues gibt, das wir entdecken können und das uns weitermachen lässt.

Aber was genau ist es, wonach wir in den Timelines und auf den Portalen suchen, was macht uns so heiß?

Nir Eyal unterscheidet drei Arten der willkürlichen Belohnungen, die bereits seit Urzeiten in unseren Instinkten verankert sind: *Rewards of the Tribe* (Belohnungen des Stammes), *Rewards of the Hunt* (Belohnungen der Jagd) und *Rewards of the Self* (Belohnungen des Selbst).

Die erste dieser Arten der Belohnung fußt darauf, dass wir alle soziale Wesen mit starken empathischen Fähigkeiten und von Natur aus dazu geschaffen sind, in großen Gruppen zu leben und zu überleben. Unser Belohnungszentrum verbucht die Erfahrungen als positiv, die unsere Akzeptanz und unsere Position in unserem Stamm fördern, die uns attraktiv machen und uns ein Gefühl der Zugehörigkeit geben.

»Es ist daher kein Wunder, dass die Nutzerzahlen bei

Social Media in den vergangenen Jahren regelrecht explodiert sind«, schreibt Nir Eyal in seinem Blog. »Facebook und Twitter, um nur zwei der beliebtesten Dienste zu nennen, versorgen über eine Billion Menschen mit starken sozialen Belohnungen auf zufälliger Basis. Bei jedem Tweet und jedem Post fragen sich die Nutzer, wie viel soziale Bestätigung sie damit erhalten werden.«

Mindestens ebenso stark ist unser Jagdinstinkt – nur dass wir früher Essbares gejagt haben, während uns heute beispielsweise eher der Sinn nach Schnäppchen bei Groupon oder rabattierten »Überraschungsangeboten« bei Amazon steht. Auch hier greift das Prinzip der Random Rewards: Die Schnäppchenjagd kommt uns verlockend vor, weil wir nicht genau wissen, welchen Rabatt wir entdecken werden, und weil eben nur manchmal ein Produkt dabei ist, das uns gefällt.

Schließlich sind da noch die Belohnungen, die unser Selbstvertrauen stärken. Wir sind zufrieden mit uns und hin und wieder sogar glücklich, wenn wir die Dinge kontrollieren, glauben, alles in der Hand zu haben und selbst komplexe Aufgaben lösen zu können. Dazu gehören Spiele wie *Candy Crush Saga,* bei dem der Spieler auf einem Spielbrett bestimmte Süßigkeitenpaare mit horizontalen oder vertikalen Bewegungen einsammeln muss. Das Spielprinzip ist so einfach, dass wir schnell das Gefühl haben, es im Griff haben zu können – und immer weiterspielen.

Jede dieser drei Belohnungsarten wird von den Apps auf unseren Smartphones angesprochen, einzeln oder auch in Kombination. Wir prüfen zum Beispiel so gerne, ob sich etwas Neues in unserem E-Mail-Eingang befindet, nicht nur, weil dort *manchmal* in der Tat etwas Interessantes und Wichtiges zu finden ist, sondern auch, weil alle *drei* Formen der Belohnung angesprochen werden: Da ist zunächst der soziale Effekt, zu antworten und in Kommunikation mit einem Angehörigen unseres Stammes zu treten. Zweitens könnte die E-Mail wichtige Informationen für unsere tägliche Jagd nach Schnäppchen oder Vorteilen anderer Art enthalten – unser Jagdinstinkt wird angesprochen. Und drittens gibt es eine Aufgabe zu erledigen, nämlich E-Mails zu öffnen, zu löschen, zu lesen, zu verschieben, und so die Kontrolle über unser Postfach zu behalten.

Um noch einmal den Spielautomatenvergleich zu bemühen: Das Ganze ist ungefähr so verlockend, als könnten Sie mit einer richtigen Bilderreihenfolge nicht nur den Gewinn aus einem Geldautomaten einstreichen, sondern gleich aus dreien.

Auf diese Weise entstehen die erwähnten Desire Engines, die in uns eine Kettenreaktion auslösen und uns Dinge tun lassen, die wir nüchtern betrachtet als völlige Zeitverschwendung empfinden.

Nehmen wir zum Beispiel eine x-beliebige Nachrichtenseite im Netz. Die Redaktion aktualisiert die Headlines in regelmäßigen Abständen, sonst gäbe es keinen Überraschungseffekt für die Besucher der Website – sie sollen stets das Gefühl vom Neuigkeitswert der Seite haben, damit sie sie oft besuchen. Der Mechanismus der Random Rewards muss angeworfen werden. Zudem werden wieder alle drei Belohnungen in Aussicht gestellt: Katastrophenmeldungen sprechen unser Stammesdenken an, da es diese Ereignisse zu meiden gilt, wenn man nicht nur als Individuum, sondern auch als Gruppe überleben möchte. Andere Headlines teasern wichtige Informationen an, die uns einen Vorteil im Beruf sichern – zum Beispiel bei der Jagd nach einem lukrativen Geschäft. Und der Überblick über die Nachrichten verschafft uns das Gefühl, stets Herr der Lage, auf dem aktuellen Stand und bestens informiert zu sein.

Tatsächlich erhalten wir nur selten eine dieser Belohnungen, denn oft enthält die Nachrichtenseite keine relevanten Informationen aus diesen Kategorien – aber manchmal ist eben doch etwas dabei. Und das macht die Sache so ungemein verführerisch.

Stellen wir uns das Gegenteil vor. Angenommen, Sie sind ein echter News-Junkie, und ich gebe Ihnen die Nachrichten der gleichen Seite als Ausdruck in die Hand. Als kleiner Bonus sind es sogar die gesamten Schlagzeilen des folgenden Tages. Sie erhalten sie exklusiv am Vorabend. Nachdem Sie die ersten Meldungen gelesen hätten, würden Sie den Ausdruck trotzdem zur Seite legen. Sie würden entscheiden, dass die meisten Infos zu unwesentlich für Sie sind, als dass Sie mehr Zeit als nötig damit verbringen müssten. Das liegt daran, dass der Überraschungseffekt fehlt – es wird kein Dopamin ausgeschüttet, und das macht die Sache wesentlich langweiliger, als die gleichen unwichtigen Informationen jede Stunde per Smartphone abzurufen. Sie würden also etwas anderes machen, um sich Ihren Dopamin-Schub zu holen, etwa E-Mails checken.

Was bedeutet das? Motiviert werden wir durch den Dopamin-Schub, nicht durch den Content. Es sind uralte Triebe, die schon das Interesse von Jägern und Sammlern befeuerten, die uns auch als Homo Digitalis steuern und uns zu einer Gesellschaft der Dauerschatzsucher gemacht haben, die auf ihren Smartphones nach kleinen digitalen Goldnuggets im endlosen Daten- und Infostrom suchen.

In früheren Zeiten war das Goldschürfen noch eine recht anstrengende, oft langwierige Sache, und es bedurfte harter Arbeit, bis man vielleicht sein Glück fand. Heute ist das anders. In den digitalen Datenadern muss niemand mehr lange auf seine Belohnung warten, sie ist meist nur einen Klick weit entfernt und unmittelbar erreichbar.

Und das ist der dritte, vielleicht alles entscheidende Faktor in dem Mechanismus, den Smartphones bei uns triggern. Er ist sozusagen der Turbo, der uns nicht nur fünf oder zehn Mal am Tag das Handy benutzen lässt, sondern gleich 53 Mal.

Instant Gratification.
Wenn die Verlockung zu nahe liegt

Wer einen Großteil seiner Arbeit mit einem Computer erledigt, der kennt das folgende Problem sicherlich: Eine klar definierte Aufgabe ist zu erledigen, sagen wir, eine Haus- oder Semesterarbeit oder eine Präsentation fürs Büro. Sie wissen, was zu tun ist, haben alle erforderlichen Informationen beisammen und sind auch ansonsten absolut in der Lage, den Job zu erledigen. Trotzdem kommen Sie nicht in die Gänge. Lieber schauen Sie sich die neusten Kinotrailer auf YouTube an, posten ein Selfie Ihrer Büropflanze bei Facebook oder spielen ein paar Playlisten auf Spotify an. Die Zeit vergeht, und am Ende des Tages stellen Sie fest, dass Sie herzlich wenig geschafft haben. So vergehen Tage, manchmal auch Wochen oder Monate, ohne dass Sie Ihre Aufgabe erledigen. Das schlechte Gewissen nagt an Ihnen, aber Sie zögern die Arbeit weiter hinaus. Dann wird plötzlich die Zeit knapp. Der Abgabetermin naht, und auf einmal sind Sie ganz bei der Sache und haben einen richtigen Kreativschub. Binnen kürzester Zeit haben Sie die Sache erledigt. Warum nicht gleich so?

Das Phänomen der Prokrastination, der chronischen Aufschieberitis, ist uns allen bestens bekannt. Doch warum ziehen wir bestimmte Aufgaben anderen vor, und wann halten wir es tatsächlich für erstrebenswert, uns einer Sache zu widmen? Und was hat das mit unseren Smartphones zu tun?

In unserem Alltag müssen wir uns am laufenden Band zwischen vielen möglichen Handlungen und Aufgaben entscheiden. Wir tun dies, indem wir – mal mehr, mal weniger bewusst – den Grad ihrer Nützlichkeit bewerten. Tätigkeiten mit hoher Nützlichkeit werden direkt ausgeführt. Erscheint uns die Nützlichkeit aber eher gering, verschieben wir die Sache auf später und ziehen eine andere vor.

2007 entwickelte Piers Steel, Professor für Psychologie an der University of Calgary, eine Formel, mit der sich Prokrastination erklären lässt:

$$\text{Nützlichkeit} = \frac{\text{Erwartung (E) x Wert (W)}}{\text{Geduld (G) x Dauer (D)}}$$

Die Faktoren, die bestimmen, ob und wie schnell wir uns einer Aufgabe annehmen, welche Nützlichkeit wir ihr also beimessen, sind: unsere Erwartung (E), dass wir die Aufgabe bewältigen können, der Wert, den diese Aufgabe für uns hat (W), die Dauer (D) ihrer Umsetzung sowie unsere Geduld (G). Während alle anderen Werte variabel sind, bleibt die Geduld unserer Beispielperson zunächst einmal konstant, weil dies eine Charaktereigenschaft ist. Natürlich kann man Geduld in einem gewissen Rahmen und über einen längeren Zeitraum hinweg trainieren, beispielsweise durch Meditation, aber dazu später mehr. Für unser Beispiel messen wir die einzelnen Faktoren auf einer Skala von 1 bis 10: Je höher der Wert, desto höher unsere Erwartungshaltung, der Wert der Aufgabe, ihre Dauer oder unsere Geduld.

Sagen wir, Sie sind Buchautor und schreiben einen Roman. Sie sind sich ziemlich sicher, dass dies Ihre Berufung ist, sonst würden Sie sich der Sache gar nicht erst annehmen – Sie sind also überzeugt, dass Sie es schaffen, und Ihre Erwartungshaltung (E = 10) ist entsprechend hoch. Darüber hinaus sind Sie überzeugt, dass Ihr Buch ein Bestseller wird, schließlich wartet die ganze Welt nur darauf, Ihre Worte zu lesen. Der Wert Ihres Schaffens ist daher beinahe unermesslich (W = 10). Leider müssen Sie viel recherchieren, die Worte wollen nicht so recht fließen, und der Abgabetermin ist in weiter Ferne, sagen wir in zehn Monaten (D = 10). Die Dauer des Unterfangens ist also recht hoch – nun sind Sie ein sehr impulsiver Charakter, nicht gerade die Geduld in Person, Sie sehen gerne schnelle Ergebnisse. Ihre Geduld hat also einen eher niedrigen Wert: 5.

$$\text{Nützlichkeit} = \frac{10 \times 10}{5 \times 10} = 2$$

In diesem Fall ist die Wahrscheinlichkeit, dass Sie direkt mit dem Schreiben beginnen und jeden Tag Seite um Seite füllen, extrem niedrig. Die Nützlichkeit liegt ja gerade einmal bei 2. Das bedeutet, der unmittelbare Nutzen des Unternehmens erscheint Ihnen zunächst sehr dürftig – es dauert einfach zu lange, bis Sie ein konkretes Ergebnis sehen.

Und nun kommt das eigentliche Problem: Ein Freund schickt Ihnen bei WhatsApp einen Link zu einem lustigen Katzenvideo auf YouTube. Sollen Sie draufklicken? Ihre Erwartungshaltung ist eher mittelmäßig (E = 5), es gibt halt gute und weniger gute Videos bei YouTube – und der Spaß, ein kurzes Video zu sehen, wiegt natürlich weniger als der Stolz auf ein paar fertiggeschriebene Seiten. Da Sie Katzen eher doof finden, ist der Wert dieses Angebotes für Sie vernichtend niedrig (W = 0,01), auf keinen Fall vergleichbar mit dem Gelingen Ihres literarischen Werkes. Sie sind zwar so ungeduldig wie eh und je (G = 5), doch selbst wenn Sie die Geduld in Person wären, wären Sie geradezu elektrisiert von der Dauer des Vorhabens: Das Video startet in wenigen Sekunden. Sie erhalten im Bruchteil der Zeit, die es braucht, Ihr Buch zu schreiben (D = 0,001), ein konkretes Ergebnis – nämlich vermutlich ein Schmunzeln.

$$\text{Nützlichkeit} \ = \ \frac{5 \times 0{,}01}{5 \times 0{,}001} \ = 10$$

Die Sache erscheint also im Augenblick total nützlich – tatsächlich sogar fünf Mal so nützlich wie das Buchschreiben. Gar keine Frage, Sie unterbrechen die Arbeit an Ihrem Buch und sehen sich das Video an. Allerdings werden Sie dies nicht nur dieses Mal tun, sondern so ziemlich jedes Mal, wenn auf Ihrem Handy ein Angebot lockt, das in ähnlich kurzer Zeit ein Ergebnis und eine Belohnung verspricht – und das ist auf dem Smartphone immer der Fall.

Das Buchschreiben entwickelt sich indes zu einer ziemlich zähen Angelegenheit. Es geht im Schneckentempo voran, weil Sie ständig aufs Handy gucken, anstatt sich auf den Text zu konzentrieren – ein klassischer Fall von Prokrastination.

An der ganzen Sache ändert sich erst etwas, wenn der Abgabetermin näher rückt; in zwei Monaten (D = 2) muss das Manuskript bei Ihrem Verleger auf dem Tisch liegen. An Ihrer Erwartungshaltung und dem Wert Ihres Werkes ändert sich nichts. Doch die Dauer verringert sich, da das Ergebnis, also die Belohnung Ihres Schaffens, in greifbare Nähe rückt (D = 2).

$$\text{Nützlichkeit} \;=\; \frac{10 \times 10}{5 \times 2} \;=\; 10$$

Mit einem Mal steigt der Wert der Aufgabe. Die Arbeit an Ihrem Buch ist genauso nützlich wie der Blick aufs Smartphone. Da das Buch aber einen wesentlich höheren Wert hat, fangen Sie im selben Moment an zu arbeiten. Es ist Schluss mit der Aufschieberei.

Wie Sie sich vorstellen können, ist die Motivation, das Handy einzuschalten und die aktuelle Aufgabe aufzuschieben, nach diesem Modell immer extrem hoch.

Den Grund dafür, dass das Handy die besseren Karten hat, Ihre Aufmerksamkeit zu bekommen, nennt die Verhaltensforschung »Instant Gratification« – unmittelbare Belohnung. Diese spricht wieder einen Trieb an, mit dem wir alle zur Welt kommen: Wir wollen alles sofort haben. Es ist unser instinktiver Wunsch, Freude, Belohnungen oder Ergebnisse unseres Tuns unmittelbar zu erhalten. Erinnern Sie sich an Ihre Kindheit: Sie mussten erst mühsam lernen, sich zu gedulden und zu warten. Das Prinzip der Instant Gratification läuft dem komplett entgegen.

Deshalb füttern Menschen Spielautomaten mit ihrem Geld, anstatt es auf einem Sparkonto anzulegen. Der einarmige Bandit schüttet den Gewinn direkt aus, der Sparplan zeitigt hingegen erst nach vielen Jahren einen sichtbaren Effekt und mehrt das Geld. Und aus demselben Grund haben die Instant-Tütensuppen irgendwann das gute alte Pilzesuchen ersetzt; für eine Steinpilzsuppe gehen heute nur noch wenige Menschen in den Wald.

Smartphones locken uns mit dem gleichen Versprechen der direkten Befriedigung. Es ist jederzeit attraktiv, mal eben das Handy einzuschalten. Da könnte nicht nur immer etwas sein, das einen unserer drei Belohnungsinstinkte anspricht, sondern es ist auch *direkt* verfügbar. Wir haben praktisch das Warten abgeschafft.

Auf dem Smartphone lockt direkte Belohnung in vielfältiger Form, da wir immer online sind: In den sozialen Medien können wir Posts, Fotos und Videos in Sekunden hochladen, sie uns direkt ansehen und umgehend ein Feedback von unseren Freunden erhalten – alles geschieht in Echtzeit, Geduld ist nicht mehr erforderlich.

Tatsächlich führt dieser Effekt dazu, dass wir alle an chronischer Aufschieberitis leiden und uns nicht mehr gedulden können. Smartphones geben uns immer einen Grund, andere Dinge zu ihren Gunsten auf später zu verschieben oder aus der Hand zu legen. Das beeinflusst unsere Konzentration, unsere Aufmerksamkeit und senkt unsere Zielstrebigkeit – den Willen, die Dinge anzugehen und fertigzustellen. »Stellen Sie sich vor, Sie wollen eine Diät machen«, erklärt Piers Steel, »aber neben Ihnen schwebt die ganze Zeit ein riesiger magischer Löffel mit unendlich viel Eiscreme.«

Das Verlangen nach instantaner Gratifikation ist im Begriff, jeden Winkel unseres Lebens zu durchdringen. Filme und TV-Serien streamen via Netflix, Watchever oder Amazon Instant Video binnen weniger Sekunden auf unser Handy, Tablet oder Smart-TV. Dank Digitalfotografie muss schon lange niemand mehr darauf warten, bis die Bilder von der letzten Party entwickelt sind. Über WhatsApp & Co. schicken wir sie direkt, wenn wir wollen, an unsere Freunde und erwarten im nächsten Moment eine Reaktion. Und Google gibt uns augenblicklich eine Antwort, egal, welche Frage wir haben. Der Preis für diesen Komfort: unsere Geduld.

Der Computerwissenschaftler Ramesh Sitaraman studierte das Verhalten von 6,7 Millionen Internetnutzern und besonders ihre Ausdauer. Die Frage: Wie lange würden die Leute darauf warten, dass ein Film im Online-stream startet? Das Ergebnis: Einige harrten gerade mal zwei Sekunden aus. »Danach brachen die Leute den Vorgang ab«, erklärt Sitaraman. »Schon nach fünf Sekunden waren 25 Prozent nicht mehr dabei, nach zehn Sekunden über die Hälfte der Nutzer.«

Wir gewöhnen uns an den schnellen Spaß und die direkte Verfügbarkeit. Vor allem sogenannte »Infinity Apps« bieten uns dieses Vergnügen. YouTube, Spotify, Netflix & Co. sind gigantische Datenbanken mit Filmen, Musik und Serien, die uns jederzeit zur Verfügung stehen – auch unterwegs auf unseren Smartphones. Hier finden wir immer etwas Interessantes, auch wenn wir vielleicht gar keinen bestimmten Film suchen (Random Reward), und wir finden es vor allem im selben Moment (Instant Gratification). So funktionieren die wirklich erfolgreichen Apps und Portale – und machen uns damit zum Spielball ihrer Mechanismen.

Smartphones haben also tatsächlich das Potenzial, uns abhängig zu machen. Unterbewusst wecken Random Rewards in uns das ständige, völlig irrationale Verlangen, das Handy immer wieder einzuschalten. Und es fällt schwer, dagegen anzugehen, denn, ja: Die Apps auf unseren Smartphones nutzen unser instinktives Verhalten bewusst aus, damit wir ihnen unsere Aufmerksamkeit schenken. Das Verlangen nach ihnen ist also nicht einfach so abzustreifen. Wir befinden uns fest im Griff des Glücksautomaten in unserer Hosentasche.

Diese Abhängigkeit ist die Voraussetzung für das Entstehen des Digitalen Burnouts. Wie andere Formen des Suchtverhaltens bedient auch diese Verhaltensautomatismen, die uns unproduktiv und unzufrieden zurücklassen. Wir prokrastinieren und stellen andere – oft wichtigere – Dinge zurück, um uns dem Smartphone und seiner bunten Welt widmen zu können.

Allein, dass wir auf diese Weise 53 Mal am Tag unser Smartphone benutzen, ist bemerkenswert und stört unsere Aufmerksamkeit erheblich. Doch die Lage ist noch weitaus dramatischer. Denn die Mechanismen, die hier am Werk sind, sind dabei, unsere Produktivität komplett zu zerstören.

3 Der fragmentierte Alltag

Unterbrechungen, und wie sie unsere Produktivität zerstören

Mein Hirn hat so viele Kammern,
die kann man alle füllen, mit eins, mit null,
mit Wichtigem, mit Müll,
ich bin Multitasker, Multitasker!

Rainald Grebe, Das Anadigiding

Felix, Projektmanager bei einem großen Maschinenbauer, trommelt nervös mit den Fingern auf der Schreibtischplatte. Er arbeitet an einem dringenden Projektplan. Der Kalender seines Smartphones hat ihn allerdings gerade daran erinnert, dass er in ein paar Tagen zu einem Vortrag nach München muss. Felix hat gleich die App der Deutschen Bahn geöffnet, um die Zugfahrt zu organisieren. Dabei ist ihm eine Idee gekommen, die er nun schnell der Spracherkennungssoftware auf dem Handy diktiert. Als Felix fertig ist, blinken auf dem Smartphone-Display zwei Textnachrichten auf. Er öffnet den Messenger, um zu antworten, da ruft jemand an. Felix nimmt das Gespräch entgegen. Den Projektplan, den er eigentlich hatte bearbeiten wollen, hat er längst vergessen.

Felix ist ein guter Freund; wir kennen uns noch aus der Schulzeit. Er hatte schon damals ein ausgesprochenes Organisationstalent und gilt auch heute unter Kollegen als »Mr. Masterplan«. Dennoch arten seine Arbeitstage oft in Chaos aus.

»Ich jongliere immer mit mehreren Tasks gleichzeitig«, erzählt er mir bei einem Kaffee. »Und dann kommt ständig etwas dazwischen. Am Abend habe ich dann oft das Gefühl, dass ich total unproduktiv war und gar nichts erledigt habe.«

Vor wenigen Jahren hätte sich eine solche Beschreibung noch angehört wie eine absurde Dystopie, geschrieben von einem fanatischen Technikkritiker. Inzwischen ist es Realität und für die meisten von uns Alltag. Egal, ob beruflich oder privat – wir werden permanent unterbrochen.

Im »Stressreport« der Bundesanstalt für Arbeitsschutz und Arbeitsmedizin gab von 18 000 befragten Arbeitnehmern fast jeder zweite an, bei der Arbeit oft unterbrochen zu werden und sich davon belastet zu fühlen. Die größten Störenfriede sind neben Anrufen E-Mails, SMS und andere Textnachrichten sowie das Internetsurfen und Mobile Games.

Das Problem verfolgt uns, seit die Computer auf unseren Schreibtischen stehen: Früher hielten uns noch simple Spiele wie Solitär, Minesweeper und Moorhuhn von der Arbeit ab, später waren es dann die unendlichen Zerstreuungsmöglichkeiten des Internets, die in Form von Onlinenews, Onlineshopping und vor allem E-Mails immer wieder dazwischenfunkten. Heute buhlen zusätzlich Instant Messaging und soziale Netzwerke um unsere Aufmerksamkeit.

Smartphones haben dieses Problem jetzt noch um ein Vielfaches verschärft. Denn sie bündeln all diese Formen der Ablenkung in einem Gerät, das wir permanent mit uns führen und das für viele bei der Arbeit unerlässlich ist. Licht und Schatten liegen eben dicht beieinander.

Dabei ist das Smartphone nur eines von vielen Geräten, mit denen wir uns im Büro umgeben. Hinzu kommen etwa Desktop-PCs, Laptops und Tablets, die alle ebenfalls potenziell für eine Unterbrechung gut sind. Doch allein von unserem Smartphone lassen wir uns durchschnittlich 53 Mal am Tag stören. Das bedeutet, wir unterbrechen alle 18 Minuten die Tätigkeit, mit der wir gerade beschäftigt sind, um E-Mails, SMS und Facebook zu checken oder etwas anderes mit dem Handy zu tun.

Die permanenten Unterbrechungen sind ein Problem, das uns nicht nur bei der Arbeit begegnet. Auch in unserem privaten Umfeld verfolgt es uns: Egal, ob wir mit unseren Kindern spielen, unserem Hobby nachgehen oder einfach gemütlich beim Abendessen sitzen, immer wieder piept das Handy, oder wir wollen »nur kurz was checken«.

Im vorigen Kapitel haben wir gesehen, *warum* wir uns ständig unterbrechen lassen und wie uns dies in eine Art Abhängigkeit führt. Doch welchen *Effekt* haben diese Unterbrechungen nun auf uns – kurzfristig wie langfristig? Und warum tragen sie zum Digitalen Burnout bei?

Das Produktivitätsparadoxon: Mehr Leistung, weniger Output

Neben unserem Lebensglück und unserer geistigen Gesundheit steht durch den Digitalen Burnout zunächst unsere Produktivität auf dem Spiel. Schuld daran sind die massiven Unterbrechungen durch das Smartphone. Sie stören unsere Konzentration und unsere Merkfähigkeit, was direkte Auswirkungen auf unsere geistige Leistungsfähigkeit hat: Unsere Produktivität sinkt.

Das Verwunderliche an dieser Entwicklung ist, dass das technische Equipment, mit dem wir uns umgeben, mittlerweile über eine erstaunliche Leistungsfähigkeit verfügt, mit der es eigentlich das Gegenteil bewirken sollte: nämlich unsere Produktivität um ein Vielfaches steigern. Ein normaler Computer besitzt heute zum Beispiel die Rechenkraft, die in den Achtzigerjahren allenfalls die unerschwinglich teuren Supercomputer amerikanischer Sicherheits- und Raumfahrtbehörden hatten. Und ein handelsübliches Handy hält locker mit den besten Laptops mit, die vor zehn Jahren noch als das neueste Technikwunder gepriesen wurden.

Diese immense Rechenkapazität sorgt dafür, dass die digitale Technik uns viele Aufgaben erleichtert oder ganz abnimmt. Denken wir an meinen Freund Felix – mit dem Smartphone erledigt er viele Dinge, für die er früher eine Sekretärin gebraucht hätte: Die Mitteilungszentrale des Handys informiert über eingegangene und verpasste Anrufe und Nachrichten, Google Maps und andere Services übernehmen die Reiseplanung, Outlook koordiniert Termine, die Apple-Spracherkennung Siri nimmt ganze Diktate entgegen und recherchiert bei Bedarf Informationen im Internet.

Wir erleben eine rasante Technikrevolution, die ihren Zenit noch lange nicht erreicht hat. Üblicherweise geht ein solcher Prozess nicht nur mit einer spürbaren Arbeits*erleichterung* einher, sondern gleichzeitig mit einer sprunghaften Steigerung der Arbeits*leistung*. In der Vergangenheit folgte auf Erfindungen wie den Pflug, die Elektrizität, die Dampfmaschine oder das Fließband immer eine enorme Produktivitätssteigerung. Diese verbesserte sich nicht langsam und stetig, sondern explodierte binnen weniger Jahre geradezu. Durch technischen Fortschritt wurde mit weniger menschlicher Arbeit plötzlich überproportional mehr erreicht. So war das immer. Bis jetzt.

Es gibt also unbestreitbare Benefits der technischen Errungenschaften, trotzdem ist der große Produktivitätsschub durch die digitale Revolution bislang ausgeblieben.

Warum ist das so? Gibt es eine Gegenkraft, die den Vorteilen der neuen Technik entgegenwirkt?

Das Phänomen beschäftigt Ökonomen und Forscher seit geraumer Zeit. Dieses sogenannte »Produktivitätsparadoxon« wurde erstmals 1993 von Erik Brynjolfsson in seinem vielbeachteten Artikel »The productivity paradox of information technology« beschrieben. Brynjolfsson erklärte, dass es ein auffallendes Missverhältnis gebe zwischen den bemerkenswerten Fortschritten der Computerleistungen und der nur relativ langsam steigenden Produktivität ihrer Nutzer. Diese wuchs nur in gewohntem Maße, anstatt den von vielen erwarteten Sprung zu machen. Brynjolfsson griff damit eine Feststellung des US-Ökonomen Robert Solow auf, der wenige Jahre zuvor bemerkt hatte: »Das Computerzeitalter ist allgegenwärtig sichtbar, nur in der Produktivitätsstatistik nicht.«

Wir profitieren also offenbar nicht in dem Maße von den neuen Technologien und der digitalen Revolution, wie es nach Ansicht vieler Experten sein sollte. Diese Feststellung trifft besonders auf Smartphones zu, die die jüngste Evolutionsstufe der Digitalisierung repräsentieren und weiterhin eine rasante Verbreitung erleben. Auf weltweit 1,6 Milliarden Smartphone-Nutzer kommen mittlerweile zwei Milliarden Geräte, und allein in Deutschland werden nach aktuellen Schätzungen 2015 knapp 25 Millionen neue Geräte verkauft werden. Obwohl also immer mehr Menschen ein Handy besitzen und wir so viel Zeit mit diesem Gerät verbringen wie mit keinem anderen, scheint die neue Technologie abermals keinen spürbar positiven Effekt auf die Produktivität zu haben. Tatsächlich trügen Smartphones »absolut gar nichts« zu einer Produktivitätssteigerung bei, bekräftigte der amerikanische Wirtschaftsforscher Robert J. Gordon gegenüber dem *Wall Street Journal*. Eher scheint das Gegenteil der Fall zu sein – der Grund für das Entstehen des Produktivitätsparadoxons.

Die 53 täglichen Unterbrechungen, die Smartphones verursachen, haben unseren Alltag und unsere Arbeit in unzählige kleine Zeiteinheiten fragmentiert. Der Produktivitätsverlust, den wir durch die permanenten Unterbrechungen erleiden, hat mittlerweile ein Niveau erreicht, auf dem er beginnt, als wahrnehmbarer Negativeffekt der Digitalisierung den positiven Auswirkungen dieser technischen Revolution entgegenzuwirken.

Natürlich werden neue Geräte auch in Zukunft Erleichterungen im Alltag und im Beruf mit sich bringen und diverse Arbeitsprozesse erleichtern. Doch parallel dazu erleben wir eine Entwicklung, die das Potenzial hat, diese Errungenschaften wieder zu egalisieren. Unter dem Strich könnte durch diese negativen Nebenwirkungen der Digitalisierung langfristig der Nettozuwachs an Produktivität deutlich geringer ausfallen, als er potenziell sein könnte – und sich im schlimmsten Falle sogar ins Negative verkehren, sodass die Produktivität stagniert oder sogar sinkt.

Um diesem Problem zu begegnen, ist es wichtig zu verstehen, warum die Unterbrechungen und die Fragmentierung unseres Alltags so fatal für unsere Produktivität sind und welche Rolle die Smartphones dabei spielen.

Cut!
Leben im Unterbrechungsmodus

Ist unser Gehirn daran schuld, dass wir nicht mehr leisten können – sind wir vielleicht am Limit unserer geistigen Kapazität angekommen?

Verglichen mit modernster Technik ist unser menschliches Gehirn noch immer ein Wunderwerk: Supercomputer wie der BlueGene/L von IBM oder Intels Terascale-Prozessor reichen zwar inzwischen in puncto Rechenleistung an das menschliche Gehirn heran oder übertreffen es, allerdings benötigen sie dazu selbst heute noch den 50- bis 5000-fachen Energiebedarf. Um allein eine Sekunde unserer Hirnaktivität nachzubilden, benötigte beispielsweise ein von Fujitsu konstruierter Großrechner 40 Minuten. Um die dazu notwendigen 1,73 Milliarden virtuellen Nervenzellen nachzubilden und sie mit über 10,4 Billiarden Synapsen zu verbinden, musste der Computer mit 82 944 Prozessoren ausgestattet werden. Ein Vergleich, der zeigt, über welche schiere Leistungsfähigkeit unser Gehirn verfügt – wenn wir es richtig nutzen.

Dennoch hat unser Gehirn eine wesentliche Schwäche: Auch wenn sie eine deutlich geringere Rechenleistung haben, erbringen zum Beispiel die Chips und Leiterplatinen der Smartphones, mit denen wir uns ständig umgeben, an nahezu jedem Ort zu jeder Uhrzeit gute und konstante Leistungen (geladene Batterie und 3G- oder WiFi-Empfang vorausgesetzt). Über unser Gehirn lässt sich das nicht sagen. Um einwandfrei zu funktionieren, seine ganze Leistungskraft zu entfalten und vor allem konstant gute Ergebnisse abzuliefern, das haben Neurologen in jahrzehntelangen Studien analysiert, bedarf es Ruhe, regelmäßigen Schlafs, ausgewogener Ernährung und äußerster Konzentration auf die Aufgabe, mit der wir uns beschäftigen – und zwar am besten auf eine einzige Aufgabe. Das vorausgesetzt, ist unser Gehirn zu brillanten Leistungen imstande. Mangelt es an diesen Voraussetzungen, droht der Systemabsturz.

Vor allem, wenn wir abgelenkt und unkonzentriert sind, können wir keine optimalen Ergebnisse erzielen. Der Psychologe Mihály Csíkszentmihályi beschreibt den optimalen Zustand für das Schaffen, zu dem ein Mensch fähig ist, in seiner »Flow-Theorie«. Mitte der Siebziger beobachtete er, unter anderem am Beispiel von Chirurgen und Leistungssportlern, wie diese völlig in ihrer Arbeit aufgingen, in einen wahren Arbeits- und Tätigkeitsrausch verfielen und dabei Spitzenleistungen erzielten. Csíkszentmihályi erkannte, dass dieser Zustand, den er »Flow« nannte, nur unter bestimmten Voraussetzungen zu erreichen ist: einer klaren Zielsetzung, der vollen Konzentration auf die Aufgabe, dem Gefühl der Kontrolle über die Tätigkeit und dem Einklang von Anforderung und Fähigkeit. Letzteres heißt: Fühlen wir uns von der Aufgabe überfordert oder unterfordert, führt dies zwangsläufig entweder zu einem Gefühl von Überlastung oder Langeweile. Ebenso wichtig ist es, sich der Aufgabe konsekutiv zu widmen, also ohne Unterbrechung, da man sich ansonsten jeglicher Chance beraubt, überhaupt in jenen Zustand der Tiefenkonzentration vorzudringen, in dem unser Gehirn die volle Leistungskraft entfaltet. Csíkszentmihályis Theorie gilt der Wissenschaft heute als eine Art Blaupause für das optimale Funktionieren geistiger Aktivität.

Jeder von uns hat schon einmal solche Flow-Momente

erlebt: bei einer Klausur, beim Gitarrespielen, beim Joggen, beim Gärtnern, beim Malen, beim Erstellen einer Präsentation, bei der Bearbeitung einer komplexen Kalkulation, beim Schreiben eines Textes oder auch beim Lesen eines Buches. Macht uns die Aufgabe Freude, fühlen wir uns ihr gewachsen und werden wir nicht gestört, versinken wir in einen fast meditativen Zustand, in dem wir die Außenwelt ausblenden, uns nur auf den Gegenstand unseres Tuns konzentrieren und gar nicht merken, wie die Zeit vergeht. In diesen Momenten erbringen wir nicht nur unsere besten Leistungen, sondern gehen in der Tätigkeit auf und verspüren geradezu ein tiefes Glücksgefühl dabei.

Der Flow ist bei jeder Arbeit wichtig, aber wesentlich, um kreativ zu sein – zu erfinden, zu erschaffen und zu entdecken. Für Menschen, die bei der Arbeit auf ihre geistigen Fähigkeiten angewiesen sind, wie beispielsweise Ingenieure, Designer, Entwickler, Mathematiker oder auch Autoren, ist der Flow-Zustand die absolute Voraussetzung, um gute Leistungen zu erbringen. Sie erledigen komplexe intellektuelle Aufgaben, die nur mit voller Konzentration und funktionierendem Geist zu schaffen sind.

Leider stellt sich der Flow nicht auf Befehl oder Knopfdruck ein. Tatsächlich brauchen wir 15 Minuten, um diesen Zustand zu erreichen, wie die Softwareentwickler Tom DeMarco und Timothy Lister in ihrem Buch *Wien wartet auf Dich!* (Originaltitel: *Peopleware*) beschreiben. Erst nach diesen 15 Minuten sind wir so auf die Aufgabe fokussiert, dass wir effektiv Ergebnisse erzielen – die 16. Minute ist also unsere erste wirklich produktive Minute.

Jede Unterbrechung zerstört diesen Flow oder verhindert den Aufbau der dazu benötigten Konzentration. Die Uhr wird dann praktisch wieder auf null zurückgesetzt.

Selbst dann, wenn wir den Flow bereits erreicht hatten, lässt er sich nach einer Unterbrechung also nicht sofort wiederherstellen – wir benötigen eine neue Anlaufzeit, die erneut 15 Minuten beträgt. In den Minuten nach einer Unterbrechung sind wir somit nicht mehr produktiv.

Wenn wir also eine Aufgabe zur Seite legen, um auf dem Smartphone fünf Minuten im Internet zu surfen, einen Anruf zu beantworten, bei WhatsApp zu chatten oder nur mal eben Clash of Clans zu spielen, brauchen wir anschließend wieder 15 Minuten, um unsere Gedanken zu sammeln und uns vollends auf die eigentliche Aufgabe zu konzentrieren. Die Unterbrechung hat uns dann in Summe nicht nur fünf, sondern ganze 20 Minuten unserer Arbeitszeit gekostet. Unterbrechen wir uns nun alle 18 Minuten, um auf unser Handy zu sehen, sind wir für gerade drei Minuten im Flow, bevor wir uns erneut selbst unterbrechen – und haben damit lediglich drei wirklich produktive Minuten. Tun wir dies 53 mal am Tag, summiert sich unsere produktive Arbeitszeit auf den erschreckenden Wert von nur rund zweieinhalb Stunden – davon ausgegangen, dass wir wirklich jedes Mal einen Flow-Zustand erreicht haben, bevor wir uns unterbrechen. Und was sind zweieinhalb Stunden produktive Arbeitszeit wert, wenn sie so zerstückelt sind?

An einem Positivbeispiel möchte ich verdeutlichen, dass es diesen Effekt wirklich gibt und wie man der ständigen Unterbrechung des Flow-Aufbaus entgegenwirken kann, um effektiv mehr Aufgaben zu bewältigen: In den Achtzigerjahren erfand der Student Francesco Cirillo eine Technik, die heute in vielen Zeit- und Selbstmanagement-Seminaren vermittelt wird. Cirillo hatte damals nämlich schon ein ähnliches Problem wie viele Handynutzer heute.

Nachdem er sein erstes Unisemester noch mit viel Begeisterung absolviert hatte, bemerkte er, dass seine Leistungen schleichend schlechter wurden. Er besuchte zwar alle Seminare und beugte sich zu Hause viele Stunden über seine Bücher, hatte aber das Gefühl, nicht wirklich etwas zu erreichen. Die Semesterabschlussarbeiten kamen viel zu schnell, und die Zeit schien ihm zwischen den Fingern zu zerrinnen, ohne dass er sie sinnvoll nutzte. Vielen seiner Mitstudenten erging es ähnlich.

Daher unterzog er sein eigenes Lern- und Arbeitsverhalten und das seiner Kommilitonen einer kritischen Untersuchung. Er bemerkte schnell, dass es die vielen Ablenkungen und Unterbrechungen waren, die seine Konzentration und Motivation beeinträchtigten. Auf der Suche nach einer Lösung machte Cirillo ein Selbstexperiment: Könnte er es schaffen, sich über eine festgelegte Zeit ohne Ablenkung mit voller Konzentration seinen Studien zu widmen? Er stellte sich den Wecker zunächst auf zehn Minuten und benötigte mehrere Anläufe, um tatsächlich über die anvisierte Zeitspanne ohne Unterbrechung bei einer Aufgabe zu bleiben. Doch schließlich gelang es ihm. Er begann die Konzentrationsphasen auszudehnen. Mit der Zeit bemerkte Cirillo, dass sich seine Studienleistungen tatsächlich merklich verbesserten und er sich wieder ganz auf sein Tun im Hier und Jetzt konzentrieren konnte.

Cirillos Konzept ist heute als »Pomodoro-Technik« bekannt, da er sich zur Messung der Abschnitte eines Küchenweckers in Form einer Tomate bediente – auf Italienisch *pomodoro*. Sie funktioniert folgendermaßen:

1. Sie formulieren die zu erledigende Aufgabe schriftlich.
2. Sie stellen die Stoppuhr auf 25 Minuten.

3. Sie bearbeiten die festgelegte Aufgabe (und nichts anderes), bis der Wecker klingelt.
4. Dann machen Sie eine Pause von fünf Minuten.
5. Nach vier Pomodori (= zwei Stunden) machen Sie eine längere Pause von 15 bis 20 Minuten.

Cirillo hat auf diese Weise das perfekte Umfeld für das Entstehen eines Flows erschaffen. Bei den 25 Minuten, in denen er sich einer Aufgabe widmete, brauchte er 15 Minuten, um sich zu vertiefen und die volle Konzentration aufzubauen. Im Anschluss hatte er dann 10 produktive Minuten. Bevor er seine Konzentration allerdings überforderte oder seine Gedanken abzuschweifen drohten, machte er eine Pause. Nachdem er eine Weile so gearbeitet hatte, hatte Cirillo die Unterbrechungen, die ihn so gehemmt hatten, vollständig eliminiert.

Wir alle tun jeden Tag das genaue Gegenteil. Wir schalten alle 18 Minuten das Handy frei, anstatt uns auf unsere Aufgabe zu konzentrieren. Wir haben dann nicht nur das Gefühl, nichts mehr zu schaffen, sondern sind tatsächlich unproduktiv.

Das Ausbleiben des Flows hemmt unsere Produktivität – die damit einhergehenden Unterbrechungen sorgen so dafür, dass die Benefits der neuen Geräte sich gar nicht ganz entfalten können. Dass wir in der Realität trotzdem so einiges erledigen und Wirtschaft und öffentliches Leben nicht zum Erliegen kommen, zeigt natürlich, dass sich der beschriebene Effekt nicht auf alle Menschen gleich stark auswirkt. Manche Menschen kommen mit Unterbrechungen besser zurecht als andere, jeder bedient sich unterschiedlicher Arbeitsweisen, und letztlich sind die 53 Handyunterbrechungen ein Durchschnittswert – manche schauen öfter auf ihr Smartphone, andere seltener. So wird nur ein minimaler Teil der Nutzer durch Smartphone-Unterbrechungen in seiner Produktivität derart gestört, dass seine Arbeitsleistung gegen null tendiert, während das Problem auf der anderen Seite eine ebenso kleine Gruppe von Nutzern völlig unbeeindruckt lässt.

Das Verhalten dieser Extremgruppen an beiden Enden des Spektrums hat relativ wenig Auswirkung auf die Gesamtproduktivität. Viel interessanter sind die 90 Prozent der Nutzer, die kein solch extremes Verhalten aufweisen.

Sie sind durch ihre massive Handynutzung in ihrer Produktivität so gestört, dass sie weniger leisten und erreichen, als sie möchten und könnten. Die Produktivität dieses Großteils der Bevölkerung bricht ein und hinterlässt sie unzufrieden mit sich, ihrem Tun und ihrem Leben. Potenziert auf den Großteil der Bevölkerung sind die Produktivitätseinbrüche dann massiv.

Wie eingangs beschrieben, haben Forscher diese negativen Folgen der Unterbrechungen bereits früh am Verhalten von E-Mail- und Internet-Nutzern auf der Arbeit beschrieben, da auch diese immer wieder in ihrer eigentlichen Tätigkeit unterbrochen wurden. Den Smartphones kommt in diesem Komplex nun eine besondere Rolle zu: Sie wirken wie ein Turbo auf das Problem. Das wird deutlich, wenn wir uns ansehen, wie Handys die Unterbrechungen zu einem festen Bestandteil unseres Lebens und unserer Arbeit gemacht haben.

Smartphones, der Ablenkungsturbo

Noch vor zwanzig Jahren waren Unterbrechungen kein großes Problem für unsere Produktivität. Die Ablenkungen während der Arbeit waren weniger, und man konnte sie einfacher abstellen. Störenden Kollegen konnte man entgehen, indem man einfach die Tür schloss, nervende Anrufe unterband man, in dem man das Telefonkabel aus der Wand zog, und zudem war der Druck noch nicht so groß, auf eingehenden Schriftverkehr unmittelbar reagieren zu müssen. Wer ungestört sein wollte, hatte noch eine redliche Chance, dies auch zu sein.

Heute bedarf es schon größerer Anstrengungen und Vorbereitungen: Um in absoluter Ruhe zu arbeiten, bräuchte man einen Ort ohne Festnetzanschluss, Mobilfunkempfang und WiFi-Verbindung und müsste sich von Desktop-PC, Laptop, Tablet und Smartphone trennen.

So ist zum Beispiel von US-Bestsellerautor Jonathan Franzen bekannt, dass er in einem gemieteten, recht kargen Büro arbeitet, in dem lediglich ein Stuhl und ein Schreibtisch stehen und aus dem somit jegliche Form der Ablenkung verbannt ist. Franzen schreibt auf einem alten Laptop, auf dem er alle Spiele gelöscht und zudem alle Möglichkeiten blockiert hat, online zu gehen. Auch der deutsche Autor und Moderator Roger Willemsen erklärte gegenüber dem Magazin *Chrismon,* dass er aufs Smartphone verzichte, um sich auf die Arbeit zu konzentrieren: »Dazu gehört, dass ich nicht drei Informationen gleichzeitig verfolge: schreiben, Musik hören und parallel Mails checken – das mache ich nicht.«

Es ließen sich ohne Mühe viele weitere Beispiele von

Prominenten aufzählen, die die Unterbrechungen aus ihrem Leben verbannen wollen, indem sie möglichst weitgehend auf Digitaltechnik und Handys verzichten. Das Problem ist nur: Leider können sich die wenigsten Büroarbeiter einen solchen Verzicht leisten. Denn die meisten von uns sind mittlerweile auf ebendiese Gadgets angewiesen, um ihre Arbeit zu verrichten. Für sie stellt sich gar nicht mehr die Frage, *ob* sie auf ihre Smartphones verzichten sollten, sondern *wie* das überhaupt gehen sollte, ohne dass alles zusammenbricht? Wie viele tägliche Tasks und Anforderungen sind überhaupt noch ohne digitale Technik zu erledigen, ohne dass man eine Sekretärin bräuchte? In welchem Job kann man es sich noch erlauben, auf eine Anbindung an die digitale Welt zu verzichten? Und wie aussagekräftig sind solche öffentlichen Verzichtserklärungen tatsächlich? Denn meistens kommen sie von Menschen mit außergewöhnlichen Jobs, die zudem nicht selten über Mitarbeiter verfügen, die ihnen zuarbeiten. Klar ist auch, dass jemand, der ohnehin 16 Stunden täglich am PC arbeitet, ohne weiteres auf sein Smartphone pfeifen kann, weil alle Funktionen auch auf dem stationären PC verfügbar sind. So oder so, Fakt ist: Wir können nicht mehr so einfach den Stecker ziehen und uns komplett abkapseln.

Die Smartphones potenzieren das Problem des permanenten »On« und der ständigen Erreichbarkeit nun durch einen weiteren Faktor: Sie lösen eine Vielzahl der Unterbrechungen aus, die uns von konzentrierter Arbeit abhalten und damit unsere Produktivität hemmen. Die Technologiefirma Basex hat in ihrer bereits erwähnten Studie vier Arten von Unterbrechungen identifiziert, die uns am häufigsten von der Arbeit abhalten.

1. *Totale Unterbrechungen,* die die volle Aufmerksamkeit erfordern und jeden Gedanken blocken, der mit der eigentlichen Aufgabe zusammenhängt. Beispiele: Ein längeres Telefonat, ein Videochat oder ein Computerspiel.

2. *Dominante Unterbrechungen,* die einen Großteil der Konzentration erfordern und die Gedanken an die eigentliche Aufgabe verlangsamen oder in den Hintergrund drängen. Beispiel: Surfen im Internet.

3. *Ablenkungen,* die die Arbeit an der eigentlichen Aufgabe nicht komplett aufhalten, die Aufmerksamkeit aber davon weglenken und zu einer langsameren, weniger genauen Arbeit führen. Beispiel: Instant Messaging mit Freunden oder Kollegen.

4. *Hintergrundaktivitäten,* die keine direkte Unterbrechung bewirken, die Aufmerksamkeit aber doch teilweise von der eigentlichen Aufgabe ablenken und Geschwindigkeit oder Gründlichkeit negativ beeinflussen. Beispiel: Musikhören.

Allein *eine* dieser Unterbrechungsformen besitzt das Potenzial, unsere Arbeit so gravierend zu stören, dass es sich auf das Ergebnis und die gesamte Produktivität auswirkt.

Zum Beispiel analysierten Wissenschaftler des Londoner King's College anhand von zwei Testgruppen, wie leistungsfähig Empfänger eingehender E-Mails überhaupt noch sind. Sie stellten beiden Gruppen dieselben Aufgaben. Die Teilnehmer der einen Gruppe wurden dabei von E-Mails unterbrochen, während die Forscher den Probanden der anderen Gruppe Marihuana verabreichten. Das überraschende Ergebnis: Die Kiffer erreichten deutlich bessere Arbeitsleistungen als jene, die ständig von E-Mails gestört wurden.

Viele der Unterbrechungen gab es früher schon. Das Neue ist: Auf dem Smartphone treffen wir nun nicht nur *eine,* sondern *alle* dieser Unterbrechungsformen an, und zwar *permanent*: in Form von Anrufen, Programmen wie Skype oder Facetime, Mobile Games, Webbrowsern, Instant Messengern wie WhatsApp oder Facebook Messenger und diversen Musik- oder Videostreams. Das Handy ist eine Art gebündelte Unterbrechungsmaschine und macht die Ablenkung zu einem allgegenwärtigen Problem, dem wir nicht mehr so leicht entkommen können.

Kurzfristig werden wir somit gravierend in unserer Produktivität gestört. Wir werden andauernd und überall auf die unterschiedlichste Art und Weise unterbrochen. Dies verhindert, dass wir uns auf das, was wir tun, gebührend konzentrieren können und das schaffen, was wir uns vorgenommen haben – und zwar egal, ob nun auf der Arbeit oder privat. Denn die bis hierher beschriebenen geistigen Prozesse gelten genauso in allen anderen Feldern unseres Alltags. So ist es zum Beispiel auch bei einer Unterhaltung mit Freunden oder dem Ausüben eines Hobbys wie Klavierspielen überaus wünschenswert, in einen Flow zu kommen, um ganz bei der Sache zu sein. Unterbricht uns auch dort unser Smartphone alle paar Minuten, bekommen wir von dem Inhalt des Gespräches nur einen Bruchteil mit, was nicht nur nervtötend für uns ist, sondern auch auf unseren Gesprächspartner sehr unhöflich wirkt, weil wir abwesend wirken und ständig nachfragen; der Lerneffekt beim Üben bleibt aus, und wir können die Partitur nach jeder Unterbrechung wieder von vorne spielen.

Langfristig verursachen die ständigen Unterbrechungen allerdings noch ein anderes Problem: Jede von ihnen bringt eine neue Aufgabe mit sich. So büßen wir nicht nur einen Gutteil unserer Leistungsfähigkeit ein. Wir gewöhnen uns vor allem auch daran, immer mehrere Aufgaben gleichzeitig zu jonglieren und nur noch im Unterbrechungsmodus zu leben. Dabei hat die Wissenschaft unlängst belegt, dass Multitasking nicht zum gewünschten Ergebnis führt – im Gegenteil.

»Nicht genügend Speicherplatz«. Warum wir nicht alles gleichzeitig erledigen können

Der Begriff des Multitaskings existiert erst seit jüngster Zeit. Es ist ein Problem der Moderne, das erst mit dem Beginn der digitalen Revolution entstanden ist. Multitasking beschreibt ursprünglich die Fähigkeit eines Computers, mehrere Programme parallel zueinander auszuführen. Früher war dies wegen der beschränkten Rechenkapazitäten etwas Besonderes, heute erledigt jedes Smartphone im Hintergrund Dutzende Tasks parallel. In den vergangenen Jahrzehnten verwenden wir den Begriff Multitasking aber auch, wenn wir unsere menschlichen Versuche beschreiben, Aufgaben nicht nacheinander, sondern simultan zu bearbeiten. Dies tun wir, um der Aufgaben- und Infoflut Herr zu werden, die durch die moderne Technik über uns hereinbricht. Wir versuchen also ein Problem, das durch Computer erst entstanden ist, dadurch zu lösen, dass wir die Arbeitsweise von Computern adaptieren. Kann das funktionieren? Ist unser Gehirn überhaupt für solche Arbeitsprozesse gemacht?

Psychologen und Neurowissenschaftler untersuchen Multitasking nun schon seit vielen Jahren, und ihr Fazit ist eindeutig: Neurobiologisch ist Multitasking nicht möglich. Wir können nicht alles zur selben Zeit machen.

Bei einer monotonen Tätigkeit wie Bügeln mag es noch ganz okay sein, den Fernseher im Hintergrund laufen zu lassen, schließlich sind die geforderte Konzentration und geistige Leistung auf einem eher geringen Level und die Handgriffe fast automatisiert. Auch Musikhören und die Gedanken schweifen lassen funktioniert noch. Doch schon konzentriertes Musikhören und gleichzeitiges Gedankenjonglieren schließen sich aus. Und wer zum Beispiel telefoniert und sich dabei Notizen macht, tut genau genommen nicht beides gleichzeitig. Vielmehr wechselt er ultraschnell von einer Aufgabe zu anderen – und ist deshalb bei beidem nur mit halber Aufmerksamkeit bei der Sache, bekommt von dem Gespräch nur die Hälfte mit und notiert nur einen Bruchteil, wahrscheinlich mit einigen Fehlern. So haben auch die Forscher der Universität Utah in Salt Lake City in einer Studie herausgefunden, dass Menschen, die beim Autofahren gleichzeitig mit dem Handy telefonieren, nicht wirklich bei der Sache sind. Ihre Aufmerksamkeit und Reaktionsfähigkeit sinken auf die einer Person mit 0,8 Promille im Blut. Und Harold Pashler, Experte für kognitive Psychologie, demonstrierte in einem Versuch, dass die kognitive Leistung von Harvard-Studenten zeitweise auf das Niveau von achtjährigen Kindern fiel, wenn sie mehrere anspruchsvolle Aufgaben zur selben Zeit ausführten.

Dass Multitasking grundsätzlich nicht funktioniert und der Versuch, es doch zu schaffen, unsere Leistungen rapide sinken lässt, untermauert auch eine andere Studie: Clifford Nass von der Stanford University unterteilte in einem Versuch die Testpersonen in zwei Gruppen – die einen führten beruflich ständig mehrere Aufgaben gleichzeitig durch und waren es gewohnt, mehrere Medien simultan zu konsumieren. Die anderen waren weniger geübt im Multitasking. Beide Gruppen erhielten eine Anzahl identischer Aufgaben, die sie parallel bearbeiten sollten. Das überraschende Ergebnis: Die geübten Multitasker schnitten schlechter ab als die Nicht-Multitasker. Letzteren fiel es offenbar leichter, wichtige von unwichtigen Informationen zu trennen und so die gestellten Aufgaben zu gewichten und zügig nacheinander abzuarbeiten. Zudem ließen sie sich weniger leicht in ihrer Konzentration stören. Paradoxerweise brauchten die geübten Multitasker sogar länger, wenn sie von einer zur anderen Aufgabe wechseln sollten.

Warum ist unser Gehirn offenbar völlig überfordert, wenn es sich mit mehreren Dingen parallel befassen soll?

Eine ausführliche Antwort darauf würde wohl ein eigenes Buch rechtfertigen. Über Multitasking ist bereits zu viel geforscht worden, als dass ich hier alle Erkenntnisse wiedergeben könnte. Ich beschränke mich daher an dieser Stelle auf jene Punkte, die uns erklären, warum es in unserem Gehirn zu einer Art Systemabsturz kommt, wenn Smartphones uns permanent in den Multitasking-Modus verfallen lassen.

Was fehlt uns, um so multitasken zu können wie ein Computer?

Computer haben einen entscheidenden Vorteil: Sie haben Speicherplatz dazubekommen. Wer in den Neunziger-jahren zum Beispiel einen 286er sein Eigen nannte und darauf rechenintensive Grafikprogramme oder Spiele laufen ließ, wurde öfter mit der Fehlermeldung »Nicht genügend Speicherplatz« konfrontiert. Der Arbeitsspeicher des Computers war nämlich verglichen mit heutigen Modellen sehr klein – zu klein, um mehrere Programme zur selben Zeit auszuführen, ein Problem, das unter Informatikern auch als »Trashing« bekannt war. Dabei »müllte« man den Arbeitsspeicher mit Aufgaben zu. Während der Computer zum Beispiel noch dabei war, Programm 1 zu laden, startete man als ungeduldiger Benutzer gerne schon mal Programm 2. Nun geschah Folgendes: Der Computer unterbrach das Laden von Programm 1 und lud Programm 2 in den Speicher. Das dauerte einem als Benutzer aber auch zu lange. Man schaltete wieder auf Programm 1, in der Hoffnung, dass dies in der Zwischenzeit startklar war – was natürlich nicht der Fall sein konnte. Der Computer unterbrach nun wiederum das Laden von Programm 2 und versuchte erneut, Programm 1 zu starten. Damit war man wieder am Anfang. Die ganze Zeit hatte der Computer nur Task-Switches gehandelt und war in keinem der beiden Programme mit dem Laden vorangekommen – für die parallele Bearbeitung von zwei Programmen war einfach kein Platz im Arbeitsspeicher.

Unser Gehirn ist in dieser Hinsicht wie eins dieser alten Computermodelle. Seine Leistung verringert sich, wenn es zu viele Aufgaben zeitgleich bearbeitet, da es nur zwischen den Aufgaben hin- und herwechselt – sein Arbeitsspeicher ist ebenfalls zu klein.

Die französischen Forscher Etienne Koechlin und Sylvain Charron wiesen 2010 nach, dass das menschliche Gehirn allenfalls zwei Tätigkeiten parallel bewältigen kann. Der Grund dafür ist unser »Arbeitsgedächtnis«, in dem die Aufgaben bearbeitet werden, mit denen wir uns befassen, und dessen Kapazität beschränkt ist.

Das Arbeitsgedächtnis, der »Arbeitsspeicher« des Menschen, wenn man so will, befindet sich in den beiden Frontallappen. Unterbrechen wir eine Aufgabe und widmen uns parallel einer zweiten, werden die Inhalte der ersten in einem der Frontallappen zwischengespeichert, und der andere beginnt die zweite, neue Aufgabe zu bearbeiten. Jedes Arbeitsziel ist also einem Frontallappen zugeteilt. Über den präfrontalen Cortex schalten wir zwischen diesen Zielen hin und her. Das bedeutet, dass wir nie wirklich simultan an beiden Aufgaben arbeiten, sondern unser Gehirn sich ihnen immer nur nacheinander zuwendet. Verfolgen wir eine Aufgabe, hat die andere Pause. Wenn wir mehr als zwei neue oder komplexe Aufgaben zur selben Zeit erledigen, überfordern wir unseren geistigen Arbeitsspeicher.

Manchmal haben wir zwar den Eindruck, dass wir unser Gehirn fürs Multitasken trainieren könnten, da wir nach einer Weile tatsächlich schneller zwischen den Aufgaben wechseln können. In Wahrheit trainieren wir dabei aber nur den präfrontalen Cortex und die Übertragungsgeschwindigkeit zwischen den beiden Hirnhälften – wir können also nicht mehr Informationen und Aufgaben in die beiden Frontallappen packen, sondern lediglich schneller zwischen ihnen hin- und herschalten. Beim Multitasken ist unser Gehirn also vor allem auf diese Task-Switches fokussiert.

Hinzu kommt, bleiben wir bei unserem Beispiel, dass eine der beiden alten Aufgaben durch eine neue ersetzt wird, wenn wir uns einer dritten Aufgabe zuwenden. Für mehr ist kein Platz in den beiden Frontallappen. Somit muss sich das Gehirn immer wieder auf etwas Neues einlassen. Das überlastet das Arbeitsgedächtnis – es füllt sich noch mit Gedanken zum einen Thema, während es sich eigentlich schon mit dem nächsten befasst. Douglas Merrill, Psychologe und Ex-Google-Vorstand, erklärt es so: »Wenn wir uns einer neuen Sache zuwenden, müssen wir erst einmal einen Haufen Dinge aus unserem Gedächtnis in unser Gehirn ›hochladen‹. Wenn wir nun verschiedene Prozesse gleichzeitig erledigen, holen wir immer wieder neue Informationen und speichern die alten schlecht ab. So transportieren wir die Informationen hin und her, mit der Folge, dass wir bei dem, was wir machen, schlechter werden.«

Für eine multiple Aufgabenbearbeitung, wie wir sie heute täglich vollziehen, ist unser Arbeitsgedächtnis also nicht ausgelegt. Routinetätigkeiten wie Abwaschen, Putzen oder Staubsaugen sind automatisiert, daher ist es möglich, dabei die Gedanken schweifen zu lassen oder einer Unterhaltung zu folgen.

Jetzt gerade hilft Ihnen zum Beispiel das Arbeitsgedächtnis mit einer Art Zwischenspeicherfunktion beim Lesen: Es bearbeitet und versteht nicht nur den Absatz, den Sie gerade lesen, sondern memoriert – im anderen Frontallappen – auch kurzzeitig das, was Sie bereits gelesen haben. Nur so können wir Sinnzusammenhänge herstellen und den Inhalt eines Absatzes verstehen, ohne gleich wieder zu vergessen, was wir gerade gelesen haben. Hier werden aber auch die Grenzen des Systems schnell sichtbar: Schweifen Ihre Gedanken nämlich zu sehr von der eigentlichen Aufgabe ab – ist die neue Tätigkeit zu komplex, nicht automatisiert –, verdrängen diese neuen Informationen die gespeicherten. Sie erleben dann den Effekt, dass Sie zwar einen Absatz lesen, an dessen Ende aber gar nicht mehr wissen, was da eigentlich stand.

Hypertext, auf dem Internetdokumente basieren, wirkt zum Beispiel auf den ersten Blick wie eine gute Erfindung. Man kann im Text Links zu Referenzquellen oder anderen Seiten setzen, wo bestimmte Sachverhalte und Hintergrundinformationen detaillierter beschrieben werden. Das reduziert die Komplexität des Textes und soll ihn lesbarer machen. In Wahrheit bewirkt es genau das Gegenteil. Hypertext senkt unsere Leseleistung sogar. Denn diese Art von Text löst sofort den Impuls zum Multitasking aus. Unser Gehirn ist beim Lesen zunächst wie gewohnt damit beschäftigt, in der einen Hirnhälfte neue Sätze zu erfassen, während die andere den Inhalt der vorigen memoriert. Stoßen wir nun im Hypertext auf einen Link, kommt eine weitere Aufgabe hinzu, denn der Link erfordert zumindest eine Entscheidung: draufklicken, ja oder nein? Tun wir es, erhalten wir meist weitere Informationen zu einem bestimmten Thema oder werden gar zu einem völlig anderen Artikel auf einer externen Site weitergeleitet, den wir zu lesen beginnen. Dadurch werden wir vom eigentlichen Text komplett abgelenkt. Egal, wie wir uns entscheiden, auch hier schieben sich andere Informationen in die Frontallappen und verdrängen die Gedanken an den Text, den wir lesen wollten.

Dies stört unsere Konzentration und den Lesefluss. Wir verstehen am Ende weniger, als wenn wir denselben Text ohne Links auf einer ausgedruckten Seite lesen würden. Zu diesem Ergebnis kam eine Gruppe von Forschern um Arthur Santana an der Universität von Oregon. Sie machten ein Experiment mit 46 Journalistikstudenten: Die eine

Hälfte von ihnen las zwanzig Minuten lang die Printausgabe der *New York Times*. Die anderen den gleichen Text in der Onlineausgabe. Dann fragten die Forscher ab, welche Informationen die Studenten behalten hatten. Die Gruppe der Onlineleser hatte sich nur halb so viele Informationen gemerkt wie die Leser der klassischen Zeitung.

Da die Lesefähigkeit übrigens nicht angeboren ist, sondern durch jahrelanges Training erworben wird, haben diese Effekte des Onlinelesens natürlich Auswirkungen auf unser gesamtes Leseverhalten und unsere geistige Leistung. Wir gewöhnen uns an die ständige Ablenkung durch Links, Werbebanner, Videos und Bilder im Text und das Lesen von kleinen, gut portionierten Häppchen. Wir multitasken beim Lesen, anstatt bei der Sache zu bleiben und einen Text vertieft zu reflektieren. »Wir züchten da vielleicht eine Kultur heran, die so an Ton- und Gedankenhäppchen gewöhnt ist, dass sie in ihren Mitgliedern weder kritische Analysen noch das Nachdenken fördert«, schreibt die Neurowissenschaftlerin Maryanne Wolf vom Center for Reading and Language Research an der Tufts University im Fachjournal *Educational Leadership*.

Das bedeutet, dass wir auf diese Weise verlernen, größere Zusammenhänge zu erkennen und zu verstehen – fatal für die Produktivität einer Wissensgesellschaft, die beim Wissenserwerb und bei der Arbeit noch immer auf Menschen angewiesen ist, die zu komplexen Gedankengängen befähigt sind.

Multitasking ist nicht nur beim Lesen ein Mythos. Unser Gehirn besitzt nur zwei Hälften, deshalb kann es sich auch nur um zwei Aufgaben kümmern. Muten wir ihm mehr zu, sinkt unsere Produktivität dramatisch. Die Frage ist nun: Was geschieht, wenn wir dies tagtäglich, monatelang oder sogar über viele Jahre hinweg tun?

Antrainierte Aufmerksamkeitsstörung. Die langfristigen Folgen für unsere Produktivität

So viel vorab: Es ist schwierig, konkrete wissenschaftliche Aussagen zu den Langzeitfolgen unserer exzessiven Smartphone-Nutzung zu machen, denn es gibt noch keine Studien, die dieses Phänomen über einen entsprechenden Zeitraum beobachtet hätten. Dies hat drei Gründe: Erstens gibt es die Smartphones in ihrer heutigen Ausprägung und mit den beschriebenen, negativen Nebeneffekten erst seit 2007, als das erste iPhone eingeführt wurde. Das ist an wissenschaftlichen Maßstäben gemessen ein relativ kurzer Zeitraum. Für eine Langzeituntersuchung hätte man im Grunde bereits in jenem Jahr der Markteinführung mit den Studien beginnen müssen, um heute Ergebnisse zu haben. Zweitens würden valide Erkenntnisse über die Langfristwirkung unseres Nutzerverhaltens einer Kontrollgruppe bedürfen, also Menschen ohne digitale Gadgets, an denen man vergleichsweise beobachten kann, was geschieht, wenn sie nicht über viele Jahre hinweg mit einem Smartphone beschäftigt sind. Eine solche Gruppe in unserem westlichen Kulturraum zu finden, ist allerdings so gut wie ausgeschlossen. Drittens müssten für eine solche Studie die Bedingungen konstant bleiben, sprich, die technologischen Eigenschaften der Smartphones dürften sich für die Versuchsdauer nicht ändern, um ihren Effekt exakt bestimmen zu können. Auch dies ist unmöglich, da sich – wie in der Einleitung bereits beschrieben – die technologischen Rahmenbedingungen alle fünf Jahre verändern und zudem neue Gadgets auf den Markt drängen, die das Nutzerverhalten wiederum beeinflussen.

Daher existieren keine Studien, die uns mit exakten wissenschaftlichen Zahlen und Belegen erklären könnten, was mit uns geschieht, wenn wir 53 mal am Tag unser Handy benutzen und knapp einen Monat im Jahr ausschließlich mit diesen Geräten verbringen. Dennoch: Die kurzfristigen Folgen unserer massiven Smartphone-Nutzung zeigen sich bereits nach so kurzer Zeit derart deutlich, dass sich daraus durchaus ableiten lässt, wohin dies langfristig führen mag.

Welche Auswirkungen es auf unsere Gesundheit und unseren Geist haben kann, wenn wir uns ein solch schädliches Verhalten angewöhnen, zeigt sich sehr gut am Beispiel des Multitaskings. Denn mittlerweile hat die Forschung nicht nur nachgewiesen, dass unser Gehirn dazu gar nicht imstande ist und eine solche Arbeitsweise sich als unproduktiv erweist. Zudem ist heute hinlänglich bekannt, welchen Einfluss permanentes Multitasken auf unseren Allgemeinzustand hat.

Edward Hallowell, amerikanischer Psychiater und Dozent der Harvard Medical School, hat zum Beispiel beobachtet, wie sich unter langjährigen Multitaskern eine Art chronische Aufmerksamkeitsstörung ausbreitet. Er erlebte in seiner Praxis in zunehmendem Maße Menschen – vor allem Manager und Büroarbeiter –, die ein hohes Maß an Abgelenktheit, innerer Unruhe und Ungeduld an den Tag legten. Sie hatten Probleme mit der Organisation ihres

Alltags und ihres Jobs und konnten weder Prioritäten setzen noch ihre Zeit sinnvoll einteilen. Dabei handelte es sich samt und sonders um Menschen, die zuvor gut organisiert gewesen waren, Karriere gemacht und nie an psychischen Problemen gelitten hatten.

Hallowell erfand für die Krankheit seiner Patienten den Begriff »Attention Deficit Trait« (ADT), da ihn die Symptome an »Attention Deficit Hyperactivity Disorder« (ADHD) erinnerten, das hierzulande besser als ADHS bekannt ist. Während Letzteres zwar auch durch Umweltreize mitverursacht wird, hat es aber außerdem genetische Ursprünge. Für ADT macht Hallowell hingegen lediglich einen Auslöser verantwortlich: die völlige Überforderung unseres Gehirns durch die tägliche Reizüberflutung und die permanente Gleichzeitigkeit der Aufgaben, mit denen wir uns befassen – sprich: Multitasking.

Die Zahl von Hallowells Patienten mit den beschriebenen Symptomen hat sich in den vergangenen Jahren verzehnfacht. Dabei sei das Problem erst in den vergangenen zwei Dekaden entstanden. Aus diesem Grund sehen Forscher wie Hallowell die Digitalisierung als Hauptursache für die vermehrten Verhaltensstörungen. »Tatsächlich verlangt die moderne Kultur von den meisten von uns, dass wir ADT entwickeln«, erklärt er. »Nie zuvor in der Geschichte musste das menschliche Gehirn so viele Daten verarbeiten. Überall bedienen sich die Leute ihrer Smartphones, E-Mails und anderer digitaler Assistenten, im Rennen darum, möglichst viele Daten, Pläne und Ideen zu sammeln und zu übermitteln – immer schneller und schneller.« Der Versuch, dies alles tatsächlich zu schaffen, sei von vornherein unmöglich und zum Scheitern verurteilt – was langfristig nicht nur eine Aufmerksamkeitsstörung hervorrufe, sondern die Betroffenen unglücklich mache und bei ihnen Schuldgefühle auslöse.

Auch andere Wissenschaftler kommen zu ähnlichen Ergebnissen. So prägten Gary Small, Professor für Neurowissenschaft an der Universität von Los Angeles, und seine Frau Gigi Vorgan für ähnliche Symptome in ihrem Buch *iBrain* den Begriff »digitale ADHD«. Am bekanntesten ist hierzulande in diesem Kontext allerdings sicherlich die Darstellung von Manfred Spitzer in seinem Buch *Digitale Demenz,* in dem er auch die Folgen des Multitaskings beschreibt, das durch die Digitalisierung ausgelöst wird. Sein Schluss: Das wiederholte Multitasken führt dazu, dass wir uns an diese Arbeitsweise gewöhnen und sie nicht nur bei der Arbeit an den Tag legen, sondern auch im Privaten. Sie wird zu einem habituierten Verhalten, das unseren gesamten Lebensablauf und unser Lebensglück stört. »Mit anderen Worten«, so Spitzer in einem Interview, »wer noch keine Aufmerksamkeitsstörung hat, der kann sie sich durch Multitasking antrainieren.«

Multitasking zerstört kurzfristig unsere Produktivität und langfristig unsere Aufmerksamkeit, was uns wiederum noch unproduktiver macht. Die Unterbrechungen, mit denen Smartphones unseren Alltag und unsere Arbeit fragmentieren, haben langfristig denselben Effekt und verstärken das beschriebene Problem sogar noch.

Dadurch, dass sie uns ständig in unserer Konzentration stören und verhindern, dass wir in einen Flow-Zustand kommen, hemmen die Unterbrechungen eine produktive Arbeitsweise. Das ist die kurzfristige Folge, die jeder von uns bereits heute beobachten kann. Wenn wir uns nun viele Jahre 53 Mal am Tag von unseren Smartphones stören lassen, egal, wobei, dann gewöhnen wir uns daran, immer in diesem Unterbrechungsmodus zu leben und zu arbeiten. Dies bedeutet, dass wir uns langfristig nicht nur selber eine Aufmerksamkeitsstörung, sondern auch eine chronische Störung unserer Produktivität antrainieren.

Das Perfide ist: Wir gewöhnen uns mit der Zeit so sehr an dieses Verhalten, dass es fest in unseren Habitus übergeht und nicht einfach wieder verschwindet, selbst wenn wir es uns vornehmen, sobald wir uns des Problems bewusst geworden sind. Das bedeutet, dass Sie sogar dann nicht wieder zu Ihrer alten geistigen Leistungsfähigkeit zurückfinden würden, wenn ich Ihnen das Smartphone aus der Hand reiße und es wegschließe. Sie haben sich an den fragmentierten Alltag gewöhnt. Auch ohne Handy werden Sie daher eine innere Unruhe und das Bedürfnis verspüren, sich alle paar Minuten einer neuen Aufgabe zuzuwenden – weil Sie es über viele Jahre hinweg immer so gemacht haben und Ihre Aufmerksamkeit mittlerweile chronisch minimiert ist.

Ihr Geist leidet in diesem Fall bereits unter Digitalem Burnout und ist in seiner Produktivität permanent beschränkt. Sie schaffen wesentlich weniger, als Sie könnten – und das mit einem höheren körperlichen und geistigen Aufwand, als für das magere Ergebnis eigentlich erforderlich wäre.

Game over.
Dem Digitalen Burnout
einen Schritt näher

Im vorigen Kapitel haben wir gesehen, *warum* wir 53 Mal am Tag auf unser Handy sehen, nämlich, weil wir uns dort immer eine Art »Belohnung« erhoffen – sei es in Form von E-Mails, Nachrichten oder Posts – und uns psychologische Mechanismen wie »Instant Gratification« oder »Random Rewards« unterbewusst dazu verleiten, öfter das Smartphone einzuschalten, als gut für uns sein kann. In diesem Kapitel sind die *Folgen* dieser Unterbrechungen deutlich geworden.

Smartphones haben als portable Multimedia-Maschinen dazu geführt, dass unser privater und beruflicher Alltag von Mitteilungen, Nachrichten und Informationen zerstückelt wird.

Die permanenten Unterbrechungen verhindern, dass wir uns auf eine Aufgabe konzentrieren können und im Sinne von Mihály Csíkszentmihályi in einen Flow gelangen, einen Zustand der Hyperkonzentration, in dem wir unsere besten Leistungen erbringen.

Auf diese Weise sinkt nicht nur unsere intellektuelle Leistungsfähigkeit – die für viele die zentrale Ressource für ihre tägliche Arbeit ist. Zusätzlich versuchen wir der Masse an Aufgaben, die um unsere Aufmerksamkeit buhlen, durch Multitasking zu begegnen. Da unser Gehirn dazu nicht geschaffen ist, geraten wir in einen Teufelskreis: Wir haben das Gefühl, nichts mehr zu schaffen, fassen keinen klaren Gedanken mehr und erreichen immer weniger.

Durch die ständigen Unterbrechungen haben wir uns

aber daran gewöhnt, in einem Modus zu arbeiten, der unser Gehirn über seine Leistungsgrenzen treibt. Wir fühlen uns überfordert, werden in unserer Produktivität maßgeblich gestört und trainieren uns langfristig eine Aufmerksamkeitsstörung an, die uns noch unproduktiver macht.

Anstatt nun kürzerzutreten, einen Schritt zurück zu wagen und zu analysieren, was diese Probleme auslöst, stürzen wir uns bereitwillig ins Multitasking – und hoffen, dadurch wieder mehr erreichen zu können. Das Gegenteil ist der Fall, wie wir in diesem Kapitel gezeigt haben.

Wenn man diese Zusammenhänge nicht kennt, wirken Smartphones natürlich besonders verführerisch. Sie suggerieren uns, dass wir mit ihnen überall und zu jeder Zeit produktiv sein können, sogar beim Warten auf den Bus.

Damit haben wir allerdings etwas sehr Wichtiges abgeschafft, das für die Gesundheit unseres Geistes von essentieller Bedeutung ist: die Pausen und damit die Zeit für Muße. Warum beides für unser Lebensglück und einen gesunden Geist wichtig ist, darüber mehr im folgenden Kapitel.

4 Die pausenlose Gesellschaft

Wie Smartphones unser Glück stehlen

Wir haben den Moment des perfekten Sturms erreicht,
in dem wir uns der Gefahren bewusst werden,
insbesondere der Gefahren unserer Hyperkonnektivität
zur Technologie. Wir sorgen besser
für unsere Smartphones als für uns selbst.

Arianna Huffington

Im Grunde hatte sie ihren eigenen Burnout vorausgesagt. Die Kommunikationswissenschaftlerin und spätere Chefredakteurin der *Wirtschaftswoche* Miriam Meckel beschrieb 2007 in ihrem Buch *Das Glück der Unerreichbarkeit,* wie wir alle unter der Nachrichtenflut durch Smartphones, E-Mails und der ständigen Erreichbarkeit leiden. Kurze Zeit später brach sie selber daran zusammen. »Ich habe in der Situation einer totalen Kommunikationsüberlastung gelebt«, erzählt sie später in Interviews über ihren Burnout. »Ich benutze viele Geräte zur Kommunikation, aus Sicht mancher Freunde sogar exzessiv. Aber es gibt so einen Punkt, wo zu den guten Gefühlen auch negative kommen, und es gibt einen weiteren Punkt, wo die negativen die positiven überwiegen. Dann meint man, immer auf alles reagieren zu müssen, und gerät unter Druck. Auf einmal ist keine Zeit mehr, zu überlegen, sich auf die wichtigen Fragen zu konzentrieren.«

Ähnlich erging es Arianna Huffington, der Gründerin der *Huffington Post.* Sie kollabierte eines Tages in ihrem Büro. Diagnose: Erschöpfungsdepression. Die Hauptursache hatte Huffington schnell ausgemacht: die digitale Technologie, die sie auf Schritt und Tritt begleitete. Sie verordnete sich »Digital Detox«, eine Art digitale Entgiftungskur, woraufhin sich die meisten ihrer Probleme in Wohlgefallen auflösten. Heute ermutigt sie Menschen, ihrem Beispiel zu folgen, ihre Laptops wegzulegen und ihre Smartphones auszuschalten: »Ihre Familie, Ihr Arbeitgeber und Ihr Körper werden es Ihnen danken.«

Der von ihr begründete Trend des Digital Detox bringt mittlerweile sogar eingefleischte Techies im Silicon Valley zum Umdenken. In Selbsterfahrungsseminaren wie »Camp Grounded« verzichten Programmierer und Designer von Vorzeigeunternehmen wie Google, Facebook oder Twitter tagelang freiwillig auf ihre digitalen Gadgets. Das Ergebnis: Viele, die vorher Stress und ein merkwürdiges Gefühl der Unzufriedenheit geplagt hatten, fühlten sich plötzlich wieder voller Energie. »Eine kraftvolle Erfahrung«, beschreibt eine Teilnehmerin von Camp Grounded den Wandel.

Wie kann es sein, dass Smartphones und die restliche Geräteperipherie offenbar einen solch gravierenden Einfluss auf unsere geistige und körperliche Verfassung haben – und ihre Abwesenheit sogar als heilsam empfunden wird? Warum haben sie die Macht, uns in den Digitalen Burnout zu treiben – also nicht nur wie beschrieben unsere Produktivität zu zerstören, sondern uns auch unglücklich zu machen?

Um eine Antwort auf diese Fragen zu finden, müssen wir uns den Zustand ansehen, der uns verlorengeht und den wir gerne wieder erreichen möchten – und zunächst klären, was Glück eigentlich ist. Und damit meine ich nicht einen vorübergehenden Zustand der Freude, sondern vielmehr echtes, lange andauerndes Lebensglück – dieses tiefe Verspüren einer inneren Zufriedenheit mit sich, seinem Schaffen, der Art, wie man lebt, und seiner sozialen Teilhabe, das auch dafür verantwortlich ist, dass wir langfristig geistig und körperlich gesund bleiben.

No flow. Das Ende des Glücks

Ich habe zwei gute Bekannte. Meine Freundin, nennen wir sie Bettina, arbeitet in einer Presseagentur in Berlin, mein Freund Klaus als Anwalt in Köln. Bettina ist glücklich mit ihrem Leben. Klaus nicht. Und das hat etwas mit ihrer beider Smartphone-Nutzung zu tun.

Bettina wohnt in einer Altbauwohnung in Kreuzberg. Im Wohnzimmer steht ein großer Holztisch am Fenster. Bevor Bettina morgens mit dem Fahrrad zur Arbeit fährt, frühstückt sie in Ruhe. Dabei duldet sie keine Ablenkungen durch Onlinenews, Anrufe oder Messages. Smartphone und Tablet sind ausgeschaltet. Erst wenn sie den Rechner im Büro hochgefahren hat, checkt sie zum ersten Mal ihre Mails. Wenn sie in Terminen ist, lässt sie keine Anrufe durchstellen, in dringenden Fällen ist sie über die Sekretärin erreichbar. Die Mittagspause hat Bettina sich als Termin geblockt, zwischen 13 und 14 Uhr geht sie ein wenig spazieren oder isst eine Kleinigkeit in einem nahe gelegenen Café. Auch beim Arbeiten macht Bettina immer mal wieder eine Pause und geht bei Sonnenschein auf die Dachterrasse, um nachzudenken oder zum kurzen Auftanken. Bevor sie geht, überprüft Bettina zum letzten Mal, ob wichtige Nachrichten eingetrudelt sind. Der Abend ist für Familie und Freunde reserviert – ihre Kollegen haben ihre klaren Vorgaben akzeptiert und rufen nur an, wenn etwas dringend und wichtig ist.

Ganz anders mein Freund Klaus. Er wohnt mit seiner Frau und den beiden Söhnen in Köln in einem Reihenhaus. Bei ihm ist schon morgens Großalarm. Als aufsteigender Stern einer Anwaltskanzlei ist er für Chef, Kollegen und vor allem für Mandanten 24/7 erreichbar. Während Klaus zum Frühstück ein paar Cornflakes herunterschlingt, liest und beantwortet er Mails auf dem Firmenhandy. Die Kinder können sich zum Glück schon selbst anziehen und waschen. Frühstück gibt's für sie im Kindergarten. Klaus wirft die beiden auf dem Weg zur Arbeit schnell an der Verwahranstalt raus und stellt sich dann mit seinem Audi A5 in den Stau. Kein Problem. Freisprechanlage und Handy haben Bluetooth, also kann er telefonieren. Im Büro geht es gleich in eine Besprechung, eine von vielen jeden Tag. Immer mit dabei: das Smartphone, auf dem er auch während des Meetings dringende Nachrichten beantwortet. Fast jedes Mittagessen ist ein beruflicher Termin. Über einem Schnitzel mit brauner Soße und Bratkartoffeln spricht er mit Mandanten oder Kollegen, diskutiert mit dem Richter. Am Nachmittag geht es mit der Kommunikationskakophonie weiter. Erst gegen acht Uhr kommt er nach Hause, wenn seine Söhne bereits bettfertig sind und darauf warten, dass er ihnen noch schnell eine Geschichte vorliest. Das Handy hat er dabei im Anschlag, falls ihn noch jemand erreichen will. Danach hat Klaus zum ersten Mal am Tag Ruhe – eine ziemlich gute Zeit, um Dinge zu erledigen, die im Büro liegengeblieben sind. Oft ist Klaus' Arbeitstag gegen Mitternacht beendet. Wenn er im Bett liegt – seine Frau schläft dann schon längst –, kreisen seine Gedanken. Trotz der Plackerei hat er mal wieder das Gefühl, nicht alles geschafft zu haben. Und er fragt sich, wann er seine Freunde zuletzt gesehen hat und wie es eigentlich seinen Eltern wohl geht. Bevor Klaus endlich einschläft, wirft er einen letzten Blick aufs Handy. Dabei fällt ihm auf, dass er seinen Hochzeitstag vergessen hat.

Klaus verdient einen Batzen Geld, er hat ein nettes

Häuschen, ein schnittiges Auto, dazu die Aussicht auf eine steile Karriere und dicke Boni. Und er hat eine Sinnkrise.

Bettina bezeichnet sich selbst als ausgeglichen und zufrieden. Ihr Verdienst sieht ähnlich aus wie der von Klaus, es gibt also keinen materiellen Grund, warum Bettina glücklich ist und Klaus nicht. Es muss etwas anderes sein.

Die moderne Glücksforschung hat in den vergangenen Jahrzehnten belegt, dass Glück eine ziemlich komplexe Angelegenheit ist. Neben philosophischen Erwägungen, die bereits Aristoteles und Epikur beschäftigt haben, sind sowohl physiologische und psychologische als auch soziologische und ökonomische Aspekte bekannt, die Auswirkungen auf unsere allgemeine Zufriedenheit haben. Wollte man bestimmen, wie es um das Lebensglück eines Einzelnen bestellt ist, müsste man sicherlich jede einzelne dieser Facetten betrachten. Da es hier aber vor allem um die geistigen Folgen unserer Smartphone-Nutzung für unser Lebensglück geht, sind die Erkenntnisse der psychologischen Glücksforschung besonders erhellend.

In dieser Disziplin spielt die Theorie von Mihály Csíkszentmihályi eine zentrale Rolle, die wir bereits im vorigen Kapitel kennengelernt haben. Der Schlüssel zu wahrem Lebensglück ist nämlich nach den Studien des Glücksforschers der Flow.

Dieser ist, wie beschrieben, nicht nur für unsere Produktivität entscheidend, sondern hat auch gravierenden Einfluss darauf, ob wir uns bei dem, was wir tun, glücklich fühlen. Gelangen wir bei einer Tätigkeit in den Flow-Zustand, kann ein tiefes Gefühl der Zufriedenheit entstehen. Je mehr Flow-Momente wir im Alltag erleben, also je mehr befriedigende Erfahrungen wir bei unseren Aktivitäten machen, desto glücklicher sind wir. »Wenn eine Person in der Lage ist, ihr Bewusstsein so zu kontrollieren, dass sie möglichst viele Flow-Erlebnisse hat«, schreibt Csíkszentmihályi, »wird sich ihre Lebensqualität zwangsläufig verbessern.«

Wir können diese Flow-Erfahrungen nicht nur haben, wenn wir in unserer täglichen Arbeit aufgehen, sondern bei allem, was wir tun. So zitiert Csíkszentmihályi in seinem Buch nicht nur Extremsportler, Künstler oder Ärzte, die solche Erlebnisse haben, sondern auch eine Mutter, die die Zeit mit ihrer Tochter genießt: »Lesen gehört zu ihren Lieblingsbeschäftigungen, und wir lesen oft zusammen. Sie liest mir vor, und ich lese ihr vor, und dann verliere ich den Kontakt mit dem Rest der Welt. Ich gehe völlig auf in dem, was ich tue.« Mit anderen Worten: Sie ist in diesem Moment glücklich.

Warum hat der Flow diese Wirkung auf uns?

Ein Beispiel. Sie schnappen sich Stift und Papier und beginnen, ein Bild zu malen. Es ist völlig egal, *was* Sie malen und wie *gut* Sie malen. Es geht nämlich nicht darum, ein besonders schönes Bild zu malen, sondern einfach irgendeines. Sie könnten daher der schlechteste Zeichner der Welt sein und wären dennoch der Aufgabe gewachsen – wie Sie sich erinnern, eine der Grundbedingungen für das Entstehen des Flows. Dieses Gefühl der Kontrolle über die Tätigkeit ist ein wichtiger Punkt: Csíkszentmihályi geht davon aus, dass es einen schmalen Korridor gibt, in dem wir Flow, also Glück, überhaupt empfinden können – nämlich dann, wenn unsere Fähigkeiten der Aufgabe entsprechen. Neben körperlichen Kräften zählen dazu auch geistige Fertigkeiten, Persönlichkeit, Leistungsbereitschaft und Motivation.

Sind wir mit unserem Können einer Aufgabe gewachsen, können wir sie in der beruhigenden Überzeugung angehen, dass wir sie auch tatsächlich meistern können.

Wenn Sie nun das Bild malen, richtet sich Ihre Aufmerksamkeit allein auf dieses eine Ziel, und dieses Gefühl ist so intensiv, dass nicht mehr genügend Aufmerksamkeit vorhanden ist, um andere Informationen aufzunehmen oder zu verarbeiten, die nicht mit der eigentlichen Aufgabe zu tun haben. In einer solchen Hochkonzentrationsphase geraten Ihre Alltagssorgen in den Hintergrund. Die vielen Gedanken, die Ihnen ansonsten ständig durch den Kopf schwirren, verstummen. Ihr Geist ist plötzlich ungewohnt sortiert und klar. Sie verspüren einen inneren Einklang, ein Gefühl von Harmonie und tiefster Zufriedenheit.

Ein solcher Flow ist der wunderbare Zustand, in dem sich Arbeit nicht mehr wie Arbeit anfühlt und sich scheinbar mühelos von selbst tut. Langeweile weicht Freude. Das erfüllt uns mit Glück. Genauso ist es im Privatleben: Lassen wir uns ganz auf das Gespräch mit unserem Lebenspartner oder einem Freund ein, vergeht die Zeit wie im Flug. Statt zwischenmenschlicher Distanz haben wir ein Gefühl des Verstehens und der Verbundenheit – und sind glücklich. Erleben wir den Flow beim Sport, spüren wir die physische Energie in uns und unser Geist bildet eine Einheit mit unserem Körper. Unsere Gedanken sind dann im Hier und Jetzt, ganz dem Moment verhaftet.

Wenn wir nun möglichst viele dieser Momente jeden Tag, jede Woche, über Monate oder gar Jahre hinweg erleben, lädt das unsere innere Glücksbatterie immer wieder auf, und sie bleibt gut gefüllt. Wir haben das Gefühl, ein bedeutungsvolles, selbstbestimmtes Dasein zu führen. Kurz: Wir fühlen uns lebendig und sind glücklich mit unserem Leben und allem, was dazugehört.

Fehlen diese Glückserlebnisse aber in unserem Leben, geschieht das Gegenteil: Unsere Glücksbatterie ist irgendwann leer. Wir werden unglücklich.

Bettina macht in dieser Hinsicht vieles richtig – sie schafft die Voraussetzungen dafür, dass sie genügend Flow-Erlebnisse hat, die ihre Glücksbatterie aufladen. Klaus hingegen powert sich aus.

Es beginnt damit, dass Bettina morgens *bewusst* frühstückt und auch alle anderen Mahlzeiten regelmäßig einnimmt, und das, ohne sich dabei unterbrechen zu lassen. So kann sie sich an einem Croissant oder einem Salat buchstäblich *erfreuen*. Bei Klaus ist hingegen schon das Frühstück fragmentiert, das Mittagessen wird zum Meeting-Essen – so sind seine Gedanken immer bei seinem Handy oder der Arbeit. Beim Arbeiten ist Bettina ganz bei der Sache, weil sie Störquellen eliminiert. Sie erlebt deshalb regelmäßig Flow-Momente, schafft, was sie sich vornimmt, und ist überaus zufrieden mit sich und ihrem Tun. Klaus ist jedoch immer mit mehreren Dingen gleichzeitig beschäftigt, wird immer wieder von seinem Smartphone unterbrochen. Selten gelingt es ihm, das zu erledigen, was er sich vornimmt. Er erlebt niemals einen Flow. Obwohl er viel Geld verdient, empfindet er sein Tun deshalb nicht als befriedigend – im Gegenteil, er fühlt sich komplett überfordert. Auch privat hat Bettina den Dreh raus. Sie räumt Zeit für soziale Kontakte frei und lässt sich ganz auf ihr Gegenüber ein. Sie fühlt sich deshalb Freunden und Familie sehr verbunden. Das macht sie glücklich. Bei Klaus sind die sozialen Kontakte außerhalb der Kernfamilie so gut wie nicht mehr existent. Und wenn er es doch einmal schafft, sich mit einem alten Freund zu treffen, ist er der Typ, der ständig aufs Handy sieht und wegen eines dringenden Anrufs aus dem Restaurant stürmt. Er fühlt sich deshalb einsam und sozial isoliert. Er ist rundherum unglücklich mit seinem Leben.

Heute geht es vielen Menschen so wie Klaus: Durch unseren massiven Smartphone-Gebrauch berauben wir uns der Chance, Flow-Momente in ausreichender Menge zu erleben. Dadurch verhindern wir, dass wir bei der Arbeit, bei sozialen Interaktionen oder bei Freizeitaktivitäten Glücksmomente verspüren können. Wir haben das Glücklichsein verlernt, wenn man so will.

Statt Glück verspüren wir eine chronische Unzufriedenheit. Dies liegt allerdings nicht nur daran, dass wir zu wenig oder gar keine Flow-Erlebnisse haben. Unser hochfrequenter Smartphone-Gebrauch sorgt auch dafür, dass wir uns immer überlastet fühlen. Zu viele Nachrichten, zu viele Informationen prasseln auf uns ein und verlangen eine Aktion, als dass wir sie alle bewältigen könnten. Natürlich versuchen wir es dennoch und beginnen zu multitasken, was uns – wie im vorigen Kapitel beschrieben – völlig überfordert. Damit haben wir den Zustand der »optimalen Beanspruchung« verlassen, wie ihn der Glücksforscher Herbert Laszlo, basierend auf Csíkszentmihályis Theorie des Flows, geprägt hat. Dieser Zustand ist aber sehr wichtig für unser Lebensglück.

So haben Forscher der Kent State University in einer Studie die Smartphone-Nutzung von 500 Studenten untersucht. Ihre Erkenntnis: Wer Anrufe oder Nachrichten hin und wieder ignoriert, ist glücklicher. Wer hingegen ständig auf sein Handy sieht, ist unzufrieden und verspürt ein starkes Gefühl der Sorge oder gar Angst.

Eine ähnliche Beobachtung machte auch der amerikanische Psychiater Edward Hallowell. Viele seiner Patienten, die an der von ihm beschriebenen Aufmerksamkeitsstörung »Attention Deficit Trait« (ADT) litten, klagten über ein Gefühl der permanenten Überforderung und Sorge. Hallowell erklärte es sich damit, dass der Überfluss an Informationen und Kommunikation – analog zu den Erkenntnissen von Csíkszentmihályi und Laszlo – unser Gehirn komplett überbeansprucht. Die Folge: Es schaltet in eine Art Katastrophenmodus.

Fühlen wir uns bei einer Tätigkeit wohl und üben sie konzentriert aus, sendet es Signale der Zufriedenheit und Freude. »Wenn Sie nun aber mit der sechsten Entscheidung nach der fünften Unterbrechung konfrontiert werden, mitten in der Suche nach der neunten fehlenden Information, an einem Tag, an dem der dritte Deal geplatzt ist und die zwölfte unmögliche Anfrage ungebeten auf Ihrem Bildschirm aufblinkt, dann gerät Ihr Gehirn in Panik«, erklärt Hallowell. »Es reagiert dann so, als wäre diese sechste Entscheidung ein blutdurstiger, menschenfressender Tiger.« Angesichts dieser Bedrohung reagiert unser Gehirn mit primitiven, instinktiven Gefühlen: Angst, Sorge, Ungeduld, Irritation, Ärger und Panik. In einer wirklich lebensbedrohlichen Lage kann das alles zweckdienlich sein. Im normalen Alltag, wenn wir uns konzentriert und in Ruhe einer Aufgabe widmen oder unseren Kindern ein Buch vorlesen wollen, hingegen nicht.

Viele Menschen leben deshalb heute in einem Zustand der Daueralarmbereitschaft. Wir haben das Gefühl, nie ganz im Hier und Jetzt zu sein. Unsere Gedanken kreisen um Dutzende Mails, Nachrichten, Posts und Informationen, die wichtig sein könnten, statt im Moment zu verweilen. Unsere Konzentration und unser Selbst zersplittern in viele tausend Einzelteile, die in die virtuelle Weite davonschweben. Ein Zustand, in dem Glück weitestgehend ausgeschlossen ist.

Der völlige Zusammenbruch, wie ihn Miriam Meckel, Arianna Huffington und zahllose andere Menschen erlebt haben, rückt so unaufhaltsam näher. Er wäre zu verhindern, wenn wir unserem Geist die Chance gäben, Luft zu holen und aus dem Krisenmodus wieder auf einen Normallevel herunterzufahren. Doch dieser Möglichkeit haben wir uns mit unserer Smartphone-Nutzung beraubt – denn sie hat dazu geführt, dass wir das Nichtstun verlernt haben. Und das ist fatal für unsere Gesundheit.

Die vergessenen Pausen. Müßiggang als Medizin

Das Nichtstun erfreut sich in der Menschheitsgeschichte eigentlich einer guten Tradition und ist unserem geistigen und körperlichen Allgemeinzustand, unserem Leistungsvermögen und unserer Kreativität sehr zuträglich. Dafür gibt es viele prominente Beispiele. Isaac Newton döste am helllichten Tag unter einem Apfelbaum, als ihm der Überlieferung nach eine der Früchte auf den Kopf fiel. Da kam ihm die Idee zu seinem Gravitationsgesetz. Für René Descartes, dem Begründer des modernen Rationalismus, war das wichtigste Arbeitsgerät sein Bett. Er lag morgens manchmal nach dem Aufwachen noch stundenlang darin und hatte in dieser Zeit immer die besten Einfälle. Winston Churchill pflegte die Kunst des kurzen Mittagsschlafes, um seine Energiereserven wieder aufzuladen, und erreichte so das hohe Alter von neunzig Jahren. Und als Alexander der Große den griechischen Philosophen Diogenes einmal beim Müßiggang störte und sich nach dessen Wünschen erkundigte, hatte dieser angeblich nur einen: »Geh mir aus der Sonne.«

Natürlich war und ist eine solche Form des Abhängens eher jenen vorbehalten, die sie sich auch leisten können oder eben mit sehr wenig durchs Leben kommen.

Und der Rest von uns? Bis vor kurzem erhielt jeder von uns eine prophylaktische Dosis dieser »Medizin«, des Nichtstuns – und zwar jeden Tag. Ließ der Bus auf sich warten, blieben Ihnen einige Minuten, in denen Sie sich in Gelassenheit üben konnten. Kam Ihr Kollege zur Besprechung zu spät in den Konferenzraum, hatten Sie eine Weile Leerlauf. Nachdem Sie im Auto vor der Ganztagsschule parkten, blieben Ihnen meist einige Minuten, bevor die Glocke erklang und Ihre Tochter die Treppe herunterhüpfte. In der Zwischenzeit konnten Sie über sich selbst reflektieren und befanden hoffentlich wohlwollend über sich.

Heute haben wir diese Pausen abgeschafft. Verführt durch dopaminerge Prozesse, die wir im zweiten Kapitel betrachtet haben, und getrieben vom Wahn, unsere Produktivität immer weiter steigern zu wollen, kleistern wir sie mit Handyinteraktion zu. Lässt der Bus wieder auf sich warten, greifen wir zum Handy; und lesen schnell die neuesten Nachrichten. Sitzen wir im Konferenzraum und warten auf den Gesprächspartner, dann »seilen wir noch schnell zwei Mails ab«. Warten wir im Auto vor der Ganztagsschule, dann vertreiben wir uns die Zeit mit Candy Crush Saga.

Kaum einer sitzt noch auf der Parkbank und betrachtet die Bäume oder blickt in den Himmel. Niemand genießt in einem Café einfach einen Kaffee, ohne etwas anderes dabei zu erledigen. Keiner schaut im Zug aus dem Fenster und lässt gedankenverloren die Landschaft vorbeiziehen. Sogar im Urlaub trauen wir uns kaum je, wirklich die Seele baumeln zu lassen und nicht erreichbar zu sein.

Wir haben auf diese Weise die Pausen aus unserem Leben verbannt. Das ist schlecht. Denn diese Pausen haben einen Sinn. Sie sind wichtig für unsere geistige Gesundheit. Unser Gehirn braucht immer wieder Zeit zum Ausruhen, sonst werden wir krank.

Wir alle haben diesen natürlichen Reflex, Pause zu machen, wenn wir an unsere Leistungsgrenzen stoßen. Florent Meyniel von der Université Pierre et Marie Curie in Paris hat diesen Impuls in einem Experiment mittels Hirnscanner bei Studenten entdeckt. Die Testteilnehmer sollten die Hand so fest zur Faust ballen, wie sie konnten. Das Ergebnis: Je mehr sie sich anstrengten, desto schneller brauchten sie eine Pause. Die Messung mit Magneto-Enzephalografie zeigte dann, dass in der Phase der Anstrengung der Thalamus und die hintere Hirnrinde besonders aktiv waren – sie sandten ein Signal aus, aufzuhören, das unter Belastung stärker wurde, in den Pausen wieder schwächer. Unser Gehirn besitzt also eine Art eingebaute Alarmanlage, die losschrillt, sobald die Gefahr der Überlastung droht.

Erinnern wir uns an die »Pomodoro-Technik«. Ihr Erfinder Francesco Cirillo machte nach einem Pomodoro, also einer Belastungsphase von 25 Minuten, immer eine kurze, fünfminütige Pause und nach vier Pomodori eine längere Pause. Diese Unterbrechungen sind neben der unterbrechungsfreien Arbeit der wesentliche Grund, warum seine Technik so gut funktioniert. Nach einer Phase der

Anstrengung folgt immer eine kurze Verschnaufzeit. Dadurch schützen wir unser Gehirn davor, ständig im roten Bereich zu operieren und überlastet zu werden.

In der Leerlaufphase, wenn wir nichts tun, ist unser Gehirn nämlich alles andere als inaktiv. Es nutzt diese Zeit, um seine Leistungsfähigkeit wiederherzustellen. Diese Erkenntnis haben Neurowissenschaftler erlangt, die den Sauerstoff- und Energieverbrauch des Gehirns gemessen haben. Beim Nichtstun ist ein ganzes Netzwerk aus Hirnarealen aktiv, das, so die Theorie der Forscher, Erlebnisse und Erlerntes verarbeitet und die Synapsen neu sortiert.

Schon zehn Minuten Pause können unsere Gedächtnisleistung erheblich steigern. Michaela Dewar von der University of Edinburgh fand heraus, dass es unserer Erinnerung auf die Sprünge hilft, wenn wir nach dem Hören einer neuen Information eine kleine Ruhepause einlegen – so können wir uns auch nach einer Woche noch an das Gehörte erinnern. Viele Gehirnforscher wie Dewar empfehlen deshalb solche »Mikropausen«, und zwar pro Stunde am besten fünf bis zehn Minuten.

Erinnern wir uns an meine Freundin Bettina aus Berlin. Sie macht in dieser Hinsicht wieder vieles richtig. Sie hat nicht nur die Unterbrechungen weiträumig aus ihrem Alltag verbannt, sondern sie gibt ihrem Geist Zeit zur Muße. Sie macht regelmäßige Pausen, geht spazieren, nutzt kurze Aufenthalte auf der Dachterrasse. Diese Pausen sind die Quelle ihrer Kreativität. »Manchmal sitze ich am Wochenende am Wannseeufer und starre einfach aufs Wasser«, erzählt sie mir, »und dann kommt mir aus heiterem Himmel die Lösung für ein Problem in den Sinn, über das ich schon seit Tagen nachdenke.«

Diesen positiven Effekt haben bewusste Phasen des

Nichtstuns auf uns alle. Wir brauchen die Mikropausen im Alltag und längere Phasen des Nichtstuns wie einen mehrwöchigen Urlaub.

Die Erholung stellt sich in diesen Phasen aber nur ein, wenn wir tatsächlich *nichts* tun und unserem Gehirn die Chance zum Ausruhen geben. So haben Michaela Dewar und andere Hirnforscher in ihren Experimenten herausgefunden, dass eine Unterbrechung der Leerlaufphase die Regeneration unseres Geistes komplett zunichtemacht.

Wir alle merken unterbewusst, dass uns diese Pausen und mit ihnen die Inseln der Ruhe im Alltag fehlen: Einer der großen gesellschaftlichen Trends des vergangenen Jahrzehnts ist das Praktizieren von Achtsamkeit, die auch unter dem Begriff Mindfulness bekannt ist. Stark vereinfacht gesprochen, ist Achtsamkeit eine bestimmte Form der Aufmerksamkeit, der Konzentration auf das Hier und Jetzt, der wohlwollenden Reflektion über das eigene Befinden. Sie ist das zentrale Element fernöstlicher Religionen. Ihre prominentesten Vertreter wie Thích Nhất Hạnh erlangten Weltruhm.

Die Kunst der Wahrnehmung wird längst nicht mehr als esoterische Spinnerei abgetan, sondern hält weltweit Einzug in die Welt der Arbeit: Google stellte den Softwareingenieur und Motivationstrainer Chade-Meng Tan ein, dessen Aufgabe es ist, Achtsamkeit im Unternehmen zu verbreiten. Und Jon Kabat-Zinn war auf dem Weltwirtschaftsforum in Davos geladen, um Mindfulness-Meditation mit den Managern zu praktizieren. Die von ihm entwickelte »Achtsamkeitsbasierte Stressreduktion« spielt eine zentrale Rolle in der Behandlung von Stress und Depressionen.

Wie das aussehen kann, zeigt eine häufig praktizierte

Form der Achtsamkeitsübung, die »Minuten der Achtsamkeit«. Sie halten dabei eine Minute inne und spüren Ihrem körperlichen und geistigen Befinden nach. Sie könnten feststellen, dass Ihnen kalt ist, dass Sie müde oder genervt sind. Sie betrachten diese Gefühle, ohne sie zu werten. Um solche Minuten der Achtsamkeit in der Hektik des Alltages nicht zu vergessen, könnten Sie innehalten und eine Minute der Achtsamkeit einlegen, wann immer Sie eine Glocke, zum Beispiel die des Kirchturms, hören. Diese Praxis stammt aus den großen Meditationszentren, in denen regelmäßig eine eigene Glocke erklingt, damit die Mitglieder eine Minute der Achtsamkeit verbringen. Dafür kommt jegliche Tätigkeit zum Erliegen. Es gibt sogar schon eine ganze Reihe an Glocken-Apps, die den Nutzer per Smartphone regelmäßig daran erinnern, kurz aus dem Hamsterrad auszusteigen. Dieses regelmäßige Einüben der Achtsamkeit bewirkt, dass wir langfristig glücklicher werden.

Dummerweise tun wir mit unseren Smartphones jeden Tag genau das Gegenteil: Wir üben uns in Unachtsamkeit. Kaum tut sich eine ruhige Minute auf, in der wir ausspannen könnten, greifen wir zum Handy. Und wir nutzen auch jede andere Möglichkeit der modernen Welt, um unsere Erholung zu unterbrechen: Wir verstöpseln unsere Ohren mit den Kopfhörern des MP3-Players in der Bahn, wir schauen beim Essen via Streamingdienst unsere Lieblingsserie, wir spielen das neue Computerspiel ohne Pause am Wochenende durch. Was wir damit anrichten, lässt sich am besten an einem Beispiel einer Pause erklären, die wir jeden Tag machen: dem Schlaf.

Im Schlaf erholt sich unser Körper, reguliert Herz- und Kreislaufsystem, repariert kleinere Wehwehchen. Unser

Gehirn verarbeitet das Geschehen des Tages, schaufelt neue Informationen vom Kurzzeit- ins Langzeitgedächtnis und bewältigt Probleme. Im Durchschnitt brauchen wir rund acht Stunden Schlaf pro Tag, um geistig und körperlich gesund zu bleiben. Wie bei den Pausen ist es wichtig, dass dieser Schlaf konsekutiv stattfindet, also am Stück, ohne Unterbrechungen.

Wenn ich Sie nun nachts zehn Mal kurz aufwecke, indem ich Ihnen mit einer Taschenlampe jeweils eine halbe Minute in die Augen leuchte, habe ich Sie rein rechnerisch nicht lange gestört – Ihnen bleiben immer noch 7:55 Stunden Schlaf. Dennoch ist die Nacht kaputt. Und zwar komplett. Sie wachen am nächsten Morgen völlig gerädert auf, fühlen sich schlapp und können sich nicht richtig konzentrieren. Der Tag ist hinüber.

Ähnlich ist es, wenn Sie eine fünfminütige Pause machen wollen, dabei aber zwei Mal wegen einer Message für jeweils zehn Sekunden auf Ihr Handy sehen. Sie haben dann immer noch 4:40 Minuten Pause – diese ist jedoch unterbrochen und damit nichts mehr wert.

Im Urlaub ist das übrigens genauso. Wenn wir jeden Tag einmal kurz die Mails checken, sind das in Summe vielleicht nur rund 30 Minuten in 14 Tagen. Aber: der Erholungswert des ganzen Urlaubes verpufft.

Schaffen wir nun diese Formen der Pause ab, unterbrechen jede noch so kurze Auszeit und gönnen unserem Gehirn selbst im Urlaub keine Erholung, hat dies gravierende Folgen. Es ist, als würde man einen Motor permanent im roten Drehzahlbereich laufen lassen – irgendwann platzt er.

Kein Mensch ist dazu geschaffen, ständig »on« zu sein. Gehen wir nicht vom Gaspedal, können wir uns schlechter konzentrieren, machen Fehler und arbeiten langsamer. Zieht sich dieses Verhalten über einen längeren Zeitraum, sind wir permanent müde, ausgelaugt und erschöpft. Unsere Fantasie und Kreativität leiden, ebenso unsere sozialen Beziehungen und letztlich unsere Gesundheit. Genau wie Minuten der Achtsamkeit Glück produzieren, erzeugen Minuten der Unachtsamkeit Unglück.

So erklärt sich auch Klaus' große Unzufriedenheit. Er sorgt mit seinem fragmentierten Lebensstil nicht nur dafür, dass er nie einen Flow erlebt, sondern verhindert durch seine ständige Alarmbereitschaft, dass er sich erholen kann. Es gibt in seinem Leben keine Pausen. Steht er im Stau, telefoniert er, isst er zu Mittag, diskutiert er mit Kollegen Probleme, und abends nach der Arbeit fängt er zu Hause erst richtig an, zu arbeiten, anstatt seinem Geist in der Freizeit Gelegenheit zur Erholung zu geben.

Arnold Bakker, Professor für Arbeitspsychologie an der Erasmus-Universität in Rotterdam, stellte bereits 2012 fest, dass die vehemente Smartphone-Nutzung es uns immer schwerer macht, abzuschalten und zwischen Beruf und Freizeit zu trennen: Viele Menschen seien nicht mehr in der Lage, nach der Arbeit auszuspannen und sich zu erholen. »Für Smartphone-Nutzer scheint es schwierig, wenn nicht gar unmöglich zu sein, eine befriedigende Balance zwischen ihrer Arbeit und ihrem Privatleben zu finden«, schrieb er in einer Zusammenfassung seiner Studien.

Es klingt drastisch, ist aber so: Mit unserem derzeitigen Smartphone-Gebrauch vergewaltigen wir unseren Geist.

Allerdings tun wir dies nicht willentlich oder aus Dummheit. Wie ich bereits im ersten Kapitel beschrieben habe, basiert unsere massive Handynutzung, die für das

Verschwinden der Ruhepausen oder deren Unterbrechungen verantwortlich ist, nicht auf rationalen Entscheidungen, sondern auf unbewussten Prozessen, die uns immer wieder zum Einschalten verleiten.

Es gibt allerdings noch einen anderen Grund, warum es uns so schwer fällt, einfach mal fünfe gerade sein zu lassen und nichts zu tun. Und der ist gesellschaftlicher und kultureller Natur.

In früheren Zeiten war Muße noch ein erstrebenswertes Gut, das als Mittel der Entfaltung des Geistes galt. Wer es sich leisten konnte, verzichtete ganz auf Arbeit und gab sich den schönen Künsten hin. Goethe erging sich neben seinem Job für Herzog Carl August in ausgiebigen Italienreisen und im Steinesammeln. Die Arbeit war zwar für den Lebensunterhalt notwendig, im Allgemeinen sollte sie jedoch nicht zum Selbstzweck werden. Das änderte sich, als das protestantische Arbeitsethos Einzug hielt. Die Industrialisierung und die Digitalisierung haben unseren Tatendrang dann noch weiter beschleunigt.

Nichtstun ist in unserer heutigen Gesellschaft deshalb verpönt. Sinnsprüche wie »Sich regen bringt Segen« oder »Müßiggang ist aller Laster Anfang« stammen aus der frühen Neuzeit und sind uns allen wohlbekannt – wir handeln dementsprechend. Auch Ex-Kanzler Gerhard Schröder ermahnte einmal die Nation: »Es gibt kein Recht auf Faulheit.« So wird oft derjenige als besonders fleißig geschätzt, der schon vor acht Uhr im Büro ist und bis abends spät dort sitzt.

Wir alle haben uns unbewusst diesem Nützlichkeitszwang unterworfen, »Selbstoptimierung« ist das Schlagwort der Stunde. Sitzt jemand untätig herum, egal, ob im Büro oder im Park, implizieren wir automatisch, dass derjenige gerade wohl nichts zu tun hat. Meine Freundin Bettina hat dies schon erlebt: »Mein ehemaliger Chef wollte mir untersagen, mich zum Nachdenken auf die Dachterrasse zurückzuziehen«, erzählt sie. »Er sagte, dass ich die Zeit nacharbeiten müsse – dabei war ich gedanklich mit einem Projekt beschäftigt.« Da wenig Verständnis dafür herrscht, dass kreative oder gedankliche Arbeit Raum und Zeit braucht, setzen wir uns vielfach selbst unter Druck, immer geschäftig zu sein oder zumindest so zu wirken.

Die Smartphones unterstützen uns bei diesem Bestreben. Denn mit dem Handy in der Hand, auf dem wir emsig herumtippen und wischen, sehen wir tatsächlich immer beschäftigt aus und haben tatsächlich auch selbst das gute Gefühl, gerade etwas zu tun, statt – weil allgemein verpönt – nutzlos herumzusitzen. Noch ein Grund mehr, es ständig in die Hand zu nehmen.

Meinungsforscher des amerikanischen Gallup-Instituts fanden darüber hinaus heraus, dass Menschen, die in der Freizeit berufliche Mails verschicken, ihr Leben als gelungener einstufen als das von Menschen, die dies nicht tun – und das, obwohl sie deutlich gestresster sind als ihre seltener mailenden Zeitgenossen. Die Forscher vermuten, dass die Hochfrequenz-E-Mailer ihr Verhalten als Beweis für ihren beruflichen Erfolg und ihre Geschäftigkeit ansehen, sich also einfach wichtig und betriebsam fühlen.

Unser Nützlichkeits- und Selbstoptimierungsdrang geht so weit, dass wir auch unsere Freizeit mit möglichst vielen Aktivitäten vollstopfen, anstatt einfach mal die Seele baumeln zu lassen. Immer mit dabei: das Smartphone. Wir halten Langeweile einfach nicht mehr aus, uns ergreift ein panischer Tatendrang, sobald sich auch nur eine freie Minute für unseren Geist auftut. Selbst auf dem Laufband im Fitnessstudio haben wir es dabei und checken Mails, lesen Onlinenews oder reagieren auf jede Message. Und ist einmal wirklich nichts anderes zu tun und man könnte einfach mal auf dem Sofa sitzen und nichts tun, locken diverse Ablenkungen in Form von Filmen, TV-Serien, Musik oder Games. Erholung ist auf diese Weise unmöglich, im Gegenteil: wir produzieren Freizeitstress.

Auch in der Freizeit entpuppt sich das Smartphone als falscher Freund. Andrew Lepp, Jacob Barkley und Jian Li von der Kent State University untersuchten, wie verschiedene Gruppen von Smartphone-Nutzern ihre Freizeit erleben. Dabei fanden sie heraus, dass jene Probanden, die extrem viel Zeit mit dem Handy verbrachten, über ein deutlich getrübtes Freizeiterleben berichteten. Sie fühlten sich in der freien Zeit sogar gestresst und unzufrieden. »Die Hochfrequenznutzer verfügen offenbar nicht mehr über die entsprechenden Fertigkeiten, ihre Freizeit mit befriedigenden Aktivitäten zu füllen«, berichtet Andrew Lepp. »Für solche Menschen ist das omnipräsente Smartphone zwar ein einfaches, aber auch weniger befriedigendes und insbesondere Stress verursachendes Mittel, die freie Zeit zu füllen.«

Nutzen wir unser Smartphone tatsächlich in der Freizeit, um Filme zu sehen, Musik zu hören oder zu spielen, tut sich ein Problem auf, das die Wissenschaft »Stock Pressure« nennt: Es ist die schiere Unendlichkeit der Möglichkeiten, die uns erdrückt.

Streamingdienste wie Netflix, Spotify, Apple Music oder Watchever bieten eine nicht mehr zu erfassende Anzahl von Angeboten. So finden sich allein bei Netflix Abertausende Serienfolgen. Obwohl der Streamingdienst also bei weitem nicht alle verfügbaren und je gedrehten Serien anbietet, erscheint uns die Auswahl unendlich, da wir niemals jeden einzelnen Titel erfassen können. Da für den gesamten Service zudem nur eine monatliche Pauschale fällig ist, entfällt der Kaufpreis als Filterkriterium.

Wir können also im Onlinestream nicht nur eine Folge von *Breaking Bad* sehen, weil nur diese aktuell verfügbar wäre oder wir uns nicht mehr leisten könnten. Nein, wir können gleich alle Staffeln, also alle 64 Folgen der Serie sehen. Dummerweise interessiert uns aber auch *House of Cards,* von der ebenfalls mehrere Staffeln verfügbar sind, und daneben gibt es noch zahlreiche andere Serien, die uns Freunde empfohlen haben: *The Killing, Orange is the New Black, Broadchurch, Better Call Saul, Dexter* und so weiter. Aber damit nicht genug. Es gäbe auch die Möglichkeit, sich zahlreiche aktuelle Filme reinzuziehen, die eben erst im Kino zu sehen waren und nun auf Knopfdruck binnen Sekunden über den Bildschirm flimmern. Oder doch bei Spotify das neue Album der Lieblingsband anhören? Und was ist mit YouTube – unter den zig Millionen Videos wird sich doch auch etwas Lustiges finden lassen, oder?

Das Angebot solcher »Infinity-Apps« (Infinity = Unendlichkeit) übersteigt unsere Auffassungsgabe. Der Druck, alles zu konsumieren, was da feilgeboten wird, ist immens. Das ist vergleichbar mit einem All-you-can-eat-Buffet. Wir haben das Gefühl, möglichst viel essen zu müssen, einfach aus dem Grund, weil gerade so viel im Angebot ist. Das Ergebnis: Wir stopfen uns voll. Auch wenn wir eigentlich schon satt sind. Leider müssen wir aber auch verdauen. Im Falle der Infinity-Apps ist es nicht unser Magen, den wir überdehnen, sondern unser Geist.

Hinzu kommt, dass wir nie alle Optionen ausschöpfen können, die wir potenziell haben. Selbst wenn wir ein ganzes Wochenende TV-Serien im Stream sehen, werden wir nicht alles sehen können, das uns interessiert.

Früher war man einmal der Ansicht, dass ein Mehr der Möglichkeiten den Menschen glücklicher machen müsste. Daran gemessen müsste uns das heutige Schlaraffenland der unendlichen Angebote also sehr zufrieden machen. Tut es aber nicht, wie die Psychologie herausgefunden hat. Tatsächlich geschieht Folgendes: Mit jeder Wahl, die wir treffen, müssen wir auf eine andere Möglichkeit verzichten. Entschließen wir uns also beispielsweise, einen bestimmten Film im Stream zu sehen, schließen wir damit ein Dutzend anderer Filme aus, die wir ebenfalls gerne sehen würden und die wir vor allem sehen *könnten* – weil sie im Angebot sind und uns nichts zusätzlich kosten würden.

In diesem Moment passiert nun etwas Sonderbares, wie der amerikanische Psychologe Barry Schwartz herausgefunden hat: Wir freuen uns nicht über den einen Film, den wir sehen, sondern wir hadern damit, dass wir die anderen jetzt nicht sehen können. Wir sind unzufrieden. Das liegt daran, dass der Schmerz eines Verlustes die Freude eines Gewinns überwiegt. Die enorme Wahlfreiheit, die wir mit den Smartphones in unserer Hosentasche herumtragen, macht uns also nicht wie erhofft glücklicher, sondern erhöht sogar unseren Stresspegel.

Wir haben die Möglichkeit der Erholung damit auch in unserer Freizeit weiträumig ausgeschlossen.

Digital ausgebrannt:
abhängig, unproduktiv, unglücklich

Während ich diese Zeilen schreibe, hat mein Freund Klaus einen Termin bei seinem Hausarzt. Er kann seit Monaten nicht mehr durchschlafen, fühlt sich immer abgeschlagen und verspürt ein notorisches Gefühl der Unzufriedenheit. Es ist aber nicht sein körperliches Unbehagen, das den Ausschlag zum Arztbesuch gegeben hat. Es waren seine Kinder.

Die einzige freie Zeit, die sich Klaus am Abend gönnt, bevor er oft bis tief in die Nacht arbeitet, ist das Vorlesen für seine beiden Söhne. Allerdings sei auch dann das Handy griffbereit, erzählte mir Klaus, und es komme schon mal vor, dass er das Lesen unterbrechen müsse, um eine Nachricht von seinem Chef zu beantworten.

Vor ein paar Tagen habe sein Jüngster ihm nun gesagt, dass er sich lieber von seinem großen Bruder vorlesen lasse – der unterbreche wenigstens nicht ständig die Geschichte, weil er auf das Handy schaue. Klaus solle doch lieber arbeiten gehen.

Das war es dann. Klaus machte einen Termin beim Arzt. Wenn seine Kinder schon den Eindruck hätten, dass das Smartphone wichtiger sei als sie, meinte er, dann sei in seinem Leben wohl deutlich etwas aus dem Ruder gelaufen. Jetzt ist er erleichtert, denn er geht endlich dem diffusen Gefühl des Unwohlseins nach, das ihn schon die ganze Zeit plagt.

Der Digitale Burnout ist zwar noch keine anerkannte Krankheit, doch wenn er es wäre, würde Klaus' Arzt diesen bei ihm wohl diagnostizieren. Und damit wäre Klaus dann in bester Gesellschaft, denn der Digitale Burnout verbreitet sich immer mehr.

Zeit für ein kleines Zwischenfazit, bevor wir uns den Gegenmitteln zuwenden.

Wir haben bisher gesehen, dass Smartphones wie ein Spielautomat in der Lage sind, uns abhängig zu machen. Viele Apps sprechen bei uns instinktive Verhaltensweisen an, die dazu führen, dass wir die kleinen Apparate öfter einschalten, als es für uns gut ist. Dies führt zu einem völlig fragmentierten Lebensstil. Wir unterbrechen jede Tätigkeit, um alle 18 Minuten auf unser Smartphone zu sehen. Dadurch stören wir unsere Konzentration und verhindern, dass wir in einen Flow kommen, jenen Zustand, in dem wir unsere ganze Leistungskraft entfalten können und der uns bei dem, was wir gerade tun, Glück verspüren lässt. Über einen längeren Zeitraum trainieren wir uns so eine gestörte Aufmerksamkeit an. Wir werden, wenn man so will, zu Zeitreisenden im Geiste, weil wir durch die vielen Nachrichten und Informationen, die auf uns einprasseln, mit unseren Gedanken nie im Moment sind, sondern immer bei Dingen, die gewesen sind oder in Zukunft sein könnten. Dieser Zustand macht uns unproduktiv und unglücklich. Wir erreichen nie, was wir uns vornehmen, hecheln immer hinterher und dürsten nach einer Pause. Doch die gibt es nicht mehr, weil wir jede freie Minute mit den Smartphones verbringen und sowohl kurze wie lange Auszeiten vom Getriebensein abgeschafft haben. Unser Geist kann nicht mehr verschnaufen. Wir brennen aus.

Es kommt zum Burnout, anders gesagt, zu einer Erschöpfungsdepression. Depression ist die materialisierte Form des Unglücks. Durch den Verlust von Glück und

Produktivität hat sie wie keine zweite Krankheit verheerende Auswirkungen auf unser Leben. Der DALY-Index der WHO misst den Einfluss von Krankheiten auf die Gesellschaft und stellt verlorene Lebensjahre durch Tod oder Krankheit fest. In Europa rangieren neuropsychiatrische Erkrankungen, vor allem Depressionen, gleich nach kardiovaskulären Erkrankungen auf Platz zwei unter den Lebenszeitvernichtern.

Und die Erschöpfungsdepression ist weiter auf dem Vormarsch. Die Statistiken des Bundesverbands der Betriebskrankenkassen (BKK) und der »Stressreport Deutschland 2012« der Bundesanstalt für Arbeitsschutz und Arbeitsmedizin belegen, dass die Krankheitstage wegen Burnout zwischen 2004 und 2011 um das 18-fache gestiegen sind. Über 20 Prozent der Beschäftigten klagen über Erschöpfung und Schlafstörungen. Dafür gibt es natürlich einige plausible Gründe: Geistige Erkrankungen sind kein Tabuthema mehr, deshalb suchen mehr Betroffene Hilfe, statt sich mit Alkohol selbst zu »therapieren«. Zudem wagen Ärzte eher, die Diagnose eines psychischen Leidens zu stellen, wohingegen man solche Symptome früher als Zipperlein und Wehleidigkeit abgetan hätte.

Meines Erachtens ist es dringend notwendig, den kausalen Zusammenhang zwischen steigenden Burnouts und der Allgegenwart der Smartphones zu betrachten. »Das Ansteigen dieser Symptome verläuft nahezu parallel mit dem Anstieg der Nutzung der Mobilfunktechnologien«, erklärt Dr. Ulrich Warnke, einer der Autoren des »Stressreports«.

Nach allem, was wir bisher im vorliegenden Buch gesehen haben, hat er wahrscheinlich recht. Erste vereinzelte Fälle des Burnout-Syndroms tauchten zwar in den USA schon in den 1960er- und 1970er-Jahren auf. Doch zu einem Massenphänomen wurde es erst in den 1990er-Jahren – der Zeit, in dem auch Computer und das Internet zu einem festen Bestandteil unseres Alltags wurden. Dass hier ein Zusammenhang besteht, legt auch ein Blick auf die Gründe für Frühverrentungen nahe: Körperliche Gebrechen wie Staublungen sind seit Jahrzehnten rückgängig, während psychische Erkrankungen steigen. Der Burnout hat mit der Digitalisierung eine neue Qualität bekommen – die Smartphones heizen das Problem nun zusätzlich an. Wir stehen nicht mehr vor dem bisher vorliegenden Krankheitsmuster, sondern vor dem Digitalen Burnout.

Deshalb ist es jetzt an der Zeit, etwas gegen sein Entstehen zu unternehmen und unseren digitalen Lebenswandel umzustellen.

Arianna Huffington wählte dazu den Weg einer digitalen Entgiftungskur, die ihr half, den Smartphone-Gebrauch drastisch einzuschränken – die Anzeichen eines Digitalen Burnouts müssen keinen völligen Verzicht auf die Segnungen der digitalen Welt bedeuten, wie wir im nächsten Kapitel sehen werden.

Tatsächlich kann es uns mit klareren Regeln gelingen, die Glücksmomente in unserem Leben zurückzuerobern. Miriam Meckel ließ ihre Lebensenergie zum Beispiel früher von ihrem Mailpostfach aufsaugen. Heute checkt sie nur noch dreimal am Tag ihre Mails und ist trotzdem bestens informiert und vernetzt. Mit dem Mehr an Zeit und Lebensenergie schaffte sie Freiräume zum Entspannen – und erfüllte sich einen alten Traum, in dem sie sich ein Instrument kaufte. »Wenn ich mich ans Klavier setze, entsteht eine schöne Ordnung in meinem Kopf, die sich einfach auf die Musik richtet, darauf, sich mit den Noten auseinanderzusetzen«, erzählt sie. »Mich beruhigt das unheimlich, es entsteht auch so was wie eine Reinigung. Als ob die Musik mich emotional durchlüften würde.«

Klingt so, als wäre das ein erstrebenswerter Zustand.

Doch wie erreicht man ihn? Und wie holen wir uns die Dinge, die wir uns mit dem Smartphone und in der hektischen Arbeitswelt abtrainiert haben, wieder zurück in unser Leben?

5 Die digitale Diät

Was uns hilft,
wieder in die Spur zu gelangen

Wir werden uns nicht davon trennen.
Wir sollten uns nicht davon trennen.
Es ist eher wie bei der Ernährung, so als machten
wir eine digitale Diät. Die Frage, die wir uns stellen
sollten, ist: »Welche Auswahl ist gesund?«

Sherry Turkle

Vor kurzer Zeit hielt ich in Berlin einen Vortrag mit dem Titel »Das psychosoziale Nachbeben der IT-Revolution«. Nach der Rede stand ich mit einigen der Zuhörer im begrünten Innenhof zusammen.

Ein Mann mit kurzen dunklen Haaren sprach mich an. Er beschwerte sich, dass ihn die Dauerbereitschaft am Handy ganz unruhig und kribbelig mache.

»Versuchen Sie es doch mal mit Yoga«, schlug eine Dame neben mir vor. »Ich war neulich für eine Woche in einem Retreat auf Mallorca. Das Meditieren hat mir geholfen, den Kopf zu entrümpeln.«

Den Gesichtern rundum war anzusehen, dass sie das für fernöstlichen Zinnober hielten.

»Und das Beste«, trumpfte die Dame auf. »Auf dem Gelände waren Handys verboten – Sie können sich diese Ruhe gar nicht vorstellen!«

Damit hatte sie die Lacher auf ihrer Seite.

Egal, was Sie selbst von Yoga halten, die Dame hat zwei sehr wertvolle Erfahrungen gemacht, die uns allen helfen können, den Digitalen Burnout zu vermeiden.

Seit einigen Jahren wird uns Yoga als die angesagte, sanfte Lösung gegen den Stress der immer schneller werdenden Welt angepriesen: Yoga-Lofts, die Bücher von B. K. S. Iyengar oder Fitnesskurse in klassischen Sportstudios. Viele wundern sich, dass der Trend so lange anhält.

Wenn man aber Indien-Romantik und Esoterik weglässt, besteht Yoga genau aus den zwei Zutaten, die wir in unserem fragmentierten Alltag und bei unserer exzessiven

Smartphone-Nutzung nötig haben, um wieder einen klaren Kopf zu bekommen: erstens einer orthopädisch korrekten Haltung, zweitens einem fokussierten Geist.

Dass sich Yoga positiv auf uns auswirken kann, wird inzwischen sogar medizinisch erforscht. Hirnströme im EEG deuten bei Menschen, die regelmäßig Yoga üben, darauf hin, dass sie deutlich mehr positive Emotionen verspüren als solche, die es nicht tun, so eine aktuelle amerikanische Studie. Die Uni Greifswald erforschte zudem die Wirkung von sportlichen Übungen auf das Herz-Kreislauf-System: Während sich bei den Teilnehmern, die Aerobic praktizierten, keine nennenswerte Auswirkung zeigte, stellte sich bei der Gruppe, die Yoga übte, ein positiver Effekt ein.

Dennoch wird die Meditationstechnik allgemein noch unterschätzt. Das mag daran liegen, dass Yoga unmittelbar nur wenig ausrichtet. Aber wenn wir es über Jahre hinweg täglich eine halbe Stunde betreiben, stellt sich kumulativ eine positive Wirkung ein. Wir werden gesündere Menschen, körperlich wie geistig.

Was machen wir im Vergleich mit unseren Smartphones?

Wir üben Tag um Tag eine orthopädisch unkorrekte Haltung: Wir blicken vornübergebeugt auf Minibildschirme und bekommen dadurch Probleme mit der Halswirbelsäule, was bereits zu neuen Leiden wie dem sogenannten Handy-Nacken führt. Und statt unseren Geist zu fokussieren, üben wir uns in totaler Zerstreuung.

Dies hat kurzfristig ebenfalls keinen direkt wahrnehmbaren Effekt – aber wiederum einen kumulativen: Wir betreiben über Jahre hinweg kollektives Anti-Yoga. Und zwar nicht eine halbe Stunde, sondern geschlagene zweieinhalb

Stunden pro Tag – womit wir uns eine fragmentierte Aufmerksamkeit antrainieren.

Wie würde Deutschland wohl aussehen, wenn stattdessen alle jeden Tag kollektiv zweieinhalb Stunden Yoga üben würden? Wir wären eine andere Nation, eine entspanntere.

Yoga ist deshalb ein Antikörper gegen unseren derzeitigen, unserem Geist abträglichen Lebensstil. Es ist keine Modeerscheinung, sondern seine Bedeutung wird im 21. Jahrhundert sogar noch steigen – denn immer mehr Menschen werden diese heilende Wirkung erkennen. Mit Yoga können wir gezielt unsere Aufmerksamkeit trainieren und unsere geistige Gesundheit wiederherstellen.

Erinnern Sie sich an die Prokrastinationsformel? Der Faktor der persönlichen Geduld war fix, da er sich innerhalb kurzer Zeiträume nicht verändert. Und die mangelnde Geduld war der ausschlaggebende Punkt, warum wir YouTube langwieriger Arbeit vorziehen. Doch mit Yoga können wir trainieren, geduldiger zu werden: Es unterstützt mit lang gehaltenen Körperpositionen, Atemtechniken und Meditation die Ruhe und die Konzentration auf das Hier und Jetzt. Wenn wir das erreichen, verändert sich in der Formel langfristig auch der Faktor Geduld – und je höher dieser ist, desto weniger nützlich wird ein kurzes YouTube-Video.

Nehmen wir als Beispiel noch einmal eines der beliebten Katzenvideos: Ihre Erwartungshaltung ist eher mäßig ($E = 5$), weil Sie zwar ein lustiges, aber kein allzu nützliches Video erwarten. Der Wert des Angebotes ist für Sie sehr niedrig ($W = 0{,}01$), auf keinen Fall vergleichbar mit dem, was man sonst im Leben erreichen kann. Und Sie sind nicht sonderlich geduldig ($G = 5$), aber Sie müssen nicht lange auf das Video warten, es startet in wenigen Sekunden (D = 0,001).

$$\text{Nützlichkeit} = \frac{5 \times 0,01}{5 \times 0,001} = 10$$

Nun meditieren Sie monatelang und steigern damit Ihre Langmut um das Doppelte (G = 10). Die Gleichung sieht dann ganz anders aus:

$$\text{Nützlichkeit} = \frac{5 \times 0,01}{10 \times 0,001} = 5$$

Die Nützlichkeit, die das Katzenvideo hat, sinkt um die Hälfte. In diesem Fall lassen Sie mit einer größeren Wahrscheinlichkeit die Finger vom Handy.

Meditation, Minuten der Stille oder achtsames Essen, so wie es Yoga-Guru Jon Kabat-Zinn empfiehlt, das alles ist zweifelsohne eine gute Sache. Allerdings müssen wir dies regelmäßig praktizieren, damit es wirkt. Und das ist die Krux an der Sache: Viele von uns haben weder Geduld noch Zeit, sich regelmäßig hinzusetzen und zu meditieren – vor allem, wenn digitale Ablenkung lockt und unser Arbeitsalltag uns zur Verwendung der Geräte verpflichtet.

Deshalb müssen wir einen Weg finden, die vielen Phasen des Anti-Yoga aus unserem Alltag zu verbannen.

Ob es gleich eine ganze Woche ist, wie bei der Dame, die nach Mallorca in ein Retreat gefahren ist, oder in kürzeren Zeiträumen: Wir sollten bewusst Fenster schaffen – zeitlich und räumlich –, in denen wir uns ohne digitale Unterbrechungen oder Dauerzerstreuung konzentrieren können und so Flow-Erlebnisse überhaupt möglich machen. Denn nur diese können zusammen mit mehr Geduld und einer gesteigerten Aufmerksamkeit dazu führen, dass wir langfristig wieder glücklich und produktiv werden – ohne dabei den Segnungen der modernen Technik total entsagen zu müssen.

Kurz: Wir müssen uns selbst auf eine digitale Diät setzen.

Information ist das neue Fett. Welche Diäten wir heute brauchen

Ich habe meine Großmutter geliebt, sie hat mir vieles beigebracht. Nur bei der Ernährung waren wir uns uneins und entwickelten beim Frühstück beinahe eine Art Ritual: Jedes Mal, wenn ich mir Cornflakes in die Schüssel schüttete und Vollmilch darübergoss, fragte sie mich, wieso ich denn keine frische Sahne nähme. Der Dialog spielte sich so immer wieder aufs Neue zwischen uns ab.

Als Angehörige der Kriegsgeneration gab es für meine Oma nur eine Regel: Iss, wenn etwas da ist. Immerhin konnte sie sich nur allzu gut an die Zeit erinnern, in der sie Hunger gelitten hatte, weil Nahrung knapp war und man manches nur gegen viel Geld auf dem Schwarzmarkt bekam – oder eben gar nicht.

Später, in den Sechziger- und Siebzigerjahren, änderte sich das. Nahrung wurde durch Massenproduktion billiger und leichter für alle verfügbar. Schnellrestaurants, Fertiggerichte, Mikrowelle, All-you-can-eat-Buffets und das riesige Angebot von ungesundem und fettigem Essen sorgten dafür, dass wir mehr Kalorien aufnahmen, als wir brauchten.

In dieser Zeit wurden aber neben der Ausbreitung von Convenience Food auch plötzlich Diäten und Fitness modern. Die erste Brigitte-Diät wurde 1969 veröffentlicht, und Jane Fonda machte Aerobic Anfang der Achtziger weltberühmt. Wir hatten erkannt, dass manche Dinge einfach schlecht für uns sind, und entwickelten daher eine erste, noch recht rudimentäre Ernährungsstrategie: Schlechtes wurde weggelassen – zumindest die wenigen Dinge, von denen wir schon wussten, dass sie schädlich sind, wie Schokoriegel und Frittiertes.

Heute haben wir einen Zustand erreicht, in dem in westlichen Industriestaaten ein Überangebot an den unterschiedlichsten gesunden Nahrungsmitteln besteht – und in dem diese einfache Strategie nicht mehr weiterhilft.

Das Problem ist nämlich, dass es einfach zu viel Gesundes gibt. Eine gute Ernährung ist nur noch mit einer komplexen Strategie möglich. Wenn ich zum Beispiel in den CassiusGarten gehe, ein Buffetrestaurant in Bonn, ist das Angebot von bio-veganem und vegetarischem Essen so reichhaltig und lecker, dass ich mehr esse, als gut für mich ist. Und das, obwohl das Restaurant auf eine sehr freundliche Art versucht, mir zu helfen, indem es mich mit einem großen Schild auffordert, mir nicht zu viel Essen auf den Teller zu häufen.

Deshalb haben wir noch speziellere Ernährungsstrategien entwickelt, um aus der Fülle von gesundem Essen das Beste auszuwählen – von Low-Carb über Paläo-Diät bis hin zur bio-veganen Kost reicht das Spektrum unserer Zeit.

Betrachtet man eine Diät als Kulturtechnik, kann man die Entwicklung einer solchen an diesem Beispiel grob in drei Stufen einteilen: Auf der ersten Stufe gibt es – wie bei meiner Oma – nur ein Gesetz. Alles, was da ist, wird auch gegessen, einfach weil es nicht so viel gibt. Auf der zweiten Stufe haben sich wegen eines Mehrangebots an Nahrung bereits grundlegende Regeln einer Diät gebildet, Ungesundes wird vermieden. Auf der dritten Stufe gibt es ein Überangebot an Gutem, es bedarf spezialisierter Regeln für den Konsum.

Wie hat sich nun im Vergleich unsere Mediennutzung entwickelt – also vor allem unser Konsum von Unterhaltung und unsere Kommunikation?

Was die Unterhaltung betrifft, gab es in den Achtzigerjahren zum Beispiel nur ein kleines Angebot an medialem Content: drei öffentlich-rechtliche Sender, die unseren Fernsehkonsum bestimmten, erste Videokassetten, die noch teuer waren, und frühe Computerspiele, die noch nicht massentauglich waren, weil man sich dafür in vielen Fällen mit Programmiercodes auskennen musste, damit sie überhaupt liefen. Die Auswahl war also limitiert, der Preis noch hoch.

In den Neunzigerjahren wurden die Filme billiger, es gab ein größeres Angebot. Es war die Zeit des Privatfernsehens, die DVD kam auf den Markt, das Bezahlfernsehen ging an den Start. Games wurden dank Playstation und hochgezüchteten PCs professioneller, für mehr Menschen verfügbar und auch günstiger. Dies hatte den Effekt, dass wir auswählen konnten und schlechten Content einfach wegließen. Und das war nicht schwer: Einige Fernsehshows waren deutlich verzichtbar. Der Rest war nicht so üppig, hatte eine annehmbare Qualität und überforderte einen nicht.

Heute gibt es ein Angebot, mit dem wir uns 24/7 bespaßen können: Hunderte Fernsehkanäle, Pay-TV, Blu-ray und DVD, YouTube und diverse Streams, Games zum Download – und das via Internet und Smartphone jederzeit und an jedem Ort.

Das Problem: Wir hängen entwicklungstechnisch immer noch auf Stufe zwei der Kulturtechnik. Es gibt zwar einfache Strategien, Schlechtes wegzulassen – eben besagte Fernsehshows. Doch damit ist es nicht getan. Denn sowohl im TV als auch andernorts, auf Blu-ray oder per Stream, gibt es immer noch zu viele gute Filme, Serien und Games, die auf einem hohen Niveau sind. Es fällt uns daher schwer, das Angebot verdaubarer zu machen, indem wir einfach nur Schlechtes weglassen. Eine speziellere Diät für unseren Unterhaltungskonsum haben wir aber noch nicht entwickelt – die Vielfalt überfordert uns.

Bei unserem Kommunikationsverhalten ist es sogar noch schlimmer: Dieses begann ebenfalls mit einem übersichtlichen Angebot. Anfang des 20. Jahrhunderts kostete ein Telegramm so viel, wie ein Arbeiter am Tag verdiente. Und auch in der Nachkriegszeit waren Telefon, Telegramm und Brief durch den Preis und die Dauer der Übermittlung limitiert. In den Siebzigerjahren war es noch immer so teuer, dass Tante Lieselotte im Geburtstagstelegramm an meine Mutter immer nur »Hrzl. Glückw. Liesel.« schrieb. Ein Brief benötigte einige Tage, es war also mit Überlegung verbunden, was man mitteilen wollte, das nicht schon beim nächsten Telefongespräch ausgeplauscht sein würde. Erst Ende der Achtziger kamen Fax und E-Mails, und es gab das erste flächendeckende Netz für Mobiltelefone.

Bis vor kurzem war unsere Kommunikation also extrem reglementiert. Dann verringerten sich Preis und Dauer der

Übertragung in kurzer Zeit enorm. Während vor wenigen Jahren eine SMS noch 28 Cent kostete, verschicken wir heute Nachrichten per WhatsApp quasi kostenlos. Wir können plötzlich so viel kommunizieren, wie wir wollen.

Der Schritt, in dem wir uns über die Qualität unserer Kommunikation Gedanken machen, hat allerdings noch nicht stattgefunden. Und wir besitzen nicht einmal die Einsicht, dass es in der Kommunikation Schlechtes gibt, das wir weglassen sollten. Das bedeutet, wir befinden uns in diesem Bereich – anders als beim Essen und in der Unterhaltung – erst auf der ersten Stufe in der kulturtechnischen Entwicklung.

Information ist das neue Fett. Wir haben am Beispiel der Ernährung gesehen, dass wir unser Verhalten im Lauf der Zeit an das anpassen, was gesund ist. Während meine Oma noch nichts von gesättigten und ungesättigten Fetten wusste und einen fetten Braten ganz einfach aß, weil es ihn gab und er ihr schmeckte, sind Lebensmittel heutzutage so detailliert beschrieben, dass wir genau auswählen können, welche Ingredienzen für uns persönlich zuträglich sind. Keine Fette und Kohlehydrate gleichzeitig, lautet eine bekannte Diät-Empfehlung. Wenn Sie allerdings auf bestimmte Dinge aus Ihrer Überzeugung, Ihrem Geschmack oder Ihren Vorlieben heraus verzichten, dann müssen Sie diesen Vorschlag eventuell anpassen. In der Information, dem Stoff, aus dem unsere Kommunikation gemacht ist, ist es genau dasselbe: Wir müssen auswählen, welche Zutaten uns besonders gut tun, und uns sozusagen gezielt die Omega-3-Fettsäuren aus dem Angebot herauspicken, damit es uns gut geht.

Beim derzeitigen Stand ist es wichtig, dass wir von hier aus möglichst rasch gleich zwei Entwicklungsschritte machen: Zunächst müssen wir erkennen, was für uns schlecht ist, und darauf verzichten. Dann müssen wir unsere »Konsumstrategie« verfeinern, damit wir vom unendlichen Buffet der Kommunikation nur noch das auswählen, was für uns persönlich sinnvoll und gesund ist.

Doch wie entwickeln wir unsere digitale Diät?

Es gibt *die* digitale Diät ebenso wenig, wie eine Onesize-fits-all-Diät in der Ernährung existiert. Eine digitale Diät ist immer individuell und richtet sich nach Ihrer privaten und beruflichen Situation. Es gibt unterschiedliche Verträglichkeiten von Medienkonsum, und so wäre es sinnlos, Uhrzeiten oder bestimmte Nutzungsarten vorzugeben. Und wenn Sie einen normalen Bürojob haben, mag es eine prima Idee sein, nach 20 Uhr nicht mehr in die Mails zu sehen, wohingegen das gleiche Verhalten ein Schuss ins eigene Knie wäre, wenn Sie mit Geschäftspartnern in den USA oder China kommunizieren müssen.

Im Zentrum der Überlegungen sollte daher zunächst unser individuelles Kommunikationsverhalten stehen. Denn die überbordende Kommunikation ist verantwortlich für die Unterbrechungen in unserem Alltag, die unsere Aufmerksamkeit fragmentieren und uns in den Digitalen Burnout treiben.

Es dürfte schwierig sein, Nachrichten generell in gute und schlechte Kommunikation zu unterteilen – dazu ist ihr Inhalt zu individuell. Zielführender ist die Frage, welches Kommunikationsverhalten unserem Geist zuträglich ist. Denn hier wird ganz klar: Gute Kommunikation schont unsere Aufmerksamkeit. Schlechte Kommunikation führt hingegen zu vielen Unterbrechungen, die uns unnötig stören. Daran gemessen, erleben wir derzeit eine Unmenge an schlechter Kommunikation.

Unsere zwei größten Feinde in der Kommunikation sind wir selbst und unsere Freunde.

Es gibt daher zwei Arten von Unterbrechungen, unter denen Menschen in der Digitalisierung leiden: Die Unterbrechungen, die wir uns durch den Glücksspielautomaten selbst zufügen, weil wir immer wieder das Smartphone checken. Und die Unterbrechungen, die von außen kommen, durch Nachrichten von Freunden, Familie oder Kollegen.

Es heißt, wer etwas verändern wolle, müsse bei sich selbst anfangen. Deshalb wird es in diesem Kapitel zunächst um unser eigenes schädliches Verhalten gehen. Damit wir es ändern können, müssen wir allerdings erst einmal wissen, wie es überhaupt aussieht.

Fehlererkennung.
Wie wir unser eigenes Verhalten unter die Lupe nehmen

Es begann mit dem Checken seiner Leseliste. Journalist und Literaturliebhaber Hugh McGuire stellte erschrocken fest, dass er es nicht geschafft hatte, in einem Jahr mehr als vier Bücher zu lesen. Früher war er eine Leseratte gewesen, aber seit er sich auf Facebook herumtrieb und es so viele tolle Filme und Serien gab, hatte er einfach nicht mehr die Energie und Zeit dazu.

McGuire analysierte sein Verhalten. Er stellte genau das fest, was Sie in den vergangenen Kapiteln gelesen haben: dass die Erwartung, etwas Interessantes online zu entdecken, ihm einen Dopamin-Schub verschaffte, dass das Smartphone ihn sogar von seinen Kindern ablenkte und dass ihn das ständige Surfen, Netzwerken, Posten und Mailen unzufrieden und unproduktiv werden ließ.

»Meine unproduktivsten Tage, jene Tage, an denen ich die meiste Zeit damit verbracht hatte, zwischen Projekten und E-Mails und Twitter und allem anderen hin- und herzuspringen, waren auch meine anstrengendsten Tage, an denen ich regelrecht erschöpft war«, schreibt er in seinem Blog. »Ich dachte immer, dass meine Erschöpfung der Grund für meinen Mangel an Konzentration sei, doch das Gegenteil könnte der Fall sein.«

McGuire hatte damit den Grundstein für seine digitale Diät gelegt: Wie bei einer Ernährungsdiät hat er sich selbst zunächst kritisch hinterfragt und abträgliche Verhaltensweisen aufgedeckt. Auf dieser Basis hat er dann die Strategie zu einer digitalen Diät entwickelt, die auf seine persönliche Situation zugeschnitten ist.

Auch Sie sollten das tun. Analysieren Sie Ihr Kommunikationsverhalten.

Fragen Sie sich: Mit wem kommuniziere ich? Wann tue ich das? Auf welchem Kanal? Ist die Unterhaltung wirklich notwendig? Und ergründen Sie auch, was Sie in der Interaktion mit anderen besonders stört: Gibt es zum Beispiel Zeiten oder Situationen, wenn es Sie nervt, dass jemand mit Ihnen in Kontakt treten will? In welchen Momenten beeinflusst die Mediennutzung Ihre Aufmerksamkeit negativ und hält Sie von wesentlichen Dingen ab? Welche Gespräche oder Kommunikationswege gehen Ihnen besonders auf die Nerven?

Ein Programm, das Ihnen dabei helfen kann, Ihre eigene Mediennutzung auf eine solche detaillierte Art und Weise zu analysieren und es somit wie mit einer digitalen Waage zu messen, ist unsere Menthal-App: Damit können Sie herausfinden, wann und wie lange Sie online sind, was Sie mit dem Handy anstellen, welche Apps Sie häufig nutzen – und dies über einen längeren Zeitraum hinweg, sodass Ihre eigenen Verhaltensmuster sichtbar werden.

Je länger und genauer wir unser eigenes Verhalten untersuchen, desto konkreter wird das, was wir vorher nur vage beschreiben konnten. Wir lernen mehr über unseren Konsum von »Fettmachern«, also sinnlosen Zeitfressern, aber auch von »fettarmen Produkten«, also sinnvollen Aktivitäten. Unsere Kommunikation wird plötzlich von einer vagen, stetigen Tätigkeit zu einer zwar komplexen, aber durchschaubaren Sache, so wie unsere Ernährung. Und wie wir bei der Ernährung mittels Diäten unser Verhalten ändern und Strategien anpassen, müssen wir es auch bei unserem Kommunikationsverhalten tun.

Dies kann ein unangenehmer Prozess sein, bei dem Sie auf unbequeme Wahrheiten stoßen könnten. So ertappte sich Hugh McGuire dabei, dass er sogar bei der Tanzaufführung seiner Tochter Twitter und Mails checkte.

Solche erschreckenden Selbsterkenntnisse können heilenden Charakter haben und den Willen zum Wandel befördern. Nur helfen sie uns nicht über die vielleicht größte Hürde einer digitalen Diät hinweg. Und das ist – wie bei einer normalen Diät – die Aufgabe, den inneren Schweinehund zu überwinden und das eigene schädliche Verhalten auch tatsächlich zu ändern.

Wie kann das gelingen?

Nudging. Wie wir uns selbst überlisten

Hugh McGuire entwarf für seine digitale Diät klare Regeln, die sein Verhalten beeinflussten. Zum einen untersagte er sich den Gebrauch von Twitter und Facebook während der Arbeitszeit. Die zweite Maßnahme war, keine Artikel im Internet mehr zu lesen, über die er zufällig stolperte. Außerdem erließ er sich ein Smartphone- und Computerverbot in seinem Schlafzimmer, und statt abends vor der Glotze zu hängen, nahm er sich Lesestoff mit ins Bett.

Eigentlich hatte er damit gerechnet, dass es ihm schwerfallen würde, aber nach kurzer Zeit erzielte er bereits erste Erfolge.

»Es war beinahe schockierend, wie schnell sich mein Geist wieder daran gewöhnte, Bücher zu lesen, und Gefallen daran fand. Ich hatte erwartet, dass ich mir dieses Maß an Konzentration in einem harten Kampf würde abringen müssen – doch ich musste nicht kämpfen. Mit weniger digitalem Input (kein Fernsehen vor dem Schlafen), mehr Zeit (wiederum kein Fernsehen) und ohne ein verführerisches digitales Gerät in meiner Nähe ... hatte mein Geist plötzlich wieder Zeit und Raum, sich auf ein Buch einzulassen.«

Warum funktionierte McGuires Diät so gut? Warum konnte er sein Verhalten in so kurzer Zeit ändern, obwohl uns gerade dies oft so schwer fällt?

Ob bewusst oder unbewusst, McGuire hat wieder einiges richtig gemacht – indem er sich selbst überlistet und sich damit eines relativ neuen, aber vielversprechenden Mittels der Verhaltensökonomie bedient hat: des Nudgings oder, anders gesagt, der geführten Entscheidungsfindung.

Nudging geht auf zwei amerikanische Wissenschaftler zurück, den Ökonomen Richard H. Thaler und den Rechtswissenschaftler Cass R. Sunstein. Es beruht auf der Einsicht, dass der Großteil unserer Aktionen irrational ist. Rational wünschen wir uns vielleicht ein anderes Verhalten, doch unterbewusste Mechanismen verleiten uns immer wieder zum gegenteiligen Handeln.

Von irrationalem Handeln zu rationalem zu switchen, ist sehr schwierig. Leichter ist es, sich von den unterbewussten Automatismen dorthin leiten zu lassen, wo uns unser Verstand gerne hätte. In diesem Sinne könnte man auch sagen: Nudging ist ein Stups in die richtige Richtung.

Ein bekanntes Beispiel ist das Bild einer Fliege im Urinal auf dem Herrenklo. Inzwischen ist belegt, dass 80 Prozent weniger Urin auf dem Boden landet, wenn Männer auf Fliegen zielen. Die Fliege im Klo macht sich den unterbewussten männlichen Spieltrieb zunutze, um das rational gewünschte Ergebnis zu erzielen.

Auch bei normalen Diäten hat man festgestellt, dass ein solch unterbewusster Fingerzeig gute Ergebnisse zeitigen kann: Verwendet man kleinere Teller und kleineres Besteck, bringt einen dies nachweislich dazu, weniger zu essen.

Warum solche unterbewussten Hinweise beim Menschen funktionieren, erklärt Daniel Kahneman, einer der weltweit einflussreichsten Kognitionspsychologen und Wirtschaftsnobelpreisträger, in seinem Bestseller *Schnelles Denken, langsames Denken*. Er erläutert darin zum Beispiel, warum wir auf Werbung hereinfallen, wenn sie mit attraktiven Menschen gespickt ist – beispielsweise ein Plakat, das mit einer nackten Frau für eine Kaffeemarke oder für Eis wirbt. Der unbekleidete Körper hat mit dem Produkt nichts zu tun. Was hier greift, nennt sich Priming – wir reagieren auf den Reiz, und unsere Aufmerksamkeit wird dadurch auf das Produkt gelenkt. Wir sind sozusagen darauf gestoßen worden – von unseren Instinkten.

Kahneman beschreibt zwei Systeme, die unser Handeln steuern: Das weit stärkere System 1 ist die Intuition, für die Gefühle, Eindrücke und Absichten ausschlaggebend sind. System 2 basiert auf Vernunft, Selbstkontrolle und Intelligenz. »System 2 bin ich, also derjenige, der glaubt, die Entscheidungen zu fällen«, so Kahneman. »In Wirklichkeit allerdings ist der Einfluss von System 1 enorm – ohne dass Sie sich dessen bewusst wären. Sie werden gewissermaßen regiert von einem Fremden, ohne dass Sie es merken.«

Nudging funktioniert so gut, weil wir zwar eine Entscheidung fällen, die auf unterbewussten Mechanismen basiert, zum Beispiel visuellen Reizen, dennoch aber das Gefühl haben, selbst über unser Handeln zu bestimmen. Unser Gehirn fällt also auf allerlei Reize rein, wir müssen ihm nur die anbieten, die uns dazu verleiten, das Gewünschte zu tun.

Auch bei einer digitalen Diät kann Nudging dabei helfen, unsere Smartphone-Nutzung unterbewusst in die richtige Richtung zu lenken.

Ein Beispiel: Normalerweise wird Ihnen langweilig, wenn Sie auf den Bus warten. Sie greifen zum Handy, das Sie in der Hosentasche tragen, und checken die Mails. Nun stecken Sie das Smartphone aber in die Innentasche Ihres Rucksacks. Und plötzlich kostet es Sie Zeit, die Mails zu checken. Sie müssten das Handy erst mühsam aus dem

Rucksack frickeln. Damit wäre der Blick aufs Smartphone jedoch bereits unattraktiv.

Warum das so ist, erklärt wiederum die Prokrastinationsformel, in der die Dauer eines Vorhabens von entscheidender Bedeutung sein kann. Wenn Sie innerhalb einer Sekunde an Ihr Handy gelangen, ist es sehr viel wahrscheinlicher, dass Sie danach greifen, als wenn es eine Minute dauert.

Insofern war es von Hugh McGuire auch eine gute Idee, in seinem Schlafzimmer eine Art »Faradaysche Zone« zu errichten, in der das Handy tabu ist – analog zum Faradaykäfig als geschlossener Zone, in die keine elektromagnetischen Felder eindringen können. So ließ er sich nicht mehr dazu verleiten, das Telefon als Wecker zu benutzen – was erfahrungsgemäß den Nebeneffekt hat, dass man am Abend als Letztes auf sein Display schaut und am nächsten Morgen nach dem Weckerklingeln als Allererstes Facebook oder Mails checkt.

Alternativ oder ergänzend könnten Sie auch die entgegengesetzte Regel aufstellen und beschließen, dass Ihr unbequemster Stuhl der einzige Ort ist, auf dem Sie das Smartphone benutzen dürfen. Dies wird automatisch zu einer Reduktion Ihrer Handynutzung führen, aber nur, wenn Sie dort wirklich ungern sitzen. Aus diesem Grund ist Ihr flauschiges Sofa als Handyzone ungeeignet. Es wird Sie dazu verleiten, Stunden im geistigen Dämmerzustand vor dem kleinen Bildschirm zu verbringen, weil es dort so gemütlich ist.

Eine Möglichkeit ist es also, sich räumlich oder rein körperlich in eine Lage zu versetzen, in der man das Handy weniger nutzen möchte. Eine andere ist, die Smartphone-Nutzung zeitlich zu reglementieren.

Der Internetinvestor und Unternehmer Brad Feld erkannte vor einigen Jahren zum Beispiel, dass er als Gegengewicht zur Anstrengung auf der Arbeit eine freie Zeit brauchte, in der er sich rundum erholen konnte und nicht von digitalen Medien gestört wurde.

Da er aus einer jüdischen Gemeinde stammt, verwendete er den Sabbat als Rahmen für seine digitale Diät, die er noch heute befolgt. Seine Enthaltsamkeit von Laptop, Fernsehen und Smartphone beginnt am Freitag bei Sonnenuntergang und dauert an, bis es am Samstagabend dunkel wird.

Auch die Sachbuchautorin und Chefredakteurin der *Huffington Post,* Arianna Huffington, verfolgt eine ähnliche Strategie. Nachdem sie im Büro kollabiert war und den Stress durch Mediennutzung als Hauptursache für ihren Zusammenbruch ausgemacht hatte, begann sie eine digitale Diät. Sie eroberte sich vor allem die Feiertage als Ruhepausen zurück, indem sie sich an diesen Tagen einfach ausstöpselte und keins ihrer Geräte benutzte.

McGuire, Feld, Huffington und vielen anderen ist es auf diese Weise gelungen, ihren eigenen Medien- und Smartphone-Gebrauch wieder in normalere Bahnen zu lenken.

Schnelle Wunder sollten Sie von einer digitalen Diät aber nicht erwarten. Der Prozess kann lange dauern.

Der Psychologe Jeremy Dean berichtet in seinem Buch *Making Habits, Breaking Habits* von einer Studie, die gezeigt hat, dass es im Durchschnitt 66 Tage Wiederholung braucht, bis sich eine neue Gewohnheit etabliert hat. Es kann auch mal wesentlich länger dauern – je nachdem, was wir uns gerade antrainieren wollen.

Dean rät daher, eine schlechte Gewohnheit durch eine gute zu ersetzen – dies falle wesentlich leichter. Wenn Sie also zum Beispiel mit dem Rauchen aufhören und die Zigaretten von einem auf den anderen Tag weglassen wollen, ist es wichtig, einen Ersatz für diese Angewohnheit zu suchen. Ob Sie dabei Kaugummi kauen, sich Kojaks Lutscher besorgen oder lieber zur Karotte statt zur Kippe greifen, ist Ihnen selbst überlassen.

Wenn Sie bezogen auf den Smartphone-Gebrauch beispielsweise die Erfahrung gemacht haben, dass der Blick auf die Uhr auf dem Sperrdisplay Sie immer wieder zum Entriegeln verführt, dann löschen Sie diese und sorgen Sie für Ersatz – am besten in der analogen Welt. Kaufen Sie sich eine Armbanduhr, die Sie gerne tragen. Natürlich keine Smartwatch, denn das würde Sie ja wieder nur dazu verleiten, online zu gehen. Und wo Sie gerade dabei sind: Kaufen Sie sich gleich auch noch einen Wecker, weil das Schlafzimmer ja künftig handyfreie Zone ist ...

Die hier umrissenen Entwürfe digitaler Diäten verfolgen durchweg sinnvolle Ansätze und funktionieren bei einigen Nutzern mitunter recht gut. Sie sind jedoch nichts als erste Gehversuche. Es ist absehbar, dass digitale Diäten im Laufe des nächsten Jahrzehnts genauso ausgefeilt und hochspezialisiert sein werden, wie Diäten im Ernährungsbereich es bereits sind.

Wenn es, wie Dean sagt, so mühselig ist, sich eine Gewohnheit anzutrainieren oder abzugewöhnen, ist es jedoch nur recht und billig, wenn uns die Geräte, für die wir so viel Geld ausgeben, bei unserer digitalen Diät unterstützen. Einige Ideen werden bereits entwickelt, um uns das Leben leichter zu machen.

Was also müssten Smartphones können, um uns nicht krank zu machen, sondern unsere Gesundheit zu erhalten?

Gerätetraining. Wie die neuen Smartphones aussehen müssen

Smartphones sind nicht gerade günstig. Preise von bis zu 700 Euro sind keine Seltenheit, und inzwischen sind sogar Desktop-Computer günstiger zu haben als ein Handy. Das ist ganz schön viel Geld für ein Gerät, das uns ständig unterbricht und unsere Aufmerksamkeit so bindet, dass wir davon unproduktiv und unglücklich werden.

Bei solch teurem Gerät sollte es daher nicht in der Verantwortung der Benutzer liegen, dass es nicht der Gesundheit schadet, sondern in der der Hersteller. Eines ist gewiss: Es muss ein zentrales Feature der nächsten Handygeneration werden, die Aufmerksamkeit des Nutzers zu schonen.

Es kann noch eine Weile dauern, bis es so weit ist, doch diese Entwicklung ist unumgänglich. Und das liegt vor allem an der Kernfrage, die sich alle Smartphone-Hersteller stellen: Wie kann ich mich von der Konkurrenz abheben?

Bisher war jedes Handy substanziell besser als das letzte: stärkere Prozessoren, höhere Auflösung, bessere Kamera. Doch das Ende der Fahnenstange ist irgendwann erreicht.

Da die technischen Features nicht mehr wesentlich zu steigern sind, suchen die Hersteller bereits jetzt nach anderem Mehrwert. Derzeit meinen sie, diesen in Fitness- und Gesundheits-Apps gefunden zu haben, die unsere Ernährung, unsere Bewegung und unsere Biowerte permanent tracken.

In absehbarer Zeit werden die besseren Handys allerdings jene sein, die uns zu einem smarteren Nutzerverhalten verleiten.

Kognitive Entlastung wird das entscheidende Feature dieser neuen Smartphones sein. Das Handy soll dem Nutzer das Leben erleichtern, und ein wichtiger Aspekt ist, dass es auf seine psychische Gesundheit achtet und ihm hilft, es auch mal liegen zu lassen und sich auf die wichtigen Vorgänge im Leben zu konzentrieren. Solche Handys wären dann das logische Pendant zu diätetischen Lebensmitteln oder Functional Food – Lebensmitteln, die mit bestimmten Vitaminen und Zusatzstoffen angereichert sind.

Wie sie aussehen könnten und welche Apps sinnvoll wären, wird derzeit erforscht. Ich habe mit meiner Arbeitsgruppe an der Uni Bonn selbst einige Prototypen programmiert und getestet.

In einer Anwendung zeigt zum Beispiel der Sperrbildschirm, wie viele Minuten seit der letzten Handyinteraktion vergangen sind. Das Smartphone zählt also für Sie die Minuten, in denen Sie theoretisch in den Flow kommen könnten.

Ein anderer Prototyp sammelt die positiven Minuten, in denen wir es nicht verwendet haben, die wir also für uns »gewonnen« haben – eine Art Belohnungsspiel für den Nutzer. Viele Apps, die bereits auf dem Markt sind, funktionieren nach dem Belohnungsprinzip, zum Beispiel die Radfahr-Anwendung Strava, die Ihnen Challenges stellt, für deren Absolvierung Sie Punkte erhalten. Warum also kein Lob vom Handy, dafür, dass Sie es so lange unbeachtet gelassen haben, um produktiv zu sein?

Vegas-Spielkasinos haben bewusst keine Fenster und keine Uhren – damit der Spieler das Gefühl für Raum und Zeit verliert. Da es uns im Hier und Jetzt verankert, wenn wir auf die verstrichene Zeit achten, haben wir in unseren Forschungen ausprobiert, wie es aussieht, wenn bei Handyinteraktion alle fünf Minuten eine »5« aufleuchtet, um die verstrichene Zeit zu verdeutlichen. Eine solche App holt uns auf den Boden der Tatsachen zurück, wenn wir uns in den Weiten des Netzes verlieren. Wir stellen automatisch in Frage, ob das, was wir da tun, noch produktiv ist und uns zufrieden macht.

Das Smartphone kann Ihnen, so haben wir es untersucht, auch einen Anstoß zum Nachdenken geben: Wenn eine gewisse App – zum Beispiel Facebook oder Twitter, mit der Sie nachweislich viel prokrastinieren – angeklickt wird, fragt Ihr Telefon Sie, ob Sie diese wirklich öffnen wollen.

Ausprobiert haben wir auch eine Verzögerung, wenn Sie etwas öffnen wollen, das Sie wie YouTube nur Zeit kosten wird. Es ist außerdem möglich, Facebook für gewisse Uhrzeiten zu sperren. Und lernfähige Apps können Ihnen nur noch Informationen zuschustern, die für Sie »gute Fette« sind – und dies in der Dosis, die Sie vertragen.

Alle möglichen Lösungen sind denkbar – aber wir dürfen es mit der Beschränkung nicht übertreiben, denn sonst produzieren wir Frust statt Freude. Herauszufinden, wo der Punkt liegt, an dem wir etwas als hilfreich empfinden, ist Aufgabe der Entwickler.

Denken Sie zurück an Karl Klammer, den nervtötenden Windows-95-Assistenten, der gefragt oder ungefragt mit einem Klopfen gegen die Bildschirmscheibe erschien und seine besserwisserischen Tipps vorbrachte. Microsoft musste diesen Assistenten in der nächsten Auflage von Office durch eine unauffällige Hilfe-Variante ersetzen. Dies zeigt, wie leicht man trotz guter Absichten unversehens Stressmomente erzeugt, statt sie zu vermindern.

Da die Mechanismen, die unserem Nutzverhalten

zugrunde liegen, subtil sind, müssen sich Smartphone-Hersteller genau überlegen, was sie uns bieten.

Die neue Eitelkeit. Warum die Lösung fast von alleine kommt

Es wird nicht lange dauern, bis sich solche neuen, nutzer-schonenden Smartphones und digitale Diäten durchge-setzt haben und zur Mode werden. Uns spielt nämlich eine Sache in die Hände: unsere Eitelkeit, oder genauer gesagt, unser natürlicher Drang zur sozialen Differenzierung.

Früher hat man sich durch Äußerlichkeiten und Status-symbole abgegrenzt: ein von südlicher Sonne gebräunter Teint, ein schnelles Auto oder das neueste Smartphone. Sie verhießen Macht und Geld.

Vieles davon hat heute an Sex-Appeal verloren – Bräune ist out, seitdem wir wissen, dass zu viel UV-Strahlung Hautkrebs auslöst, das eigene Auto ist für viele junge Men-schen unattraktiv, weil die Unterhaltskosten in die Höhe und Carsharing aus dem Boden geschossen sind, und mit dem neuesten Smartphone können wir niemanden mehr beeindrucken – das hat inzwischen schon jeder Zwölf-jährige.

Die gesellschaftliche Avantgarde legt heute eher Wert auf bewusstes Leben. Bio, Vintage und Vegan sind nicht mehr nur Zeichen für einen alternativen Lebensstil, son-dern gehören zum Lifestyle derjenigen, die es sich leisten können, auf ihr Wohlbefinden zu achten.

Schon jetzt gilt das Moleskine-Notizbuch als der bessere

Laptop – und der neue große Trend sind Malbücher für Erwachsene. Auch auf dem Buchmarkt ist der Siegeszug des E-Books erst einmal ausgeblieben. Die meisten Leser bevorzugen noch immer gedruckte Bücher. Dies sind Zeichen, dass der Trend der analogen Unterhaltung und Arbeitstechniken in den Mainstream übergeht.

Jake Knapp, Designer bei Google Ventures, fühlte sich von seinem Smartphone gestört, obwohl er dessen Vorzüge – die gute Kamera und praktische Anwendungen wie Google Maps – durchaus zu schätzen wusste. Er deinstallierte alle Anwendungen bis auf die nötigsten. Vor allem entfernte er den Browser und das Mailprogramm. Den Screenshot seines entschlackten Smartphones postete er in einem vielbeachteten Blogeintrag mit dem Titel »My year with a distraction-free iPhone (and how to start your own experiment)« – und obwohl sich einige wunderten, fand die Idee bei vielen Anklang. Fans schicken ihm seither immer neue Screenshots ihres Smartphones und zeigen, wie weit sie ihr eigenes Telefon reduzieren konnten. Der Verzicht auf diverse Funktionen des Smartphones wurde zum Lifestyle-Wettbewerb.

Für die digitale Avantgarde, zu der auch Jake Knapp gehört, ist es schon jetzt en vogue, sich Freiräume vom Onlinedasein zu schaffen und dies auch kundzutun. Menschen wie Arianna Huffington oder Brad Feld sprechen öffentlich über ihre digitale Diät, schreiben Bücher darüber und berufen ganze Konferenzen ein, die sich mit dem Wohlergehen des Einzelnen im hektischen Arbeitsalltag auseinandersetzen. Diese Überlegungen werden wohlgemerkt in den digitalen Eliten angestellt und nicht unter technophoben Hinterwäldlern – und sie werden früher oder später in unser aller Leben schwappen.

Die Wünsche und Bedürfnisse dieser Vordenker werden daher die neue Handygeneration prägen – wir wollen dann nicht nur ein Gerät, sondern ein Lebensgefühl kaufen, über das wir uns definieren und abgrenzen.

Und so sind der nächste Schritt der sozialen Differenzierung die digitalen Diäten – sie werden dazu dienen, sich von der Masse abzuheben.

Der entscheidende Faktor, der diese Veränderung beeinflusst, ist das Gefühl, unglücklich und unproduktiv zu sein. Wir schaffen nichts mehr – vor allem, was unsere Arbeit angeht. Unsere kostbare Zeit verrinnt, ohne dass wir damit etwas angestellt hätten, das zu einem sichtbaren Ergebnis führt.

Aus diesem Grund drehen sich auch viele Ideen, die es für digitale Diäten und gesündere Smartphones gibt, um den Bereich der Produktivität. Doch hängt diese allein von uns ab?

Eine Anwendung, in der es darum geht, effizienter zu handeln, ist die App Snowball, die alle Chatprogramme bei Android-Handys vereint. Sie gestaltet sie übersichtlicher, wie eine zentralisierte Inbox beim Mailprogramm.

Was, wenn Ihnen ein solches Programm eine Vorauswahl der Nachrichten träfe und diese in wichtigere und unwichtigere einteilte? Viele von uns sehnen sich nach so einer Form der virtuellen Sekretärin und haben das Gefühl, es würde unseren Arbeitstag erleichtern. Denn immerhin werden wir im Büro und unterwegs pro Tag mit etlichen Mails aus allen Richtungen überschüttet, die wir erst mal sortieren und beantworten müssen. Denn nicht jede dieser Informationen ist ein »gutes Fett« – der Großteil davon sorgt eher für Verstopfung.

Die meisten Wissensarbeiter – und nicht nur diese –

wünschen sich daher mehr Übersichtlichkeit. Sie klagen über das Tempo, das unsere Arbeitswelt hat, den Stress und die nervigen Kollegen. Und es nützt nichts, nur bei sich selbst anzusetzen, um hier Abhilfe zu schaffen. Denn der Mensch ist kein Einzelkämpfer – wir sind Teil eines größeren Ganzen, gerade bei der Arbeit.

Um dem auf die Spur zu kommen, was uns da so sehr behindert, wenden wir uns dem zweiten großen Feind der eigenen Aufmerksamkeit zu: den Menschen, die uns umgeben. Warum bombardieren sie uns tagein, tagaus mit unsinnigen Mails, sodass wir nur noch in der Beantwortungsschleife hängen und nicht mehr zum Arbeiten kommen? Und was verspricht Abhilfe?

6 Betriebsschaden

Unter welchen Voraussetzungen wir endlich wieder zum Arbeiten kommen

Das wertvollste Vermögen einer Institution
im 21. Jahrhundert ... werden ihre Wissensarbeiter
und deren Produktivität sein.

Peter F. Drucker, Management im 21. Jahrhundert

»In Konferenzen wischen neuerdings alle auf ihrem Tablet oder iPhone herum«, sagt der füllige Mann im Anzug. Er tupft sich mit dem Taschentuch über die Stirn und sieht mich hilfesuchend an. »Wie soll man da noch vernünftig miteinander reden?«

»Stimmt«, pflichtet ihm ein anderer Kursteilnehmer in T-Shirt und Sakko bei. »Und hinterher schicken sie eine Mail nach der anderen, weil keiner mehr weiß, was vereinbart wurde und wer jetzt wofür zuständig ist.«

Die dunkelhaarige Frau am Kopfende des Tisches verdreht die Augen. »Dieses digitale Endlosfeuer grenzt an Sabotage«, stöhnt sie. »Ich habe eine 60-Stunden-Woche und frage mich trotzdem, wann ich endlich mal wieder zum Arbeiten komme.«

Ich befinde mich auf einem Workshop in Berlin, den ich zum Thema »Mobile Kommunikation und Digitalisierung in der Arbeitswelt« halte. Die Teilnehmer arbeiten in unterschiedlichen Branchen. Der füllige Mann ist Manager eines großen Unternehmens, der T-Shirt-Träger Rechtsanwalt und die Dame führt einen schnell wachsenden Onlineshop für fair gehandelte Waren aus aller Welt.

Ich hatte eigentlich nur in die Runde gefragt, welche Kommunikationswege die Teilnehmer im Job am meisten benutzen. Die einhellige Antwort: zu viele. Vor allem das Smartphone wird als belastend empfunden, weil man es immer bei sich trägt. Schon bald ist klar, dass auch andere Gadgets, die uns eigentlich die Arbeit erleichtern sollten, zum großen Teil Stress auslösen und die Leute vom Arbeiten abhalten – und dass große Ratlosigkeit herrscht, wie damit zu verfahren ist.

Den Rechtsanwalt stört die schiere Flut der Nachrichten. »Die Taktzahl ist einfach zu hoch«, stöhnt er.

Die Dame aus dem Onlinehandel fühlt sich selbst am Wochenende und abends aufgefordert, Nachrichten zu beantworten – und das Telefon, das sie auf Schritt und Tritt begleitet, macht sie zunehmend nervös. »Ich fühle mich geradezu von dem Gerät verfolgt«, gesteht sie.

Der Manager erklärt, er würde lieber weniger tippen und mehr mit seinen Mitarbeitern reden. »Wenn ich eine Mail mit einer klaren Frage versende, bekomme ich drei Mails zurück, die keine Antwort enthalten, sondern sechs neue Fragen aufwerfen. Eine Sisyphusarbeit!«

Der Rest der Runde nickt geschlossen.

Kennen Sie solche Probleme auch aus Ihrem Job?

Die Wahrscheinlichkeit ist groß. Denn das digitale Tohuwabohu, das die drei in ihrem persönlichen Arbeitsumfeld beobachten, ist für viele von uns heute gängiger Alltag. Auf Kongressen, bei Gesprächen mit Managern, in meinen Seminaren an der Uni und nicht zuletzt von den Teilnehmern unserer Menthal-Studie und den Journalisten, mit denen ich spreche, höre ich immer häufiger solche Klagen über die Auswüchse des Smartphone-Gebrauchs und die digitale Kommunikation auf der Arbeit.

Die Informationsflut und der Mitteilungseifer sind im Büro natürlich nichts grundlegend Neues. Schon in früheren, analogen Zeiten klebten sich die Menschen sinnlose Post-its auf den Schreibtisch, schrieben überflüssige Aktennotizen oder führten endlose Telefongespräche, auch wenn der Inhalt in zwei Sätzen zusammenzufassen gewesen wäre. Smartphones, Mails und Messenger haben dieses

Zuviel an (vor allem sinnloser) Kommunikation nun auf andere Kanäle verlagert und zusätzlich beschleunigt und vervielfältigt.

Der dadurch entstehende digitale Kommunikationswahnsinn in der Arbeitswelt hat zwei Gründe. Der eine liegt in den ständigen Unterbrechungen, also dem fragmentierten Arbeitsstil, den wir uns mit den Smartphones und anderem digitalen Arbeitsgerät angewöhnt haben, und der damit einhergehenden Aufmerksamkeitsbeeinträchtigung und Unproduktivität.

Der andere Grund des Kommunikationswahnsinns ist ein neues Problem: der »Digitale Präsentismus«. Es ist der überaus skurrile Habitus, auf digitalem Wege Präsenz zu zeigen und Spuren zu hinterlassen, indem wir Schneeball-E-Mails versenden, selbst bei Kinkerlitzchen die halbe Firma in Kopie setzen und sogar spätabends noch unsinnige Nachrichten verschicken, wenn jeder vernünftige Mensch schon im Bett liegt, um sich auszuruhen – womit wir nicht nur die eigene, sondern auch die Arbeitszeit der Kollegen verplempern.

Der Digitale Präsentismus verstärkt die Effekte des Digitalen Burnouts um ein Vielfaches – um ihn zu beseitigen, ist es deshalb wichtig, die Gründe für sein Entstehen zu begreifen.

Ich maile, also bin ich.
Der Druck der digitalen Präsenz

Silke arbeitet in einem großen Telekommunikationsunternehmen. An ihrer Pinnwand hängt ein Bild ihres Patenkindes, auf der Fensterbank steht eine liebevoll gepflegte Orchidee, die an einem Stock hochgebunden ist. Silke fürchtet, dass sie die Pflanze bald einpacken kann, denn der Firmenvorstand hat ein neues Einsparungsprogramm mit Stellenabbau verkündet.

Silke checkt an diesem Morgen gerade die 40 eingegangenen Mails. Da ploppt eine Nachricht von ihrem Chef auf. Sie möge doch bitte ein Konzept für ein neues Branding für das B2B-Großkundengeschäft erarbeiten. Möglichst innovativ. Möglichst schnell.

Dummerweise ist Silke aber schon in drei andere Projektteams eingebunden, die zusammen eigentlich bereits hundert Prozent ihrer Arbeitskraft verlangen. (Wobei jedes Team aus einer Führungskraft und mindestens fünf Kollegen besteht, die Silke auch ständig allerhand Aufgaben und Mails schicken.) Zudem hat sie sich noch in drei andere Themen eingeklinkt, auch wenn diese nur marginal mit ihrem Tätigkeitsfeld zu tun haben: eine Marketingrunde, ein abteilungsübergreifender Thinktank und eine Projektgruppe zu »Open Innovation«. Auf diese Weise ist Silke in vielen Runden und an vielen Orten in der Firma präsent – und hofft, sich auf diese Weise unersetzlich zu machen.

Eigentlich ist sie mit der Kommunikation in den diversen Projekten und Themen also vollauf beschäftigt – ohne dass sie damit effektiv ein Arbeitsergebnis erzielen würde.

Sie hat deshalb gar keine Kapazitäten mehr frei, um das gewünschte Konzept für ihren Chef auszuarbeiten.

Doch Silke weiß sich zu helfen. Sie beantwortet die E-Mail mit einer Rückfrage. Sie würde die Aufgabe schon gerne erledigen, bräuchte jedoch vorher noch Input von ihrem Chef bezüglich des konkreten Doings und vor allem des Wordings, intern wie extern. Sobald sie das hätte, würde sie mit Elan und Vergnügen loslegen. Allerdings gäbe es da noch Thorsten und Stefanie. Zwei echte High-Potentials, die dringend eingebunden werden müssten und den nötigen Input zu anderen Aspekten des Themas liefern könnten. Die Kollegen müssten natürlich erst mal inhaltlich abgeholt und informiert werden. Außerdem brauche man noch eine Nachkalkulation vom Controlling.

Puh. Jetzt kann Silke sicher sein, den Ball erfolgreich für zehn Tage aus der eigenen Hälfte verbannt zu haben.

Sollen doch erst einmal Thorsten und Stefanie etwas beitragen, und sie kümmert sich derweil um die anderen Projekte und Themen.

Nur: Thorsten und Stefanie sind genauso clever wie Silke und antworten ihrerseits in derselben Weise. Sie binden Michaela, Alexander, Christiane und Frank mit ein und diese nehmen schließlich noch die Rechtsabteilung »mit in den Loop«.

Keiner der Beteiligten hat effektiv gearbeitet, das Konzept hat sich keinen Millimeter bewegt. Lediglich der unternehmensweite Kommunikationslevel ist noch weiter angeschwollen.

Ein typischer Fall von Digitalem Präsentismus.

Für diesen sind zwei Dinge verantwortlich, wie das Beispiel zeigt: Erstens die Art, wie wir heute in Teams zusammenarbeiten, und zweitens unser Drang, Präsenz zu zeigen, um das eigene berufliche Dasein zu rechtfertigen.

Die geistige Arbeitskraft des Einzelnen wird gerade in großen Firmen immer weiter aufgeteilt – fragmentiert, wenn man so will. Immer neu zusammengestellte Teams arbeiten an temporären Projekten, statt eingespielte Gruppen stetig an einer Sache. Dazu kommt, dass die Mitarbeiter – wie Silke – nicht nur in einem Projekt zur Zeit, sondern in dreien oder vieren gleichzeitig tätig sind. Zwanzig Prozent Input hier, zehn Prozent dort, selten fokussiert sich die ganze Aufmerksamkeit auf eine einzelne Aufgabe.

Da mit der Menge der Projekte auch die Zahl der Teams steigt, bei denen die Leute involviert sind – und da diese in der Zusammenstellung ständig wechseln –, arbeitet jeder Einzelne von uns auf einmal mit einer stetig wachsenden Anzahl Menschen zusammen. Die Projekte dauern ein paar Monate, dann beginnen neue Aufgaben und wir lernen wieder neue Gruppen von Menschen kennen, mit denen wir sozial interagieren müssen.

Unser soziales Netzwerk hat sich auf diese Weise vervielfacht und damit die Zahl der Personen, mit denen wir kommunizieren. Ein potenzieller Stressfaktor, wie wir später noch sehen werden.

In den ständig wechselnden Teams ist der Einzelne aber auch weniger sichtbar. Wir haben das Gefühl, austauschbarer zu werden. Die Konsequenz ist der Digitale Präsentismus, ein ständiger Präsenz- und Erklärungsdruck: Wie können wir als einzelne, in wechselnden Projektgruppen arbeitende Angestellte unseren Beitrag zum Firmenergebnis darlegen? Wie können wir unser (hoffentlich hohes) Gehalt rechtfertigen? Wie können wir dafür sorgen, dass wir beim nächsten Projekt wieder dabei sind?

Unser Präsentismus erklärt sich also einerseits aus dem menschlichen Bedürfnis nach Teilhabe, Aufmerksamkeit und Lob. Wie im Fall von Silke spielt andererseits aber auch Angst eine große Rolle – denn jede Kündigungswelle könnte uns selbst erfassen.

Wir versuchen also, uns an möglichst vielen Stellen im Unternehmen zu verankern. Jedes Projekt hat wieder einzelne Handlungsstränge, an denen nicht alle beteiligt sind. Trotzdem möchten wir überall dabei sein, uns in alles eingebunden wissen und uns wahrgenommen fühlen – aus lauter Angst, wir könnten ausgeschlossen werden und es könnte sich etwas entwickeln, ohne dass wir dabei sind.

Smartphones, Tablets & Co. geben uns die unbegrenzte Möglichkeit, überall digitale Spuren von uns und unserem Schaffen zu hinterlassen. In jedem E-Mail-Thread möchten wir uns durch ein bis zwei Nachrichten beteiligt wissen. Wir möchten verlauten lassen, dass wir kundig und wichtig sind – also unentbehrlich für das Unternehmen. Weil es möglich ist, senden und schreiben wir auch zu nachtschlafender Zeit und am Wochenende Messages. Es gibt keine Regeln in der Firma, dass dies nicht erwünscht sei, und so können wir besonderen Fleiß demonstrieren, indem wir immer »on« sind.

Dadurch werden wir zwangsläufig zur E-Mail-Schleuder. Sind wir in 20 Themen im Unternehmen involviert, sind das dann schon 20 E-Mails, die alleine wir als einzelner Mitarbeiter verursacht haben.

In der Realität sind es wohl noch wesentlich mehr Mails, die wir versenden – genau wie die Kollegen in den einzelnen Projekten. Tatsächlich belaufen sich die versandten Nachrichten auf irrwitzige Mengen. So werden Führungskräfte in Konzernen geradezu von einer E-Mail-Flut überschwemmt und erhalten im Durchschnitt jährlich etwa 30 000 E-Mails – pro Person. Selbst wenn man Abende, Wochenenden und Feiertage als Zeit, die zur Beantwortung dieser Masse von Nachrichten zur Verfügung steht, hinzurechnen würde – es wären im Schnitt immer noch über 80 Mails *pro Tag,* die gelesen (und beantwortet) werden müssen.

Um es ganz klar zu sagen: Die große Menge der E-Mails, egal, welcher Qualität der Inhalt ist, ist kein Zeichen für eine hohe Firmenproduktivität. Das Einzige, was steigt, ist die Kommunikationsfrequenz.

Das Perfide an der Sache ist: Trotzdem haben alle durch das Hinterlassen digitaler Spuren das Gefühl, dass sie produktiv waren, oder zumindest, dass sie viel gearbeitet haben – obwohl sie in Wahrheit oft nur warme Luft verbreitet und sich mit den vielen Nachrichten gegenseitig von der eigentlichen Arbeit abgehalten haben.

Das Ergebnis ist ein veritabler Betriebsschaden.

Die Kombination aus ständigen, gegenseitigen Unterbrechungen und Digitalem Präsentismus sorgt für ein kollektives Fehlverhalten, das wirtschaftliche und gesundheitliche Folgen hat. Es kostet die Weltwirtschaft schon heute immense Summen. Der Providerverband Eco bezifferte den Verlust durch Ablenkung am Arbeitsplatz im Jahr 2013 auf stolze 500 Milliarden Euro.

Vermutlich ist der Schaden sogar noch größer.

Die Analysten der New Yorker Technologiefirma Basex beschäftigten sich im Rahmen der Studie »The Cost of Not Paying Attention« achtzehn Monate lang mit den Arbeitsabläufen von Wissensarbeitern und Führungskräften in großen Unternehmen. Wer sein Geld hauptsächlich mit geistigen Fertigkeiten verdiene, verliere durch Unterbrechungen 28 Prozent seiner täglichen Arbeitszeit. Allein in den USA kosten die Unterbrechungen damit 28 Milliarden Arbeitsstunden jährlich. Ausgehend von einem Stundenlohn von 21 Dollar kamen die Basex-Forscher auf einen Gesamtverlust von 588 Milliarden Dollar im Jahr. Und das *allein* für die amerikanische Wirtschaft.

Noch gravierender sind die gesundheitlichen Folgen. So lassen sich – obwohl die Krankentage insgesamt stetig weniger werden – immer mehr Menschen wegen psychischer Erkrankungen den blauen Schein verpassen. Der BKK-Gesundheitsreport von 2014 stellt fest, dass die Psyche die zweithäufigste Ursache für Fehltage ist – vor zwanzig Jahren war der Prozentsatz noch völlig unbedeutend. Experten führen es auf den wachsenden Stress in der Arbeitswelt zurück und das Verschwimmen von Privatleben und Beruf. Dass die Digitalisierung und unsere massive Handynutzung die Hauptursache dieses Problems sind, liegt nahe: Im Rahmen ihres Projektes »Psychische Gesundheit in der Arbeitswelt« (psyGA) beziffern der BKK-Dachverband und das Bundesministerium für Arbeit und Soziales die Produktionsausfallkosten für die Gesamtwirtschaft für 2012 auf sechs Milliarden Euro – im Vergleich dazu lag die Zahl 2008, als Smartphones gerade erst eingeführt waren, bei vier Milliarden Euro.

Die Probleme sind unverkennbar. Es ist also höchste Zeit, gegenzusteuern.

Doch genau hier liegt vielleicht das größte Problem.

Viele Firmenlenker haben die negativen Folgen der Digitalisierung noch nicht erkannt oder hoffen, sie einfach aussitzen zu können. Die wenigen allerdings, die verstehen, welchen potenziellen Schaden es von ihren Firmen und vor allem ihren Mitarbeitern abzuwenden gilt, suchen fieberhaft nach Lösungen.

Und finden keine.

Gut gemeint und grundverschieden. Die hilflose Suche nach Auswegen

Bei der Einweihung von Microsofts neuer Firmenzentrale in München verblüffte das Unternehmen die Reporter 2014 damit, dass es nicht für jeden Mitarbeiter einen festen Arbeitsplatz gab. Microsofts Mitarbeiter können nämlich arbeiten, wo und wann sie wollen – ein »Vertrauensarbeitsort« analog zu der in Unternehmen deutschlandweit inzwischen recht verbreiteten Vertrauensarbeitszeit, die Microsoft bereits 1998 eingeführt hatte.

Die Idee scheint nicht ganz neu zu sein – schließlich gibt es etwa das Konzept der »Telearbeit« schon lange, bei der man auch ortsungebunden arbeiten kann. Bei Microsoft geht es allerdings nicht um einfaches Homeoffice, sondern darum, dass wir dank Internet, Laptop, Tablet und Smartphones inzwischen tatsächlich zu jeder Zeit an jedem Ort arbeiten können – sei es nun im Café nebenan, auf der Segeljacht vor der Küste Kroatiens oder im Zug, früh am Morgen, zu nachtschlafender Zeit, am Wochenende oder im Urlaub.

Das Ziel der Microsoft-Regelung: Die Mitarbeiter sollen nicht mehr stur am Schreibtisch ihre Zeit absitzen, sondern ergebnisorientiert arbeiten – und zwar dort, wo ihnen die besten Gedanken kommen, also gerne auch auf der grünen Wiese. Die Firmenleitung verspricht sich davon mehr Freiräume für die Angestellten und eine bessere Vereinbarkeit von Beruf und Privatleben.

In der Tat ein guter Gedanke. Denn Unternehmen wie Microsoft schöpfen ihre Produktivität aus der intellektuellen Leistung ihrer Mitarbeiter. Nur ist die geistige Arbeit in vielen Firmen mit festen Arbeitszeiten immer noch geregelt wie in einer Schraubenfabrik. Leider funktioniert unser Gehirn aber nicht im Schichtbetrieb. Wir Menschen sind sehr verschieden und haben eben nicht alle zur selben Zeit unsere produktiven Hochphasen. Manche haben ihre besten Ideen, wenn am Abend Ruhe vom hektischen Alltag einkehrt, andere haben morgens direkt nach dem Aufwachen die klarsten Gedanken. Daher ist es eine prima Idee, jedem geistigen Arbeiter die Freiheit zu geben, produktiv zu sein, wann und wo er es am besten kann.

Microsoft ist nur eine von vielen Firmen, die dieses Modell erproben. Einen ähnlichen Weg wählten zum Beispiel auch die Deutsche Bank und BMW, die ebenfalls flexible Arbeitszeitmodelle haben.

Eine andere, genau entgegengesetzte Lösung suchen Unternehmen wie die Telekom, Daimler und Volkswagen. Ihr Ansatz sind geregelte Arbeitszeiten und klar benannte Freizeiten.

Bei der Telekom dürfen zum Beispiel nach Dienstschluss und am Wochenende oder im Urlaub keine Mails mehr bearbeitet werden. Daimler bietet seinen Mitarbeitern an, E-Mails, die in ihrer urlaubs- oder krankheitsbedingten Abwesenheit eintreffen, gleich bei Eingang löschen zu können – der Absender muss sie, wenn wirklich notwendig, später noch einmal schreiben oder sich gleich an jemand anderen im Unternehmen wenden. Und Volkswagen macht komplett Tabula rasa: Hier werden die E-Mail-Server der Mitarbeiter, die einen Tarifvertrag und ein Diensthandy haben, nach Feierabend abgeschaltet und erst eine halbe Stunde vor Dienstbeginn wieder hochgefahren.

Dies ist ebenfalls eine löbliche Initiative, gehen die Unternehmen doch ein fundamentales Problem an: Die Arbeitszeit dehnt sich mit Firmenhandys, E-Mail und Intranet und via Tablet und Smartphone zunehmend ins Private aus. Selbst nach Dienstschluss bleiben viele durch diese Mittel ansprechbar: Da wird am Abendbrottisch noch mal eben eine Mail beantwortet, per Messenger eine Info fürs Team am nächsten Tag verschickt, parallel zum Zähneputzen werden ein paar Daten für den nächsten Tag im Intranet gecheckt und im Bett vor dem Einschlafen die Börsennews gelesen.

Der Schaden, den wir uns mit diesem Verhalten zufügen, ist von der Forschung inzwischen gut belegt. Wissenschaftler der Michigan State University fanden zum Beispiel heraus, dass Menschen, die ihre Smartphones vor allem von Berufs wegen nach 21 Uhr checkten, am nächsten Tag müde und abgeschlagen waren. Sie führten die Müdigkeit darauf zurück, dass sie sich noch am späten Abend mental anstrengten, statt sich zu erholen.

Die Aufweichung der Grenze von Job und Freizeit ist daher belastend für den Arbeitnehmer. Kein Wunder, dass eine Studie der Bertelsmann-Stiftung 2015 ermittelte, dass jeder Dritte sich auf der Arbeit überfordert und gestresst fühlt.

Insofern erscheint es sinnvoll, hier klare Regeln für die Kommunikation einzuführen, die die Arbeitnehmer schützen.

Ein Problem, zwei komplett verschiedene Lösungen.

Worin unterscheiden sich die beiden Ansätze von Firmen wie Microsoft und Telekom?

Die Firmen drehen zumindest an derselben Stellschraube, um die Kommunikation ihrer Angestellten in den Griff zu bekommen, und dies ist die Flexibilität: Die einen geben ihren Mitarbeitern vollkommene Freiheit, während die anderen glauben, dass die Work-Life-Balance am ehesten mit festen Onlinezeiten zu regeln ist.

Beide Ansätze der Großunternehmen verfolgen die beste Absicht, die Menschen nachhaltig, gesund und smart arbeiten zu lassen – und so, wie es für sie am besten ist.

Dennoch gehen sie völlig am eigentlichen Problem vorbei. Sie beschäftigen sich nämlich weder mit den Mechanismen, die den Digitalen Burnout auslösen, noch mit den Gründen für den Digitalen Präsentismus.

Eine Deregulierung wie im Fall von Microsoft ist für den Homo Digitalis daher zunächst vor allem kontraproduktiv: Wie sollen wir den Glücksspielautomaten Smartphone und Co. widerstehen, wenn wir völlig freie Hand haben? Unsere unterbewussten Mechanismen treiben uns nun einmal dazu, permanent aufs Smartphone zu sehen und unsere Arbeit zu unterbrechen, wenn man uns lässt.

Eine ähnliche Erfahrung machte auch die Streamingplattform Netflix: 2012 verkündete die Firma, die Mitarbeiter könnten so oft und so lange Urlaub machen, wie sie wollten – vorausgesetzt, die Ergebnisse der Arbeit stimmten. Was geschah, war für die Manager sehr erstaunlich: Statt dass der Schlendrian Einzug hielt, nahmen die Mitarbeiter kaum noch Urlaub – sie zerstörten ihre Work-Life-Balance vollkommen. Ihre Arbeitsleistung sank. Netflix nahm die Regelung zum Schutz der Mitarbeiter wieder zurück.

Auch die Regeln von Telekom und Volkswagen erscheinen kaum zeitgemäß – sie können zu Konflikten mit der Arbeitsrealität führen, zum Beispiel, wenn Kunden und Partner in Asien oder den USA kontaktiert werden müssen. Und tagsüber bricht das digitale Geklingel und Gebimmel, die Flut aus Nachrichten und Infos nach wie vor über die Kollegen herein – die negativen Effekte der Digitalisierung sind damit keinesfalls behoben.

Die Unternehmen tun sich mit den bisherigen Versuchen sehr schwer, eine effektive Strategie gegen die negativen Begleiterscheinungen der Digitalisierung zu entwickeln. Wie könnte es also wirklich gelingen, die Probleme des Digitalen Präsentismus und des Digitalen Burnouts in der Arbeitswelt zu beseitigen?

Der Ansatzpunkt liegt in der Art und Weise, wie wir miteinander kommunizieren – denn dafür fehlen uns einfache, aber effektive Regeln.

Ich bin in einem Dorf in Oberhessen aufgewachsen. Dort war zum Beispiel klar, dass es sich nicht gehört, jemanden zwischen zwölf und drei Uhr nachmittags anzurufen. Ab zwanzig Uhr auch nicht, da sah man die *Tagesschau*, döste vor sich hin oder richtete sich schon fürs Bett. Noch vor gut zwanzig Jahren gab es also eine Etikette, die das soziale Miteinander geregelt hat und die viel stärker ausgeprägt war. Noch heute respektiere ich sie, wenn ich Menschen aus meiner Elterngeneration anrufe.

In der Berufswelt kann ich es allerdings nicht. Zum einen, weil ich der Einzige wäre, der sich so verhält. Zum anderen, weil die untereinander verschickten Informationen nach allgemeinem Dafürhalten im Gegensatz zum persönlichen Ruhebedürfnis des Einzelnen den höheren Stellenwert haben. Noch jedenfalls ist das so.

Wir brauchen deshalb auch in der Arbeitswelt eine neue Etikette, um unsere Kommunikation effizient zu gestalten. Ihr oberstes Ziel ist es, die psychische Gesundheit aller Beteiligten zu schützen.

Wie wir in den vorangegangenen Kapiteln gesehen haben, beeinflusst unser Kommunikationsverhalten die Gesundheit und das Wohlbefinden – und zwar nicht nur unser eigenes, sondern auch das anderer Menschen. Wir müssen mit unserem Kommunikationsverhalten deshalb nicht nur Verantwortung für unser eigenes geistiges Wohl übernehmen, sondern auch für das anderer. Gerade in der Arbeitswelt können wir unsere Kommunikation nicht losgelöst von unserem Umfeld gestalten. Denn jede Nachricht, die wir abschicken, ist eine potenzielle Störquelle für einen anderen Menschen. Außerdem: Wenn wir unserem Chef und den Kollegen im Minutentakt E-Mails zusenden, müssen wir uns nicht wundern, wenn ebenso hochfrequent Antworten eintrudeln, die uns selbst dann wiederum bei der Arbeit stören.

Wir müssen deshalb konkret versuchen, Unterbrechungen zu vermeiden und uns in jedem einzelnen Fall kritisch fragen, ob es wirklich angebracht und erforderlich ist, jemand anderem eine Message zu schicken und ihn damit zu stören. Wir müssen unseren Arbeitsalltag defragmentieren – so wie eine alte Festplatte. Nur so können wir auch Multitasking reduzieren, Überlastung durch soziale Netzwerke beenden, Infodump und Schneeball-Mails vermeiden.

Der Entwurf einer solchen digitalen Kommunikationsetikette im Arbeitsalltag ist für die Wirtschaft die zentrale Herausforderung der nächsten Jahre. Auf diesem Wege beugen wir nicht nur dem Digitalen Burnout vor, sondern beheben auch den Digitalen Präsentismus und seine Folgen. Erst so wird unsere Arbeitswelt wieder zu einem Raum, in dem man gerne und produktiv seiner Aufgabe nachgeht.

Aber wie könnte eine solche neue Kommunikationsetikette aussehen?

Mission Possible.
Der Weg aus dem digitalen Wahnsinn

Als erste Grundlage könnte man sich an dem sogenannten Eisenhower-Prinzip orientieren. Der wichtigste Schritt ist es, Nachrichten – egal, welcher Form – zu priorisieren, in dringend, wichtig, nicht dringend, nicht wichtig. Das könnte ungefähr so aussehen:

Wichtig, aber nicht dringend. Nehmen wir an, dass Sie am Abend eine gute Idee haben. Diese hat zwar einen hohen Wert für den Kollegen, mit dem Sie zusammenarbeiten, wird aber von ihm nicht am selben Abend benötigt. Die Idee ist also *wichtig* – aber nicht *dringend.* Wäre es schlimm, wenn Sie nun laut einer Kommunikationsetikette verpflichtet wären, Ihren Kollegen nicht mehr nach 20 Uhr zu stören? Nein. Es wäre sogar besser – für Sie beide! Wenn es eine gute Idee ist, wird sie es auch am nächsten Tag noch sein. Und vielleicht ist es ja auch besser, wenn Sie ihm das Ganze unter vier Augen bei einem Kaffee erklären?

Dringend und wichtig. So etwas muss den Empfänger zu einem bestimmten Zeitpunkt erreichen, damit er adäquat reagieren kann. Es liegt daher nicht nur in der Verantwortung des Absenders, aktiv dafür zu sorgen, dass die Nachricht beim Empfänger ankommt, sondern er muss sich auch versichern, dass dieser sie zur Kenntnis nimmt. Er könnte zwar eine E-Mail schreiben und womöglich noch andere Kollegen in Kopie setzen und seine Hände dann in Unschuld waschen – immerhin hat er die Information ja weitergegeben. Wenn diese aber nicht rechtzeitig vom Empfänger wahrgenommen wird, hat der Absender ihm die Chance genommen, in angebrachter Weise zu reagieren. Anliegen, die dringend und wichtig sind, sollten also am besten telefonisch oder in einem persönlichen Gespräch geklärt werden statt per Mail oder SMS.

Alles, was *nicht dringend* und *nicht wichtig* ist, erfordert auch keine Weiterleitung – es verstopft bei den Kollegen, die ich damit belaste, nur die Kanäle.

Grundsätzlich sollten Mails nur an Kollegen oder Vorgesetzte geschrieben werden, die auch mit dem Thema zu tun haben und für die diese Information relevant ist. Erhalten Kollegen dennoch Mails, die für sie nicht von Bedeutung sind, sollten sie schleunigst antworten, und zwar mit dem Betreff: »Bitte künftig nicht mehr in Kopie setzen.«

Um zu zeigen, wie wichtig solche Regelungen sind, hier ein kleines Beispiel, wie ihr Fehlen zu schädlichem Verhalten führen kann, ohne dass einen der Teilnehmer wirklich Schuld träfe: Nehmen wir an, Sie hätten sich mit ihrer Kollegin Heike zu einem Meeting um zehn Uhr morgens verabredet. Alles ist in Ihrem und in Heikes elektronischem Kalender fixiert. Dennoch könnte es sein, dass Heike verhindert ist und kurzfristig per Mail absagt. Also schauen Sie auch zehn Minuten vor dem Termin immer wieder aufs Handy, nur um sicherzustellen, dass Heike auch wirklich kommt.

Ganz egal, ob Heike das Treffen cancelt oder nicht: Es ist der schiere Mangel an Regeln, der Ihnen dieses abträgliche Verhalten aufzwingt.

In der zu schaffenden Kommunikationsetikette muss daher Verantwortung ganz klar dem Absagenden zugeordnet werden. Heike kann dann nicht einfach eine Mail rausfeuern, sondern muss den Termin persönlich, zum Beispiel per Telefon absagen. Sobald so eine Regel besteht, erübrigt sich das unnütze Checken des Smartphones.

Der Prozess, bis eine solche Etikette etabliert ist, ist natürlich langwierig und aufwendig. Er ist jedoch längst überfällig, nicht nur in unserer Arbeitswelt.

Doch wie kann man solche Regeln aktiv erarbeiten und sie in den Arbeitsalltag implementieren?

Von der Theorie in die Praxis. Wie Etikette Alltag wird

Niemand kann eine digitale Kommunikationsetikette alleine etablieren. Es handelt sich um eine gesamtgesellschaftliche Anstrengung. Sie selbst werden diese Etikette mitgestalten, dadurch, dass Sie Ihr Verhalten ändern und sich mit Ihren Freunden und Kollegen auf Absprachen einigen. Auch staatliche Instanzen werden sich – sobald sie das Problem in seiner ganzen Traglast erkannt haben – einbringen und die Etikette mitgestalten.

Eine zentrale Bedeutung kommt jedoch den Großunternehmen zu, die eine Vorreiterrolle übernehmen und als Multiplikator dienen können. Sie haben viele Mitarbeiter, viele Kunden und sind mit vielen anderen Unternehmen vernetzt. Kleine Zulieferfirmen werden sich zum Beispiel fast automatisch an die Kommunikationsetikette ihres Auftraggebers anpassen, um reibungslose Arbeitsabläufe zu garantieren. Über diesen Hebel entwickelt die Kommunikationsetikette der Großunternehmen dann eine Breitenwirkung und strahlt weit in die Gesellschaft hinein.

Der typische deutsche Reflex für die Durchsetzung eines solchen Regelwerkes wäre ein Gesetzerlass – beziehungsweise eine generelle Verordnung im Unternehmen, die Arbeitszeiten regelt oder Zeiträume bestimmt, zu denen die Firmenserver offline sind. Damit wäre das Problem allerdings nur auf dem Papier gelöst. In der Realität würde weiter wie bisher kommuniziert, zur Not an den offiziellen Kanälen vorbei, denn eine reine Verordnung erzeugt nicht automatisch eine Verhaltensänderung. Für eine solche muss einvernehmlich festgestellt werden, dass das derzeitige Verhalten schädlich ist und beseitigt werden muss. Und das geht nicht per Knopfdruck von heute auf morgen: Da vielen Verhaltensweisen in der digitalen Kommunikation unbewusste Automatismen zugrunde liegen, ist es ein langer Erkenntnis- und Reifeprozess, in dem Verständnis erwächst und sich neue Umgangsformen bilden.

Es ist wie mit dem Rauchen: Erst über viele Jahrzehnte setzte sich die Erkenntnis durch, dass die Qualmerei für Raucher und für Menschen in ihrer Umgebung schädlich ist. Es gelang aber nur wenigen, ihr Verhalten aus reiner Selbsterkenntnis heraus zu ändern, solange alle anderen fröhlich weiterquarzten. Erst Nichtraucherinitiativen, Aufklärungskampagnen und schließlich das Rauchverbot führten dazu, dass Rauchen an öffentlichen Orten wie Büros oder Restaurants heute untersagt ist.

Mit den Smartphones und unserem Kommunikationsverhalten ist es genauso. Der Prozess muss von vielen Seiten mitgetragen werden und stetig voranschreiten.

Das Mittel der Wahl ist Psychoedukation über Aufrufe, konkrete Schulungen oder Broschüren. Denken Sie an die Umwelterziehung in den Siebziger- und Achtzigerjahren: Damals haben wir gelernt, dass die Umwelt eine Ressource ist, die man schonen muss. Umweltschutz war das zentrale Thema – wir erfuhren über das Waldsterben und den sauren Regen, erdachten Siegel wie »Blauer Engel« (1978) und riefen Initiativen wie »Vogel des Jahres« (1971) und »Baum des Jahres« (1989) ins Leben. In der Folge gründeten sich Zeitschriften wie *Ökotest* (1985) und Umweltvereine wie Greenpeace Deutschland (1980). Und steter Tropfen höhlt den Stein: Heute sind wir Weltmeister im Kauf von Bio-Lebensmitteln und füllen mit Fleiß und Pflichtbewusstsein vier verschiedene Mülleimer.

Eine ähnliche Bewusstseinsänderung muss auch im Arbeitsumfeld stattfinden, indem wir unsere neu geschaffenen Werte immer wieder kommunizieren.

Neben Psychoedukation gibt es noch andere Möglichkeiten, die bei der Etablierung von Regeln gegen den Kommunikationswahn helfen können. Denken Sie zurück an die Methode des freundlichen Fingerzeigs in Kapitel 4, der Nudging genannt wird.

Um Kommunikationskultur per Nudging einzuführen, könnten Arbeitgeber handyfreie Ruhezonen einrichten, wie dies in der Deutschen Bahn schon Usus ist. Sie könnten auch Voreinstellungen an Geräten wie dem Firmenhandy vornehmen, die das gewünschte Verhalten als Standard zeigen. Dann würde das Smartphone vielleicht ab 20 Uhr keine Mails mehr automatisch vom Server weitergeleitet bekommen, und der User müsste jedes Mal einen Code eingeben, wenn er für eine bestimmte Zeit am Abend erreichbar sein möchte.

Eine derart durchgesetzte Kommunikationsetikette würde wohl die meisten Auswirkungen des Digitalen Präsentismus beheben. Wenn etwa Anrufe und Nachrichten nach zwanzig Uhr nicht mehr erlaubt sind und sich zudem der allgemeine Konsens durchgesetzt hätte, dass es unschicklich ist, seine Mitmenschen mit Unwichtigem zu unterbrechen, müssten wir uns sehr genau überlegen, wann und aus welchem Grund wir an wen schreiben. Unser Verhalten würde dadurch automatisch strukturierter, zielgerichteter und damit auch produktiver und effizienter werden.

Dennoch nimmt uns niemand die Angst, dass wir nicht wahrgenommen werden – die Kernursache des Digitalen Präsentismus. Wir werden aufhören müssen, einzelne Mitarbeiter in immer wieder wechselnden Teams zusammenzuwürfeln. Besser ist es, sie in »Spezialeinheiten« zu gruppieren, die sich möglichst immer in derselben Besetzung konsekutiv Projekten zuwenden.

Und wir müssen zurückfinden zu einer Kultur der Wertschätzung. Erst dann fühlt sich der Einzelne wieder wahrgenommen – und verliert die Angst, in immer mehr und immer größeren Gruppen unsichtbar zu werden.

Die genauen Maßnahmen und Regeln hängen dabei individuell vom Unternehmen ab. Um sie für den eigenen Betrieb zufriedenstellend lösen zu können, müssen Unternehmer mit der Hilfe eines Expertenteams aus Angestellten, Arbeitswissenschaftlern, Informatikern, Human-

Resources-Managern und Psychologen genau hinsehen, was die Ursachen für den Digitalen Burnout im Unternehmen sind, welche Folgen sie haben und welche Maßnahmen sinnvoll zu implementieren sind.

Ein solches Expertenteam muss in jedem Unternehmen zur festen Institution werden. Die Digitalisierung wird die Arbeitswelt in Zukunft vor immer neue Herausforderungen stellen. Diese können wir auf Dauer nur bewältigen, wenn wir unsere Arbeitsprozesse kontinuierlich auf ihre psychischen Auswirkungen hin untersuchen und die Kommunikationsetikette adaptieren, wo immer es nötig ist.

Die Themen, derer sich das unternehmensinterne Digitalisierungsgremium annehmen muss, sind vielfältig und gehen weit über die eigentliche Regelung des Smartphone-Gebrauchs oder des Mailverkehrs hinaus. Ein Beispiel: Denken Sie zurück an das soziale Netzwerk, das sich, wie am Anfang des Kapitels erwähnt, durch Arbeit in wechselnden Teams vergrößert und dadurch für den einzelnen Mitarbeiter Probleme aufwirft.

Der Psychologe Robin Dunbar hat menschliche Netzwerke untersucht. Er nahm Anfang der Neunzigerjahre des vorigen Jahrhunderts den Zusammenhang zwischen Gehirnvolumen und der Größe einer sozialen Gruppe, in der sich Primaten bewegen, unter die Lupe und folgerte daraus, dass die Menge an Menschen, mit denen wir einen bewussten sozialen Umgang pflegen können, bei unserem Gehirnvolumen in etwa bei 150 Personen liegen müsse. Dazu zählen Freunde, Familie und Kollegen, die wir offline sehen, genauso wie die Menschen, an deren Leben wir online regelmäßig teilhaben.

Allein durch die Arbeit in wechselnden Projektteams

beläuft sich das soziale Umfeld, das ein Angestellter im Unternehmen zu bedienen hat, schnell auf über 150 Menschen. Das Verwalten dieses Netzwerkes wird zum Stressfaktor. Wie dieser entschärft wird, muss das Expertengremium klären.

Eines wird deutlich: Obwohl die erfolgreiche Etablierung einer digitalen Kommunikationsetikette viele Bereiche betrifft, ist in unserer Wissensgesellschaft nichts so wichtig wie die Ressourcen, die ein Unternehmen durch seine Mitarbeiter an Wissen, Fähigkeiten und Motivation besitzt. Ein effizientes Management des menschlichen Geistes wird daher in Zukunft noch stärker als bislang zu den zentralen Herausforderungen für Unternehmen gehören.

Eine Firma, die Human Resources auf diese Weise so gut managt wie keine zweite, ist Google. Der Suchmaschinengigant siebt in harten und langen Recruitmentverfahren nicht nur die besten Experten als potenzielle Mitarbeiter aus dem Pool der Bewerber heraus, sondern übernimmt anschließend auch die Verantwortung für deren Wohlbefinden und geistige Gesundheit. So eröffnet man Meetings schweigend mit einer Minute der Achtsamkeit. Damit ist an dieser Stelle eine Mikropause von der Arbeitshektik garantiert, und die Kollegen können sich innerlich sammeln und fokussieren, bevor es losgeht. Google hat verstanden, dass die Unternehmenskultur aus der Human-Resources-Perspektive gesteuert werden muss, um die besten Ergebnisse zu erzielen. Das Unternehmen legt den Fokus auf die Einstellung exzellenter Mitarbeiter und sorgt dann dafür, dass die Leute entspannt arbeiten können.

Wie Google müssen wir das Problem strategisch und strukturell angehen. Die Mühe kann sich lohnen – für

Angestellte *und* Unternehmen. Das zeigt das Beispiel der Firma ALCOA:

1987 tritt Paul O'Neill den Job als neuer CEO des Aluminiumherstellers an. Er erklärt den Arbeitsschutz zum zentralen Thema seiner Amtszeit. Das Ziel: keine Unfälle mehr bei Herstellungsprozessen. Dabei waren Arbeitsunfälle gar kein drängendes Thema. Andere Unternehmen der Schwerindustrie hatten mehr und schwerere Unfälle zu verzeichnen als ALCOA.

Doch ALCOA wurde unter Paul O'Neill nicht nur sicherer und gesünder, sondern vor allem effizienter und lukrativer.

Er hielt sich dreizehn Jahre als CEO von ALCOA, für die USA eine unglaublich lange Zeit. Sein Faible für den Arbeitsschutz wunderte niemanden mehr.

Was war passiert?

O'Neill implementierte nach seinem Amtsantritt unter anderem zwei wesentliche Neuerungen. Erstens die Einführung einer Whistleblower-Hotline für gefährliche Arbeitsbedingungen. Zweitens musste jede Fabrik Unfälle innerhalb von 24 Stunden im HQ melden. Dabei musste sie erklären, wie es zu diesem Unfall gekommen war und was sie unternehmen würde, damit dieser Unfall in Zukunft nie wieder passieren kann.

Angenommen, es geschieht tatsächlich ein Unfall, passiert dieser meist in chaotischen Zuständen. Wenn man nun überlegt, wie man solche Zustände vermeidet, fängt man an, über die einzelnen Arbeitsschritte nachzudenken. Um den Vorgang zu ändern und ihn sicherer zu machen, muss man ihn nämlich zunächst definieren. Aus ehemals undurchsichtigen Abläufen wird auf diese Weise ein Prozess. Man versteht, was man warum und wie macht.

Die Arbeitsschutz-Maßnahmen entwickelten sich im Fall von ALCOA auf diese Weise zu einer Win-win-Situation. Es half den Arbeitern. Und es machte das Unternehmen effizienter.

Die Einführung einer nachhaltigen Kommunikationskultur, die das Ziel hat, die geistige Gesundheit der Mitarbeiter zu sichern, wird ähnliche Effekte entfalten, da sie die negativen Auswirkungen des Digitalen Präsentismus beseitigt und dem Digitalen Burnout vorbeugt. Am Ende gewinnen auch hier alle: Bessere Prozesse bedeuten bessere Zahlen für das Unternehmen, und das bei gesteigerter geistiger Gesundheit der Mitarbeiter.

Mit dieser Win-win-Situation stehen wir vor einer wohl historischen Chance, da sich die Interessen von Arbeitgebern und Arbeitnehmern gleichen.

Klassischerweise stellt sich die Situation wie folgt dar: Der Arbeitgeber möchte, dass die Angestellten länger und härter arbeiten. Die Angestellten hingegen möchten kürzer und geruhsamer arbeiten. In einem traditionell produzierenden Betrieb ergibt sich ein solcher Konflikt beinahe automatisch. Der Arbeitgeber möchte möglichst schnell möglichst viele fertige Teile vom Fließband purzeln sehen; der Angestellte wiederum möchte sich bei der Arbeit nicht kaputtmachen und hat eine körperliche Leistungsgrenze.

Dies ändert sich nun in der modernen Arbeitswelt, in der die meisten Unternehmen auf den geistigen Output ihrer Mitarbeiter angewiesen sind. Der Arbeitgeber möchte, dass der Angestellte möglichst gute Entscheidungen fällt, kreativ ist und sich mit klarem und fokussiertem Geist an die Arbeit begibt. Der Angestellte möchte seinerseits ebenfalls möglichst konzentriert und effektiv arbeiten, um entspannt und gesund nach Hause zu kommen –

was ihm nicht gelingen wird, wenn er ständig abgelenkt und gestresst ist. Beide wollen also im Grunde dasselbe. Digitaler Burnout und Digitaler Präsentismus sind für beide Seiten gleich hinderlich, hinterlassen sie doch den Arbeitnehmer unproduktiv *und* unglücklich – womit weder dem Arbeitgeber noch dem Mitarbeiter gedient ist.

Es ergibt sich also – erstmalig in der Geschichte – eine Interessenkongruenz. Beide Seiten profitieren von einer digitalen Kommunikationsetikette, die der psychischen Gesundheit des Angestellten verpflichtet ist. Unternehmer und Angestellte sollten diese Chance nutzen und konkrete Kommunikationsregeln entwickeln, die durch ihre konsequente Umsetzung in der Gesellschaft verankert werden.

Dies kann nur in einer solchen gemeinsamen Anstrengung gelingen. Denn es reicht nicht aus, den Menschen lediglich in seiner Rolle als Angestellter zu verstehen. Dann würde man die Gründe des Digitalen Burnouts nur im Bereich der Arbeitszeit suchen – als ob er ausschließlich dort entstünde und die Gefahr mit dem abendlichen Ausschalten des Rechners bis zum nächsten Morgen gebannt wäre. Wie wir aber gesehen haben, wirken die Effekte der Digitalisierung nicht nur am Arbeitsplatz auf den Menschen ein, sondern, wie wir gesehen haben, vor allem auch in allen anderen Lebensbereichen. Allein unser massiver Smartphone- und Medienkonsum in der Freizeit reicht aus, um einen Digitalen Burnout zu verursachen. Überspitzt formuliert: Selbst bei optimaler unternehmensinterner Kommunikation würde so mancher Großkonzern trotzdem noch immer Burnouts beklagen, weil sich seine Angestellten in der Freizeit digital zu sehr verausgaben.

Die Entwicklung und Etablierung einer Kommunikationsetikette muss neben den beruflichen Anforderungen also auch immer den privaten Bereich berücksichtigen.

Die Zeit, solche Lösungen flächendeckend anzugehen, ist *jetzt*. Die Arbeitswelt und wir als Menschen leiden bereits unter den Symptomen des Digitalen Burnouts, und die Anforderungen durch neue Geräte werden in Zukunft weiter steigen.

Eine der zwei großen Stellschrauben für die Entwicklung unserer Gesellschaft haben wir gerade betrachtet: die Arbeitswelt. Wenn wir danach fragen, in welcher Welt wir zukünftig leben wollen, und wenn wir die Zukunft aktiv mitgestalten wollen, müssen wir uns die zweite ebenfalls ansehen: Es geht um unser Bildungssystem, und zwar bereits um die Grundschulen und weiterführenden Schulen. Was können wir tun, um unsere Kinder auf die digitalisierte Welt adäquat vorzubereiten – damit sie und unsere Gesellschaft für die Zukunft gerüstet sind?

7 Smart Kids

Wie wir unsere Kinder retten

Unsere Welt ist ein Smartphone. Von dort geht alles aus, und deshalb verändert sich nicht nur der Umgang mit den Medien, sondern ganze Lebensbereiche, Gewohnheiten und Einstellungen sind im Wandel begriffen.

Philipp Riederle

»Yeaaaaah!«, rufe ich.

Martin presst mir mit erschrockenem Gesichtsausdruck die Hand auf den Mund. Mein freudiger Urschrei war wohl doch zu laut.

»Hast du einen Knall, Alex?!«, zischt er. »Meine Eltern!«

Wir schreiben das Jahr 1995, es ist drei Uhr morgens. Wir hocken neben leeren Pizzaschachteln und Colaflaschen im Jugendzimmer meines besten Freundes, und ich habe wohl gerade seine Familie aus dem wohlverdienten Schlaf gerissen.

Ich würde am liebsten die ganze Welt an meinem Glück teilhaben lassen: Wir haben es geschafft – Command & Conquer läuft endlich!

Die vergangenen fünf Stunden haben wir damit verbracht, das Game auf Martins Rechner ans Laufen zu bringen. Was nicht so einfach war. Command & Conquer ist nämlich ein brandneues Echtzeitstrategiespiel und hat einen mächtigen Hardware-Hunger. Wir mussten deshalb zuerst Martins alten 386er-Chip durch einen neuen 486er ersetzen, eine schnellere Grafikkarte einbauen und den RAM um vier MB erweitern – wobei sich erwies, dass die neuen Speicherriegel nicht mit den alten, bereits vorhandenen kompatibel waren, weshalb wir dann einfach die baugleichen aus meinem Rechner verschraubten. Eine ziemliche Frickelei – mit magerem Ergebnis: Das Spiel startete nicht. Noch immer zu wenig Arbeitsspeicher. Also programmierten wir die Startdateien autoexec.bat und command.com um, um genügend Speicher beim Booten des Systems freizuschaufeln.

Das klappte. Allerdings sind wir jetzt so müde, dass wir nur noch eine halbe Stunde spielen. Dann schlafe ich mit einem seligen Lächeln auf den Lippen auf der Isomatte zwischen Martins Bett und dem Rechner ein.

Martin und ich haben früher viele solcher nächtlichen Bastelrunden absolviert. So wie unsere Väter noch an Automotoren geschraubt hatten, schraubten wir an Computern. Die waren für unsere Zwecke in vielen Fällen erst einmal nicht zu gebrauchen. Die damaligen Computer waren nämlich eher für »ernste« Office-Anwendungen konzipiert und nicht für die Spiele, die wir darauf spielen wollten. Also mussten wir sie umbauen und umprogrammieren.

Im Rückblick hat mir die Schrauberei oft sogar mehr Freude bereitet als das eigentliche Spiel, das wir ans Laufen bringen wollten. Und das hatte drei Gründe:

Wir beschäftigten uns erstens mit der Technik der Geräte und den Programmiercodes. So lernten wir – praktisch nebenbei – die grundsätzlichen Mechanismen und Gesetze kennen, die wir später im Zeitalter der Digitalisierung immer wieder brauchen würden. Zweitens waren wir dabei oft äußerst kreativ, da es galt, Lösungen für komplexe Probleme zu finden und sich in neue Sachverhalte einzuarbeiten. Da das meistens etwas dauerte, beschäftigten wir uns drittens über längere Zeit mit ein und derselben Sache – was uns ein Flow-Erlebnis bescherte.

Viele Jungs, die in den Achtziger- und Neunzigerjahren aufgewachsen sind, haben ähnliche Erfahrungen gemacht und mussten sich in dieser oder anderer Form mit den neuen Technologien auseinandersetzen – sie haben die gleichen positiven Effekte erlebt.

Unser Beispiel hat Schule gemacht. Heute schließen wir vielfach aus dieser guten Erfahrung heraus von uns auf unsere Kinder. Wir versuchen, ihnen das gleiche Erlebnis zu vermitteln, indem wir sie möglichst frühzeitig in Kontakt mit moderner Technik bringen. Diese besteht heute vor allem aus Smartphones, Laptops und Tablets. Das ist gut gemeint: Wir hoffen, unsere Kinder auf diese Weise möglichst früh an den Umgang mit der Technik zu gewöhnen, damit sie später in der digitalen Welt lebens- und arbeitsfähig sind.

Nur leider funktioniert das nicht. Und das liegt daran, dass der rasante technische Fortschritt unsere eigenen Erfahrungen bereits wieder obsolet gemacht hat.

Wenn wir unseren Kindern heute ein Stück Technik in die Hand drücken, müssen sie sich nämlich nicht mehr intensiv damit auseinandersetzen. Die meisten Geräte und Benutzeroberflächen sind selbsterklärend, und sie funktionieren, ohne dass man an ihnen herumschrauben muss. Damit hält sich auch der Faktor Kreativität in Grenzen – zumindest das, was ich unter echter Kreativität verstehe. Denn natürlich kann man mit der Software tolle Referate erstellen, Filme drehen oder Fotobücher machen. Doch diese Software ist schon fertig zum Gebrauch, und ihre Mechanismen und die der Hardware bleiben unseren Kindern verschlossen. Und so findet Kreativität nur in einem sehr begrenzten, von den Softwareherstellern vorgegebenen Rahmen statt. Da gerade Smartphones und Tablets die in den vergangenen Kapiteln beschriebenen, negativen Nebenwirkungen haben, erleben unsere Kinder auch keinen Flow mehr.

Im Gegenteil: Sie gewöhnen sich an einen Smartphone-Konsum, der das gesunde Maß weit überschreitet. Wenn wir diesen nicht regulieren, überlassen wir sie den Verlockungen des Glücksspielautomaten.

Kinder als Burnout-Kandidaten. Was das Handy mit unserem Nachwuchs macht

In unserer Menthal-Studie können wir zum ersten Mal im großen Stil belegen, dass die Kinder und Jugendlichen im Alter unter 18 Jahren so massiv von ihren Handys Gebrauch machen wie keine andere Altersgruppe. Im Durchschnitt verbringen sie drei Stunden am Tag mit den Geräten. Vielnutzer – und das sind ganze 25 Prozent – sogar 3 Stunden und 45 Minuten. Der Durchschnitt schaltet das Smartphone 98 Mal am Tag ein, sieht also alle zehn Minuten auf das kleine Display. Die Heavy-User aktivieren das Handy sogar 130 Mal am Tag, unterbrechen sich also alle sieben Minuten bei dem, was sie gerade tun.

Die Smartphone-Nutzung unserer Kinder übersteigt damit sogar noch unser eigenes schädliches Nutzerverhalten – sie sind weit stärker als wir Erwachsene vom Digitalen Burnout und den beschriebenen negativen Begleiterscheinungen einer ausufernden Handynutzung bedroht.

Dennoch ist es keine Lösung, ihnen die Geräte einfach wegzunehmen.

Psychiatrieprofessor Manfred Spitzer hat sicherlich grundsätzlich recht, wenn er sagt, dass Kinder im Kleinkindalter noch nicht lernen müssen, mit Smartphone und Tablet umzugehen, um später in der digitalen Lebenswelt bestehen zu können und produktiv zu sein. Jedoch ist es schlicht unmöglich, im Zeitalter der Digitalisierung aufzuwachsen, ohne mit digitalen Geräten in Berührung zu kommen. Eltern, Verwandte und Freunde besitzen diese Geräte und benutzen sie auf Schritt und Tritt. Das weckt Begehrlichkeiten bei Kindern und Jugendlichen – sie wollen eben dazugehören.

Es ist ähnlich wie mit den teuren Turnschuhen in den Neunzigern, ohne die Kinder nicht als cool galten. Smartphones sind auf dem heutigen Schulhof jedoch weit mehr als ein Statussymbol: Sie sind der Draht zur Welt und das Zentrum des Soziallebens eines Klassenverbandes oder Freundeskreises. Eine soziale Teilhabe ist unseren Kindern ohne sie nicht mehr möglich: Freundschaften, der neueste Klatsch aus der Clique, Hausaufgaben, das Balzverhalten oder Liebeskummer – alles lässt sich per Smartphone regeln.

Die am häufigsten verwendeten Programme sind laut unserer Menthal-Studie daher auch Messaging- und Social-Media-Apps.

Dass es vorwiegend Kommunikationsprogramme sind, zeigt, wie stark die Geräte mit dem Alltagsleben verwoben sind. Daher fällt es vielen Kindern und Jugendlichen schwer, sich überhaupt noch von ihrem Smartphone zu trennen.

In Großbritannien ergab eine Studie, dass inzwischen fast 70 Prozent der Handynutzer von Nomophobie (No-Mobile-Phone-Phobia) betroffen sind, also unter Angst leiden, wenn sie ohne Smartphone sind – je jünger die Gruppe der Befragten, desto stärker ist das Gefühl verbreitet. Das Handy ist zum integralen Bestandteil geworden, der die Zeit, das Selbstwertgefühl und die Aufmerksamkeit unserer Kinder dominiert und sich in jeden Lebensbereich einmischt. Laut einer Forsa-Umfrage würden 60 Prozent der Mädchen zwischen 14 und 19 Jahren eher für eine Woche auf Alkohol, Fernsehen und ihr Liebesleben verzichten als auf ihr Handy.

Unseren Kindern die Smartphone-Nutzung einfach zu untersagen, wäre daher so, als würde man sie ihrem Freundeskreis entreißen, ja, es wäre gerade so, als würde man ihnen die Nabelschnur zum Leben kappen.

Dennoch sollten wir uns nicht ergeben, der Technik ihren Lauf lassen und hoffen, dass sich das Nutzerverhalten mit dem Alter von alleine einrenkt. Denn das Handy kann mit seinen abhängig machenden Mechanismen, den vielen Unterbrechungen und deren negativen Konsequenzen auf Aufmerksamkeit, Produktivität und Lebensglück auf Dauer zur psychischen Belastung für die Kinder und Jugendlichen werden.

Es mag bei der Mehrheit der Kinder keine akuten Warnhinweise auf ein Suchtverhalten geben, aber da Jüngere im Allgemeinen weniger Barrieren gegen die Automatismen besitzen, die unser Verhalten unbewusst steuern, sind sie auch dem Digitalen Burnout ungeschützter ausgesetzt. Wer es als Kind nicht gelernt hat, die Gefahren einzuschätzen, besitzt später keine Kriterien, nach denen er entscheiden kann, was ihm guttut. Und die Infoschwemme und die Fülle an Unterhaltung und Ablenkung werden in Zukunft noch zunehmen.

Wenn wir unsere Kinder also in bester Absicht mit den

neusten Geräten ausstatten und sie zum ständigen Online-sein ermuntern, um sie auf die Herausforderungen der digitalen Welt vorzubereiten, erreichen wir letztendlich das Gegenteil: Wir gewöhnen sie im schlimmsten Fall frühzeitig daran, die digitale Welt als Hauptschauplatz ihres Lebens zu sehen. Wir gewöhnen sie an Gadgets, die ihnen eine schier unendliche Fülle an Informationen und Ablenkungen bieten. Wir gewöhnen sie daran, zu kommunizieren, zu spielen oder zu surfen, ohne sich selbst Pausen zu gönnen. Und wir gewöhnen sie daran, ihren Alltag zu fragmentieren.

Wir machen unsere Kinder dadurch nicht fit für Zukunft, sondern unglücklich und unproduktiv.

Das müssen wir verhindern – als Eltern, durch unsere Erziehung und die Werte, die wir vermitteln, als Lehrer und Schulen zusätzlich durch die Lerninhalte.

Das Problem drängt. Und es geht uns alle an, denn unsere Kinder sind unsere Zukunft. Sie werden einmal im Berufsleben bestehen, Unternehmen leiten, technologische Neuheiten entwickeln, sich selbst als Eltern oder Lehrer bewähren müssen. Schützen wir sie nicht vor dem Digitalen Burnout, kann unsere gesamte Gesellschaft kollabieren – ökonomisch und psychosozial.

Eltern und Lehrer müssen daher überlegen, was Kinder und Jugendliche können müssen, damit sie optimal auf die Herausforderungen der digitalen Welt vorbereitet sind.

Denn letztlich ist dies die Aufgabe von Erziehung: Aus Kindern selbständige Erwachsene zu machen, die mit allem ausgerüstet sind, was sie für ein erfolgreiches Privat- und Berufsleben benötigen.

Was können wir unseren Kindern mitgeben, damit dies gelingt?

Keine Frage der Technik.
Was wir unseren Kindern wirklich
beibringen müssen

»Ich habe keine Ahnung, was ich eigentlich lehren soll, damit die Kinder ihr Tablet oder Smartphone richtig benutzen«, dies gestehen mir viele Lehrer im Gespräch über die Menthal-Studie.

Eine Pauschallösung gibt es nicht. Unsere digitale Welt ist in ständigem Wandel, und jede neue Gerätegeneration bringt neue Anforderungen mit sich. Wir müssen unsere Strategie daher permanent anpassen.

Eines ist jedoch sicher: Wir brauchen unseren Kindern nichts beizubringen, was sie ohnehin von alleine lernen.

Als Negativbeispiel seien hier Computer- oder Internetführerscheine erwähnt, wie sie in den Achtzigern oder Neunzigern erdacht wurden, um möglichst vielen die neue Technik nahezubringen. Als sie noch in den Kinderschuhen steckten, vermittelten solche Angebote meist nur rudimentäre Kenntnisse wie das Starten eines Programms, die Bedienung des Webbrowsers oder das Setzen eines Hyperlinks. Das war gut gemeint, aber letztlich überflüssig, da sich zeigte, dass wir alle diese Fertigkeiten selbständig erlernten. Und so ist es heute wieder.

Natürlich müssen wir unsere Kinder vor der Gefahr durch Viren, Urheberrechtsverletzungen, Internetmobbing oder Identitätsmissbrauch schützen und sie aufklären, ihnen also die vielbeschworene Medienkompetenz vermitteln, die inzwischen auch Teil des Internetführerscheins ist. Die Handhabung von Smartphones und Tablets müssen wir ihnen aber nicht erklären. Die meisten Benutzeroberflächen lassen sich so intuitiv bedienen, dass unsere Kinder von selbst herausfinden, wie man etwas bei Wikipedia nachschlägt, wie man Apps herunterlädt und wie man mit Hilfe moderner Programme multimediale Referate erstellt.

Doch was ist mit der Verwendung der Geräte zu Unterrichtszwecken – haben sie wirklich etwas im Klassenzimmer verloren, oder schaden sie dort mehr, als sie nutzen?

Es gibt seit einiger Zeit Lehrkonzepte, in denen nicht mehr wie anno dazumal einfache Bedienungsfragen erklärt werden, sondern in denen das iPad im Unterricht zur modernen Schiefertafel wird. In Schweden, Lettland und Estland werden iPads schon ab der ersten Klasse eingesetzt, in den Niederlanden gibt es bereits ganze iPad-Schulen, in denen das Tablet das Hauptlehrmittel ist – Bücher, Hefte, Tafeln gehören der Vergangenheit an. Und in Thailand, der Türkei und den Vereinigten Staaten gehören Schulen und Universitäten zu den Großabnehmern der flachen Apple-Computer.

Deutschland hinkt hinterher. Zwar erhielt die Realschule im bayerischen Gauting für den Einsatz von Tablets im vergangenen Jahr den Deutschen Lehrerpreis für Innovativen Unterricht. Doch mit gerade einmal 160 Schulen, die per Tablet unterrichten, können wir im internationalen Vergleich nicht mithalten.

Die zögerliche Haltung ist verständlich, denn es ist noch nicht erwiesen, dass es sinnvoller ist, Arbeitsergebnisse mit dem Tablet abzufotografieren, statt von der Tafel abzuschreiben oder das Internet zu befragen, statt gemeinsam mit der Klasse einen Sachverhalt zu ergründen. Oder dass es erfolgreicher ist, nach Konzepten zu lehren wie

»flipped classroom«, das »umgedrehte Klassenzimmer«, in dem die Schüler Lehrinhalte mit dem Tablet aufbereiten und dann anschließend das Ergebnis mit dem Lehrer besprochen wird – eine Art Digireferat. Auch ist die Anzahl von Tablets und Computern im Klassenzimmer kein Garant, dass unsere Kinder für die Herausforderungen der digitalen Zukunft gerüstet sind.

Eher scheint das Gegenteil der Fall zu sein.

So fand der neuseeländische Bildungsforscher John Hattie heraus, dass »webbasiertes Lernen« einen vernichtend geringen Einfluss auf den Lernerfolg hat. Hattie ist Professor an der University of Melbourne und hat 2008 ein Buch veröffentlicht, das die Bildungslandschaft auf den Kopf gestellt hat: *Lernen sichtbar machen* heißt sein Werk, eine Metaanalyse, in die mehr als 50 000 Einzeluntersuchungen mit 250 Millionen Schülern eingeflossen sind. Hatties zentrale Erkenntnis: Was und wie gut Schüler lernen, hängt vom einzelnen Pädagogen ab. Alles andere, wie beispielsweise die Schulform, spezielle Lehrmethoden, die Größe der Klasse oder die Anzahl der digitalen Geräte in der Klasse sind zweitrangig.

Es ist also sicher nicht grundsätzlich verkehrt, Tablets und Smartphones im Unterricht als neue Lehrmittel einzusetzen – allerdings nützt es auch nichts, wenn der Lehrer die Kinder nicht genügend motiviert, da die positiven Effekte der Hardware allein nach Hattie verschwindend gering sind. Wichtiger sind hingegen der Inhalt, also das, was wir unseren Kindern über die Chancen, aber vor allem auch Risiken dieser Geräte beibringen, und die motivierende Art der Vermittlung.

Nur, was sind die gefragten Inhalte, und wie vermittelt man diese richtig?

»Ein guter Lehrer sieht den eigenen Unterricht mit den Augen seiner Schüler«, sagt Hattie. Damit hätten wir alle schon mal gute Voraussetzungen für den Job. Denn im Grunde sehen wir die Digitalisierung mit den gleichen Augen wie unsere Kinder. Wir stehen staunend vor den faszinierenden Möglichkeiten der Technik. Doch wir merken auch, dass etwas mit uns geschieht, dass die Geräte an unserer Konzentration und unserer Lebensenergie saugen, unsere Produktivität und unser Lebensglück beeinflussen.

Das versetzt uns in die Lage, mit unseren Kindern einen Dialog auf Augenhöhe zu führen. Wir müssen die neue Technik nicht verteufeln, sondern können ihnen sagen, wie begeistert wir selbst davon sind – dass es aber offenbar auch negative Effekte gibt, die es genau auszuloten gilt.

Letzteres macht die Sache andererseits natürlich nicht gerade einfacher, denn im Grunde reden wir über ein Problem, das wir selbst erst zu verstehen versuchen und dessen Lösung wir noch nicht kennen. Das, was unsere Kinder lernen müssen, um gegen die Gefahren und Versuchungen der Digitalisierung gewappnet zu sein, muss nämlich erst noch entwickelt werden.

Der Schlüssel zu dem, was wir vermitteln sollten, ist das, was wir selbst am meisten vermissen. Überlegen wir also, wie wir selbst in Zukunft leben möchten, und bringen dies unseren Kindern bei.

Die Sehnsüchte vieler Menschen liegen überraschenderweise sehr offen auf der Hand. Gehen Sie zum Beispiel in eine Buchhandlung und schauen Sie sich an, welche Ratgeber dort in Stapeln liegen.

Da verkauft Steven R. Covey seit fünfunddreißig Jahren

die *Die 7 Wege zur Effektivität,* mit ungebrochenem Erfolg. David Allen erklärt uns seit fünfzehn Jahren, *Wie ich die Dinge geregelt kriege.* Lothar Seiwert predigt indessen das *1x1 des Zeitmanagement.* Und seit elf Jahren fordert er mit Werner Tiki Küstenmacher: *Simplify your life!*

Inwiefern die Ratschläge in diesen Bestsellern etwas taugen, soll hier nicht zur Debatte stehen. Wichtig ist, dass der Wunsch, der hinter all diesen Büchern steckt, stets derselbe ist: Es ist der nach einem einfacheren, aufgeräumteren Leben, das von überflüssigen Dingen und Tätigkeiten entrümpelt ist, sodass wir wieder mehr Zeit für die Familie und uns selbst haben, mit mehr Gelassenheit und Achtsamkeit durchs Leben schreiten und trotzdem produktiv sind.

Keines der Selbstoptimierungsbücher versucht uns mehr Multitasking anzutrainieren oder enthält eine Bedienungsanleitung für Smartphones. Und keines bringt Ihnen bei, wie Sie in möglichst kurzer Zeit alle Kommunikationskanäle bedienen, die Ihnen zur Verfügung stehen, oder sagt Ihnen, welche Spiele Sie unbedingt herunterladen sollten.

Im Gegenteil: Reduktion und bewusstes Leben stehen im Vordergrund. Und wenn es das ist, wonach wir uns jetzt, mitten im digitalen Leben, sehnen und was wir selbst in Zukunft für uns möchten, sollten wir das auch unseren Kindern von Beginn an mitgeben.

Bei der Suche nach Lösungen, wie diese Ziele zu erreichen sind, werden wir uns auf Trial and Error einlassen müssen – manches wird zum Ziel führen, anderes nicht.

Letztendlich wurde auch eine Methode wie die in den vorigen Kapiteln erwähnte Pomodoro-Technik auf diese

Weise erfunden, praktisch aus der Not heraus: Francesco Cirillo merkte als Student, dass er durch die ständigen Ablenkungen um sich herum nicht zum Lernen kam. Niemand hatte ihm erklärt, wie er Versuchungen widerstehen sollte, um fokussiert und produktiv arbeiten zu können. Wie ein Pionier suchte er nach Lösungen, fand nichts und entwickelte sein eigenes System – mit einem einfachen Küchentimer.

Wir müssen ebensolche Pionierarbeit leisten – denn wir sind die erste Generation, die die negativen Auswirkungen der Digitalisierung erkannt hat und nun nach Kulturtechniken sucht, um ihre Kinder davor zu schützen. Und das macht auch den großen Unterschied zu bisherigen Erziehungsmethoden und Lerninhalten aus: Diese fußen auf Dingen, die wir verstanden und gelernt haben, die zum Alltag gehören und in der Praxis erprobt sind. Aber nichts von dem, das wir in der nächsten Zeit gegen die negativen Folgen der Digitalisierung entwickeln werden oder schon entwickelt haben, ist zuvor ausreichend erforscht oder hinreichend ausprobiert worden. Und wir sind weit davon entfernt, die komplexe Problematik selbst in Gänze verstanden zu haben.

Wir sind damit in einer unbequemen Lage: Einerseits haben wir keine gesicherten Erkenntnisse, andererseits können wir es uns aber auch nicht erlauben zu warten: Wir benötigen noch Jahre der Grundlagenforschung, bis wissenschaftliche Empfehlungen erarbeitet sind. Diese müssten dann erst in Diäten und Etiketten gegossen und im Anschluss in Lehrpläne übersetzt werden. Unterdessen würde eine ganze Generation von Schülern Symptome des Digitalen Burnouts zeigen.

Das bedeutet, wir müssen Lehrpläne erarbeiten, die sich

auf die Teilergebnisse stützen, über die wir verfügen. Und die das anwenden, was wir selbst als hilfreich erfahren.

Unsere zentrale Aufgabe wird es sein, unseren Kindern einen Anker in der realen Welt zu geben – Entschleunigung, Entrümplung, Achtsamkeit, Natur, Arbeit, Kunst und ein bewusstes Leben – und sie für den bewussten Umgang mit den Geräten zu sensibilisieren.

Doch wie können wir ihnen das beibringen?

Gesunde Arroganz.
Wie wir die digitalen Abwehrkräfte
unserer Kinder stärken

Unsere Kinder müssen Abstand gewinnen. Abstand zu den negativen Nebenwirkungen digitaler Technik, also den ständigen Unterbrechungen, den Mechanismen des Glücksspielautomaten, dem fragmentierten Alltag und der gestörten Aufmerksamkeit. Nennen wir diesen Abstand »gesunde Arroganz«.

Sie basiert auf einem intakten Selbstwertgefühl und, damit verbunden, der Wertschätzung der eigenen Zeit. Wie wir später noch sehen werden, besitzt Aufmerksamkeit in Zukunft einen immer höheren Wert. Wir müssen sie schätzen und schützen lernen, da alle – private wie berufliche Kontakte, App-Entwickler, Firmen, Nachrichtenorgane, Medienportale und Spieleanbieter – darum werben werden.

Jeder von uns verfügt nur über begrenzte Kapazitäten, um Informationen aufzunehmen. Es ist daher unbedingt notwendig, aus Rücksichtnahme auf sich selbst nein sagen zu lernen – nein zu sich selbst und zu seinen Freunden: Unsere Kinder müssen (genau wie wir selbst) nein sagen können zu den Unterbrechungen, die sie selbst verursachen, indem sie ungefiltert das gesamte Unterhaltungs- und Kommunikationsangebot nutzen, das digitale Medien ihnen zur Verfügung stellen. Und sie müssen ebenfalls nein sagen zu den Unterbrechungen, die von anderen an sie herangetragen werden – durch Messages, E-Mails oder Anrufe.

Genau für dieses Nein müssen wir unsere Kinder stärken.

Der bewusste Einsatz von Zeit sollte von den Eltern oder im Unterricht thematisiert werden. Die Kinder können selbst Störfaktoren ausfindig machen und überlegen, wie sie es vermeiden können, ihre Zeit zu »verdaddeln«. Um den Verlockungen durch das Handy letztlich zu widerstehen, kann auch das Erlernen von Konzentrations- und Aufmerksamkeitstechniken sinnvoll sein. Sie helfen Kindern, später mit den Herausforderungen des digitalen Zeitalters zurechtzukommen.

Solche Techniken sind aber erst dann hilfreich, wenn wir den unbewussten Mechanismen entgegenwirken, die dafür verantwortlich sind, dass Kinder überhaupt anfällig für den Sog der Onlinewelten sind. Es ist ähnlich wie im Fall des Digitalen Präsentismus: Dort haben wir gesehen, dass Angestellte sich aus der Angst heraus, nicht gesehen zu werden, in vielen Themen verankern und mit ihrem übersteigerten Bedürfnis, Spuren zu hinterlassen, zur Belastung für sich und andere werden.

Und so gibt es auch ein Phänomen, das wohl wie kein anderes dazu führt, dass Kinder und Jugendliche in hochfrequentem Takt Nachrichten und Posts absondern und fast zwanghaft auf die Messages von anderen warten und reagieren: Es ist das sogenannte »Success Theatre« der sozialen Medien. Je unsicherer die Kids sind, desto mehr passiert auf der Bühne dieses Theaters und desto angewiesener fühlen sie sich auf die Reaktionen anderer.

Auf Social-Media-Plattformen hoffen viele junge Menschen auf Applaus in Form von Likes und Kommentaren: ein Foto in Instagram, das von den Freunden mit Herzchen markiert wurde, ein geteilter Witz, den möglichst viele wieder teilen, liken oder kommentieren, oder eine Info, für die sich andere bedanken.

Der neuste Schrei der Gefallsucht ist der Kanal, auf dem jeder Teenie per Livestream in sein Kinderzimmer schalten kann: YouNow heißt die Plattform, die private Einblicke möglich macht. Geliked wird dann in Echtzeit – und das fordert viele heraus, bei der Selbstdarstellung noch krassere Dinge vor der Kamera zu tun, noch mehr von sich zu zeigen, ihrem Publikum noch intimere Einblicke zu gewähren.

Bei vielen Nutzern sozialer Netzwerke ist dabei zu beobachten, dass sie ein geschöntes Ich im Netz erzeugen, weil sie ausschließlich aufpolierte Bilder von sich posten und nur Erfolgsnachrichten verkünden. Das setzt wiederum alle anderen unter Druck – es kommt ihnen vor, als wenn sie die Einzigen wären, denen mal etwas misslingt oder die ab und an einen Pickel auf der Stirn oder Ringe unter den Augen haben.

Die Folge kann sein, dass noch mehr um Aufmerksamkeit gebuhlt wird, indem Erlebnisse bombastischer dargestellt werden, als sie es wirklich waren. Und so entbrennt letztendlich ein Wettkampf darum, wer sein Leben als erfolgreicher darstellen kann. Es entsteht ein Success Theatre – ein Theater des Erfolgs.

Diese geschönte Wirklichkeit kann jeden von uns unter Druck setzen. Und sie wirkt auf Jugendliche in der Findungsphase des eigenen Ichs noch viel belastender als bei Erwachsenen.

Was ist der tiefer liegende Wunsch hinter diesem Verhalten?

»Ich denke, dass Menschen ein Verlangen in sich tragen, auszudrücken, wer sie sind. Und ich denke, dass es das schon immer gegeben hat«, sagt Facebook-Gründer Mark Zuckerberg.

Zuckerberg hätte auch sagen können: Wir wollen geliebt werden. Und deswegen versuchen wir mit allen Mitteln, Aufmerksamkeit zu erheischen – um den eigenen Narzissmus zu befriedigen und das Selbstwertgefühl zu boosten.

Kinder müssen lernen, dass die Aufmerksamkeit, die ein soziales Netzwerk ihnen gibt, keine echte Liebe ist. Wichtig ist es, ihnen beizubringen, dass sie trotz oder gerade wegen ihrer Ecken und Kanten geliebt werden – und auch dann, wenn es bei ihnen im Leben mal nicht so gut läuft. Dass es stark sein kann, auch mal eine Niederlage einzugestehen, und dass wir durch Fehler am meisten lernen. Dass der Wert eines Menschen und seine Würde nicht in Klicks auszurechnen sind und auch ohne Likes nicht in Frage stehen.

Der Kampf um Likes ist dabei eher ein Problem von Mädchen. Sie sind oft unsicher und müssen sich ihres sozialen Halts rückversichern. So geht es zum Beispiel Merle, der Tochter meiner Freundin Sarah. Merles Leben findet hauptsächlich auf Facebook statt. Sie fragt sich, ob sie noch beliebt ist, obwohl nur drei ihrer Freunde das letzte

Posting auf Facebook geliked haben. Und sie fragt sich, ob ihre Klassenkameradin Annika noch mit ihr befreundet sein möchte, obwohl sie auf Merles letzte Messenger-Nachricht erst nach fünfundzwanzig Minuten geantwortet hat. Freundschaft und Liebe sind brüchig, und Merle sucht permanent externe Bestätigung.

Merles Bedürfnisse und Absichten prägen ihr Smartphone-Nutzungsverhalten. Wie soll sie ihr Handy länger liegenlassen, wenn sie sich alle fünf Minuten ihrer Beliebtheit rückversichern muss? Merle ist ein echt helles Mädchen. Sie versteht, dass man nicht ständig online sein kann und sogar, dass wir uns mit dem Handy zu oft selbst unterbrechen. Aber in dem Moment, in dem sie sich unsicher fühlt, fliegt dieses Wissen über Bord.

An diesem Punkt müssen wir als Lehrer und Eltern einhaken. Indem wir ihnen eine gesunde Arroganz beibringen, helfen wir ihnen, nein zu den permanenten Sirenengesängen ihres Smartphones zu sagen. Es wäre ein enormer Durchbruch, wenn wir Kindern erfolgreich vermittelten, nicht auf jede Message zu reagieren, nicht jeden Anruf entgegenzunehmen und sich nicht in jedem Thread zu verewigen.

Gesunde Arroganz und Stärke erzeugen wir allerdings nicht, indem wir Verbote aussprechen, denn diese bewirken nur Frust, wenn sie nicht durch etwas anderes ersetzt werden. Deshalb müssen wir unseren Kindern positive Erlebnisse ohne Smartphone ermöglichen. Erlebnisse im Hier und Jetzt, Erlebnisse in der realen Welt. Wir sollten unseren Kindern zeigen, dass es möglich ist, offline zu sein. Sie müssen erleben, dass es auch in dieser Welt wundersame, schöne Dinge zu entdecken und große Abenteuer zu erleben gilt.

Meiner Freundin Sarah ist dies neulich gelungen. Sie grübelte schon lange, wie sie das zwanghafte Onlinedasein ihrer Tochter unterbrechen könnte. Beim Mittagstisch hatte sie Merle das Smartphone verboten, musste aber eine Wutattacke ertragen, als sie es ihr tatsächlich wegnahm.

Sarah wollte Merle auf andere Gedanken bringen, ihr ein positives »Offline-Erlebnis« ermöglichen. Sie organisierte in den Sommerferien eine gemeinsame Kanutour auf der Lahn.

»Cool«, rief Merle. »Dann schicke ich Kim und Annika vom Boot aus Fotos!«

Sarah schüttelte den Kopf und legte das Smartphone auf den Esstisch. »Nicht so gut – was, wenn es ins Wasser fällt? Pass mal auf, Merle, ich weiß was.« Sie lächelte ihre Tochter an. »Ist doch noch viel cooler, wenn es nur unser Abenteuer ist. Dann kannst du hinterher erzählen, wie's war.«

Es gab ein wenig Gemaule, aber sobald sie auf der Lahn waren, vergaß Merle sogar, dass sie das Handy hatte mitnehmen wollen.

Als die beiden abends mit einem Sonnenbrand nach Hause kamen, hatten sie Blätter verschiedener Bäume gesammelt, um sie zu bestimmen, sie hatten an einem Café haltgemacht und etwas gegessen, und sie hatten nicht ein einziges Foto geschossen.

Später, als Merle in der Schule nach ihrem schönsten Ferienerlebnis gefragt wurde, fiel ihr als Erstes die Kanutour ein.

»Und Kim und Annika meinten, das hätte ich mir ausgedacht«, erzählte sie ihrer Mutter am Mittagstisch und grinste. »Aber ich hab nur gesagt, dass man ja wirklich nicht alles posten muss.«

Merle hat gelernt, dass sie auch ohne die Kommentare ihrer Freunde einen schönen Tag haben kann.

Die Kanutour hat ähnlich wie eine Verhaltenstherapie funktioniert. Mehrere Stunden ohne das Suchtmittel haben die Angst genommen, etwas zu verpassen. Merle sieht, dass die Welt nicht untergegangen ist, wenn sie ein paar Stunden offline war. Stattdessen hat sie in dieser Zeit etwas Schönes erlebt.

Das Problem ist also nicht so sehr die Tatsache, dass Smartphones zu viel genutzt werden, sondern dass es oft ein zu geringes Maß an physisch-realen Erlebnissen gibt – einen Realitätscheck, der die Angst vor dem Offlinesein nimmt.

Es sei hier noch einmal betont, dass der Entzug des Handys keine Lösung ist. Es geht darum, dem Frust zuvorzukommen, der sich schnell aufbaut, wenn das gewohnte Medienarsenal nicht zur Verfügung steht, und ihn durch etwas Positives zu ersetzen.

Eltern sollten solche positiven Offline-Erlebnisse schaffen. Die Schule kann dies unterstützen, indem sie Techniken, die Ruhe und Körperbewusstsein fördern, wie Yoga oder Meditation, in den Unterricht einbindet.

Ein Fach, in dem dies bereits fester Bestandteil ist, ist etwa der Glücksunterricht. Nachdem der Heidelberger Oberstudiendirektor Ernst Fritz-Schubert 2007 dieses Fach erstmals an seiner Schule eingeführt hat, haben dies bereits über hundert andere Schulen bundesweit aufgegriffen.

Einige der Lehrinhalte sind motorische Übungen und gemeinsame Gespräche, in denen die Aufgabe beispielsweise lautet, über andere Schüler etwas Gutes zu sagen. »Durch den Unterricht habe ich überhaupt erst angefangen, über mein eigenes Glück und meine eigenen Werte zu reflektieren«, so Glücksschülerin Tijana Matkovic.

Dass ein solches Schulfach im Zusammenhang mit Smartphones eine gute Idee ist, zeigt, dass ähnliche Techniken bei anderen abhängig machenden Mitteln bereits mit Erfolg angewendet werden – zum Beispiel bei »... ganz schön stark!«, einem Bremer Drogen- und Präventionsprogramm.

Dieses Fundament aus gesunder Arroganz, Selbstbewusstsein und Glück bildet die notwendige Voraussetzung, unter der unsere Kinder die Regeln, die den Umgang mit Geräten wie dem Smartphone betreffen, überhaupt erst verstehen, akzeptieren und umsetzen können.

Eine Etikette, wie wir sie bereits im Zusammenhang mit den digitalen Diäten und den Regelungen in Unternehmen gesehen haben, muss allerdings auf das kindliche Leben und die kindlichen Bedürfnisse angepasst sein.

Das Etablieren und Ausformulieren einer solchen Etikette ist wie beschrieben eine komplexe Angelegenheit, die sich zum einen automatisch aus unserem gelebten Alltag ergeben wird und die zum anderen aus den Regeln besteht, die auf unseren Erfahrungen beruhen. Projekte wie »SCHAU HIN!« – eine Initiative des Familienministeriums mit Vodafone und *TV Spielfilm* sowie den öffentlich-rechtlichen Sendeanstalten – setzen sich bereits jetzt für eine bewusste Nutzung der Medien ein und raten, Benimmregeln für die Geräte einzuführen, auf Sicherheit zu achten, Inhalte zu kontrollieren und Nutzungszeiten zu begrenzen.

Es wird die Aufgabe von Eltern, Pädagogen und Psychologen sein, konkrete Empfehlungen zu geben und umzusetzen. Daher möchte ich mich auf ein kurzes Beispiel beschränken, das die Lebenswelt der Kinder im Blick hat.

Eine Etikette ist nur dann praktikabel, wenn sie von allen umgesetzt und befolgt wird. So können Eltern zwar mit ihrem Kind bestimmte Zeiten für die Handynutzung und Offline-Zeiträume vereinbaren – dies wird aber fruchtlos bleiben, solange der Freundeskreis des Kindes weiter munter chattet und postet. Das Einzige, was sie auf diesem Weg erreichen, ist Frust und die Ausgrenzung ihres Kindes.

Manche Schulen legen stattdessen im Klassenverband fest, dass die Handys der Kinder ab 20 Uhr ausgeschaltet werden müssen. Diese Regel gilt dann für alle und kann von Eltern und Lehrern kontrolliert werden. Und die Eltern müssen zusammenarbeiten: In einer Klasse von 25 Kindern ist es Ihrem eigenen schlicht nicht zumutbar, wenn es das einzige ist, das abends das Telefon bei Mama abliefern muss, während alle anderen bis in die Puppen WhatsApp-Party feiern.

Alle Methoden, unsere Kinder zu selbstbewussten, mündigen Erwachsenen zu machen, die ihren Smartphone-Konsum im Griff haben und in der digitalen Zukunft bestehen können, sind allerdings nichtig, wenn wir eine der großen, kommenden Herausforderungen der Digitalisierung missachten – und diese betrifft die berufliche Zukunft unserer Kinder.

Expect the unexpected.
Wie wir unsere Kinder
auf die Digitalisierung vorbereiten

Wir bilden unsere Kinder derzeit für Jobs aus, die demnächst wegfallen. Das ist eine Erkenntnis, die unter Vordenkern der Digitalisierung inzwischen als unumstößliche Wahrheit angesehen wird.

Wir stehen vor einer Entwicklung, die gesellschaftlich gesehen nur mit der Industrialisierung des 19. und 20. Jahrhunderts zu vergleichen ist. Sie wird unsere Wirtschaft und Gesellschaft auf den Kopf stellen, und zwar radikal.

Die erste Automatisierungswelle betraf vor allem manuelle Tätigkeiten, die mit Muskelkraft ausgeführt werden. Die Maschinen und Algorithmen, die menschliche Arbeitskräfte ersetzen, haben aber in den letzten Jahren durch Fortschritte in der Robotik und vor allem die exponentiell wachsende Rechnerleistung eine ungeahnte Leistungskraft entwickelt.

So sind inzwischen nicht nur die Arbeitsplätze von Kassierern und Mechanikern durch Maschinen und Programme gefährdet, sondern auch Tätigkeitsfelder, von denen wir dies bisher nicht für möglich hielten: Einfache intellektuelle Fragen wie »Welche Finanzstrategie passt zu einem Kunden?«, »Was ist die schnellste Reiseroute von A nach B?« oder »Welches Buch ähnelt dem, das ich gerade gelesen habe?« können heute schon ohne weiteres von Computern beantwortet werden.

Die nächste Welle der Automatisierung wird daher vor allem geistige Tätigkeiten betreffen und Jobs, bei denen es auf mehr als reine Muskelkraft ankommt.

Durch den Einsatz von Robotern und anderen Technologien sind in Deutschland 59 Prozent aller Stellen gefährdet. Das haben Volkswirte der Bank ING-DiBa auf Basis einer wissenschaftlichen Studie von Carl B. Frey und Michael A. Osborne errechnet. Besonders bedroht seien Sachbearbeiter und andere Berufsgruppen, die hauptsächlich typische Verwaltungstätigkeiten erledigen. Aber auch mehr als zwei Drittel der Stellen von Mechanikern, Fahrzeugführern und Maschinenbedienern sind bedroht, genauso hoch ist der Anteil im Einzelhandel und in anderen Dienstleistungsberufen.

Als Eltern und Lehrer haben wir die Verpflichtung, unsere Kinder auf diese veränderte Welt vorzubereiten.

Wir müssen die kommende Generation so ausbilden, dass sie die Chancen des technischen Fortschritts nutzen kann, statt ihm zu erliegen. Damit dies gelingt, müssen wir Lehrpläne an Schulen und Universitäten ändern und an die neuen Bedingungen anpassen. Die Vermittlung einer alltagstauglichen Kommunikationsetikette und digitale Diäten müssen auf jeden Fall in diese neuen Curricula aufgenommen werden. Doch damit ist es nicht getan.

Es gibt zwei wesentliche Dinge, die unseren Kindern in der künftigen Berufswelt Vorteile verschaffen werden. Das eine ist die berufliche Ausrichtung auf das, was gebraucht wird.

»Eltern würde ich empfehlen, ihre Kinder etwas lernen zu lassen, was Maschinen nicht sehr gut können«, rät Andrew McAfee, der mit seinem Kollegen Erik Brynjolfsson vom Massachusetts Institute of Technology (MIT) mit *The Second Machine Age* ein Standardwerk zum Problem der Digitalisierung vorgelegt hat. »Computer sind zum Beispiel immer noch lausige Programmierer. Sie sind schlecht darin, herauszufinden, welche Fragen am dringendsten beantwortet werden müssen.«

Ich kann dem nur zustimmen, vor allem, was das Programmieren angeht. Ich wäre kein Informatiker, wenn ich nicht glauben würde, dass meine eigene Disziplin bestens dazu geeignet wäre, unsere Kinder auf die Zukunft vorzubereiten. Informatik kann unsere Kinder mit den Mechanismen und Fallstricken der Digitalisierung vertraut machen.

In der Informatik geht es letztlich darum, Probleme zu lösen. Dazu lehren wir algorithmisches Denken, um Prozesse und Vorgänge in einzelne Schritte zu zerlegen, Klarheit zu gewinnen und Lösungen zu entwickeln. Dies gilt nicht nur für Einsen und Nullen, sondern für alles, was uns umgibt. Der Informatiker findet eine komplexe und ungeordnete Welt vor, und wenn er sie fertigmodelliert hat, kann er sie durch Kästchen und Pfeile beschreiben. Eine solche Klarheit des Denkens ist ein gutes Rüstzeug – denn nichts ist in der künftig immer volleren und unstrukturierteren Welt wichtiger, um seinen Weg zu finden.

Brynjolfsson und McAfee identifizieren aber noch eine zweite notwendige Komponente einer digitalisierungssicheren Ausbildung: »Ich würde heutzutage jedem Kind dazu raten, sich ins Zeug zu legen und eine doppelte Ausbildung zu machen«, schlägt McAfee vor. »Eine allgemeine in Geisteswissenschaften und kreativen Tätigkeiten sowie eine naturwissenschaftliche an der Universität.«

Der Fokus liegt für mich hier auf dem Aspekt der Kreativität.

Denken Sie zurück an die Erlebnisse, die viele von uns mit den ersten Computern hatten. Der Grund, warum der

Umgang damit einen positiven Effekt hatte, war, dass wir daran herumgebastelt haben. Die Tüfteleien haben unsere Kreativität und unser Denkvermögen beflügelt. Wir erweiterten unsere Fähigkeiten und lernten dabei, »out of the box« zu denken – im wortwörtlichen Sinn, denn die »Box«, der Computer, benötigte oft Ergänzungen, die so nicht vorgesehen waren.

Die Computer sind inzwischen zu perfekt geworden – es besteht kaum noch die Notwendigkeit, in der Freizeit daran herumzuschrauben. Was unsere Kinder brauchen, sind andere, »nichtperfekte« Freiräume, damit sie ihre Fähigkeiten auf spielerische Weise erweitern können. Kreativität ist essentiell, und sie kann auf vielerlei Arten hervorgelockt werden. Sie in die Curricula einzubinden, muss eine vordringliche Aufgabe sein. Denn nur mit einer Quelle der Kreativität in sich werden unsere Kinder später in der Lage sein, ihre Zukunft eigenständig zu gestalten und auf die wechselnden Anforderungen zu reagieren.

Letztlich ist das Zusammenspiel aller genannten Faktoren wichtig: Denn selbst mit genügend Selbstbewusstsein und gemanagter Zeit bekommen unsere Kids später keinen Job, wenn ihnen Kreativität und Skills fehlen. Und umgekehrt laufen alle kreativen Schübe ins Leere, wenn ein junger Mensch nicht mehr zur Ruhe kommt, keinen Flow mehr findet, in dem er sich mit seinen Fähigkeiten austoben kann.

Die Zeit, die Lehrpläne zu ergänzen und neue Formen des Unterrichts zu entwickeln, ist *jetzt*: Wenn wir uns nicht jetzt um die Zukunft unserer Kinder kümmern, steuern wir auf eine massive soziale Problematik zu. Ignorieren wir die Gefahren und setzen wir die Kinder ungeschützt und unkontrolliert einer Technik aus, die sie ihre gesamte Aufmerksamkeit kostet, lassen wir sie offen in den Digitalen Burnout laufen.

Machen wir unsere Kinder also fit, um in einer Umgebung klarzukommen, die das von ihnen will, was in Zukunft den meisten Wert hat: die eigene Aufmerksamkeit.

8 Ausblick

Der Kampf um unsere Aufmerksamkeit

Wir sollten die Architekten der Zukunft sein,
nicht ihre Opfer.

Richard Buckminster Fuller

Letztes Jahr besuchte ich meinen Freund John in New York. John ist der prototypische Hipster, er trägt einen üppigen Vollbart, Manufaktur-Jeans und Lederjacke. Er ist sehr erfolgreich in der Werbebranche, verheiratet und Vater einer kleinen Tochter, Charlotte.

Wir hatten uns in einem gemütlichen kleinen Café in Tribeca verabredet, und ich erzählte von meiner Arbeit, von Handys und dem Digitalen Burnout.

Johns Gesicht wurde ernst. »Du hast vollkommen recht, Alex. In dem, was du erzählst, erkenne ich mich absolut wieder«, sagte er. »Aber noch schlimmer ist: der Burnout hat nicht nur Konsequenzen für mich. Er betrifft auch die Beziehung zu meiner Tochter.«

Die digitale Technik habe schleichend seine Aufmerksamkeit gekidnappt. Regelmäßig komme es vor, dass seine Tochter ihn am Ärmel zupfe und mit ihm spielen wolle. Sofort, verspreche er immer, er müsse nur noch kurz Facebook checken. Und die Mails. Und Twitter. Und WhatsApp.

Um Johns Aufmerksamkeit kämpfen die finanzgewaltige Firma Facebook und die dreijährige Charlotte.

Es ist ein ungleicher Kampf. Johns Tochter wird ihn verlieren, wenn er nichts unternimmt. Wie den beiden geht es vielen von uns.

Am Haken. Wie uns
die digitale Wirtschaft ködert

Kein anderes Unternehmen ist im Kampf um unsere Aufmerksamkeit so erfolgreich wie die Firma Facebook. In der Tat ist das Imperium von Mark Zuckerberg *der* Aufmerksamkeits-Broker der ersten Stunde und hat den Handel mit diesem kostbaren Gut praktisch erfunden.

In der Menthal-Studie haben wir festgestellt, dass Facebook durch das eigene soziale Netzwerk sowie durch die Übernahmen von WhatsApp, Instagram und Snapchat alleine eine knappe Stunde von insgesamt zweieinhalb Stunden okkupiert, die wir pro Tag am Smartphone verbringen. Das bedeutet: Einer einzigen Firma gehört ein Drittel unserer gesamten Smartphone-Zeit. Die Marktkonzentration ist beängstigend.

Facebook betreibt damit einen regen Handel. Es bietet Unternehmen, Parteien, Prominenten und Vereinen an, sich eine Facebook-Seite zuzulegen. Auf dieser könnten sie Produkte vorstellen und mit ihren Kunden, Fans und Wählern in Kontakt treten. Facebook verfüge als Makler nämlich über einen direkten Zugang zu deren Aufmerksamkeit.

Hat der Seitenbetreiber dann eine Community aufgebaut, erreicht ein Post trotzdem nur einen Teil dieser Follower – denn deren Aufmerksamkeit ist eben begrenzt, und die Startseite eines jeden Mitglieds zeigt immer nur eine kleine Auswahl aller verfügbaren Beiträge. Facebook bietet daher an, den Post zu bewerben, sprich: ihn weiteren Followern zu zeigen. Und das kostet richtig Geld.

Unsere Aufmerksamkeit ist zur heißbegehrten Ware geworden. Und Mark Zuckerberg verkauft sie im Kilo.

Leider ist die Ware ein rares Gut. Denn unsere Aufmerksamkeit ist beschränkt. Wenn wir von einem 24-Stunden-Tag 8 Stunden schlafen, bleiben 16 wache Stunden Aufmerksamkeit übrig. Mehr werden es nicht.

Diese wenigen Stunden sind bares Geld wert für die Firmen, die die Geräte und Apps herstellen, die für unseren massiven Smartphone-Konsum verantwortlich sind. Je mehr Zeit wir ihren Produkten widmen, desto mehr verdienen sie. Daher ist es aus ihrer Sicht nur folgerichtig, dass sie so viel von unserer Aufmerksamkeit in Beschlag nehmen wie nur irgendwie möglich. Es herrscht ein erbitterter Verdrängungswettbewerb.

Dieser neue Markt erfordert immer neue Strategien, um die Gunst der Kunden zu gewinnen und sie an sich zu binden. Früher nutzte man dazu Litfaßsäulen, Plakatwerbung, Fernsehspots und Reklameprospekte. Das meiste davon ist heute obsolet. Denn die Digitalisierung hat den Firmen, die um unsere Aufmerksamkeit kämpfen, ein weitaus mächtigeres Werkzeug in die Hand gelegt: das Smartphone.

Die Handys haben den Kampf um unsere Aufmerksamkeit, in seiner heutigen Form, überhaupt erst möglich gemacht. Wir tragen sie immer mit uns herum und bieten so einen direkten Zugang zu unserer Aufmerksamkeit – erst jetzt kann man sie restlos in Beschlag nehmen, immer und überall.

Die digitale Industrie – die Smartphone-Fabrikanten, App-Entwickler, Nachrichtenmacher und Social-Media-Lenker – kennt unsere Schwächen. Sie wissen, dass die meisten unserer Handlungen nicht auf rationalen Entscheidungen beruhen, sondern auf unterbewussten Abläufen. Sie nutzen daher instinktive Mechanismen wie

Random Rewards und Instant Gratification, um eine Desire Engine aufzubauen und uns öfter zum Handy greifen zu lassen, als uns lieb sein kann. Dort werben sie um ihre Produkte, verkaufen ihre Apps und Services.

Sie entwickeln diese Mechanismen stetig weiter, um uns noch mehr an sie zu binden: Ein Beispiel dafür sind die blauen »Gesehen-Häkchen« bei WhatsApp. Diese wurden nicht auf den Wunsch der Kunden hin eingebaut. Sie wurden entwickelt, um den Kunden noch stärker an das Programm zu binden. Sie zeigen mir, ob jemand meine Nachricht tatsächlich gesehen hat. Das löst bei mir die Frage aus, warum mein digitales Gegenüber nicht auf meine Nachricht reagiert. In der Folge checke ich WhatsApp noch häufiger oder schaue immer wieder auf mein Display, ob mein Gesprächspartner endlich geantwortet hat. Mein Gegenüber wiederum weiß, dass ich gesehen habe, dass die Nachricht gelesen wurde, und dass von ihm erwartet wird, *jetzt* zu antworten. Auf beiden Seiten des Kommunikationskanals baut der Haken Druck auf, noch häufiger mit dem Programm zu interagieren.

Die digitale Industrie nutzt auf diese Weise unsere unterbewussten Instinkte, um ein Maximum unserer Aufmerksamkeit abzuzapfen. Es geht um Marktmacht, um Geld.

Der Digitale Burnout ist ein Nebeneffekt dieses Kampfes um unsere Aufmerksamkeit. Wir leiden durch die hochfrequente Nutzung unter Stress, werden ständig unterbrochen und trainieren uns so eine gestörte Aufmerksamkeit an, was uns langfristig unproduktiv und unglücklich macht.

Die digitale Industrie trägt einen Gutteil zu dieser kollektiven Zerstreuung bei. Doch sie trifft nicht die Hauptschuld. Denn selbst wenn sie die benannten Mechanismen nicht bewusst einsetzte, würde unser eigenes, instinktgetriebenes Verhalten – das zum Beispiel ständiges E-Mail-Checken bewirkt – ausreichen, um uns in den Digitalen Burnout zu treiben.

Die Digitalisierung und der Kampf um unsere Aufmerksamkeit richten auf diese Weise einen doppelten psychosozialen Schaden an. Denn die Opfer sind nicht nur wir selbst, und unsere eigene Psyche, sondern auch andere. Es gibt Kollateralschäden. Diese sind die Menschen, die wir lieben – unsere Partner, unsere Kinder, unsere Freunde, denen nicht verborgen bleibt, dass unsere Aufmerksamkeit nie ihnen allein gehört.

Gemeinsame Momente treten in einen Wettkampf mit digitalen Firmen, den sie nicht gewinnen können – so wie die Tochter meines Freundes John, die unter seiner Vernachlässigung leidet.

Auch auf die gesamte Gesellschaft hin betrachtet wird der Kampf um die Aufmerksamkeit zunehmend zum Desaster.

In ihrem vielbeachteten Buch *Bare Branches* beschrieben Valerie Hudson und Andrea den Boer die Gefahr eines Mangels an Aufmerksamkeit am Beispiel unausgeglichener Geschlechterverhältnisse. Sie analysierten verschiedene Provinzen in China und Indien und kamen zu dem Schluss: Junge Männer ohne Aussicht auf eine Partnerin integrieren sich nicht in die Gesellschaft, sondern neigen zu Gewalt und Kriminalität. Selbst wenn es genügend Frauen gäbe, würde mangelnde Aufmerksamkeit von deren Seite zu Frustration aufseiten der Männer führen. Der Effekt wäre derselbe – der Frust kippt irgendwann in Aggression um. Das Ganze ist natürlich kein reines

Männerproblem. Auch Frauen würden auf einen Mangel an Aufmerksamkeit reagieren, nur mit anderen Symptomen.

Allgemein verfügbare Aufmerksamkeit und Teilhabe sind also Voraussetzung für eine friedliche Gesellschaft. Allerdings ist Aufmerksamkeit bereits heute so ungleich verteilt, dass daraus erste Konflikte entstehen. Um diese Entwicklung nicht noch zu verstärken, ist es höchste Zeit, dass wir uns Gedanken darum machen, wie unsere Aufmerksamkeit verteilt ist.

Stellen wir sie uns als ein Land vor. Die Fläche ist begrenzt – genau wie unsere Wachzeit –, und sie ist jahrelang planlos von anderen bebaut worden, manchmal heimlich, oft aber mit unserer Zustimmung. Denn die Bauvorhaben hatten klangvolle Namen: Twitter, Tinder, Instagram, Facebook, Snapchat und so fort. Das Land ist auch von uns selbst bebaut worden, indem wir Momente unserer Aufmerksamkeit fürs E-Mail-Checken oder News-Lesen geopfert haben.

Wir haben dem regen Bauen interessiert zugesehen. Bis wir dann die Idee hatten, ein eigenes Bauwerk zu errichten. Etwas Großes. Eine Familie, das Spielen eines Musikinstruments, das Lesen eines dicken Buchs, ein neues Hobby oder ein Mammutprojekt auf der Arbeit.

Zu unserem Ärger haben wir festgestellt, dass dazu kein Platz mehr ist. Unser Aufmerksamkeitsland ist komplett zersiedelt. Doch was ist ein König, der sein eigenes Land nicht gestalten kann?

Nichts.

Daher ist es an der Zeit, dass wir wieder souverän werden.

Wir müssen die Hoheit über unser Aufmerksamkeitsland zurückerobern. Platz schaffen, für unsere eigenen Bauten, die viel davon erfordern.

Wir müssen die Diebe unserer Aufmerksamkeit hinauswerfen und unsere eigenen Bauvorhaben besser planen: kleine Tätigkeiten zusammenlegen und zusammenhängende Flächen schaffen für größere Projekte.

Wir müssen wieder selbst entscheiden, wem wir unsere Zeit schenken.

Dies ist die Aufgabe jedes Smartphone-Besitzers: Wir müssen uns über den Wert unserer Aufmerksamkeit klarwerden und die Initiative ergreifen.

Werden wir also wieder König unserer Aufmerksamkeit. Werden wir Souverän.

Wir haben bereits betrachtet, welche Mittel uns zur Verfügung stehen, um dies im Alltag umzusetzen: eine digitale Diät machen, eine Etikette aufstellen und umsetzen. Dies ist der »Bebauungsplan« – und er schafft große Flächen im Königreich unserer Aufmerksamkeit.

Und wir müssen diesen Bebauungsplan jetzt erstellen und umsetzen. Denn eine noch größere Siedlungswelle rollt bereits auf unser Land zu.

Kulturtechnik No. 1. Was wir für die Zukunft wirklich lernen müssen

Smartphones sind erst wenige Jahre alt. Und sie sind nur ein erster Vorbote dessen, was unserer Gesellschaft an technologischem Wandel bevorsteht. Der technologische Wandel wird unsere Welt weiterhin alle fünf Jahre auf dramatische Weise umkrempeln, wir werden nie wieder zur Ruhe kommen. In jedem dieser Prozesse steht stets unser gesamtes soziales Gefüge in Frage, und der Kampf um unsere Aufmerksamkeit wird sich noch weiter verschärfen.

Darauf ist niemand vorbereitet. Selbst die »Digital Natives« werden sich bald als utopische Vorstellung entpuppen. Ein heute Zehnjähriger wird in den nächsten sechzig Jahren ganze zwölf weitere Revolutionen dieser Art mitmachen – vorausgesetzt, dass sich die Innovationsgeschwindigkeit nicht weiter erhöht. Und jeder dieser Innovationszyklen wird massive psychosoziale Folgen nach sich ziehen. Noch denken wir, die heute Zehnjährigen hätten es leichter, sich in der digitalen Zukunft zurechtzufinden. Aber warten wir noch sechzig Jahre ab: Der heute zehnjährige Digital Native wird es mit siebzig voraussichtlich noch schwerer haben als seine Großeltern heute.

Der US-amerikanische Futurologe Alvin Toffler sagte den Digitalen Burnout, der daraus entsteht, bereits in den Sechzigerjahren voraus: »Der Zukunftsschock sind der enorme Stress und die Desorientiertheit, die bei Menschen hervorgerufen werden, wenn sie einem zu schnellen Wandel in zu kurzer Zeit ausgesetzt sind.«

Die zentrale Herausforderung der Digitalisierung liegt also nicht allein darin, eine Lösung für unsere aus dem Ruder gelaufene Smartphone-Nutzung zu finden. Sie bedeutet vielmehr, den permanenten Wandel zu meistern. Und damit das Risiko eines Digitalen Burnouts auszuschalten.

Wir sind jetzt gefordert, eine Kulturtechnik zu entwickeln, die uns für den Rest des 21. Jahrhunderts begleitet.

Smartphones sind eine technologische Neuerung, die unser Leben schon jetzt stark bestimmt. Indem wir sie verstehen und den Umgang mit ihnen meistern, haben wir eine großartige Chance: Wir können an ihnen lernen, wie wir den Wandel managen. Die Lektionen, die wir jetzt lernen, werden wir auf spätere Neuerungen immer wieder anwenden können – und müssen.

Gehen wir die zukünftigen Herausforderungen jetzt an. Meistern wir unsere Smartphones.

Dank

Ohne das Menthal-Projekt hätte ich nie die Erkenntnisse über den Smartphone-Gebrauch gewonnen, die ich heute habe. Ich danke einem begnadeten Team: Konrad Blaszkiewicz, Ionut (Johnny) Andone, Mark Eibes, Boris Trendafilov. Danke für Eure Energie, Eure Kreativität, Euer Vertrauen und Eure Geduld. Ich stehe in Eurer Schuld.

Bei Christian Montag bedanke ich mich für eine unglaublich spannende interdisziplinäre Zusammenarbeit. Dann lass uns mal Publikationen draus machen.

Auch Andreas Weber und Martin Hofmann-Apitius schulde ich Dank. Ihr seid die Kollegen, die ich jedem wünsche.

Ganz besonderer Dank an Martin Hetzner, seine Hilfe kam aus heiterem Himmel und im Moment höchster Not.

Bedanken möchte ich mich weiterhin bei Ann-Kathrin Schwarz und Jan Wielpütz – Ihr habt mir geholfen, meine Ideen zu klarifizieren, trotz meines Dickkopfes.

Last but not least danke ich dem Droemer Verlag und meiner Lektorin Ilka Heinemann, die den Wahnsinn besaßen, so viel Vertrauen in mich zu setzen.

Alexander Markowetz,
Bonn, im Juli 2015

Literatur

Brynjolfsson, Erik / McAfee, Andrew: *The Second Machine Age: Wie die nächste digitale Revolution unser aller Leben verändern wird*, Plassen Verlag 2014

Dean, Jeremy: *Making Habits, Breaking Habits. How to Make Changes That Stick*, Oneworld Publications 2013

DeMarco, Tom / Lister, Timothy: *Wien wartet auf Dich! Der Faktor Mensch im DV-Management* (*Peopleware* in deutscher Sprache), Hanser Fachbuch 1999

Duhigg, Charles: *Die Macht der Gewohnheit. Warum wir tun, was wir tun*, Piper 2014

Eyal, Nir: *Hooked. Wie Sie Produkte erschaffen, die süchtig machen*, Redline Verlag 2014

Hattie, John: *Lernen sichtbar machen. Überarbeitete deutschsprachige Ausgabe von Visible Learning*, Schneider Hohengehren 2014

Hudson, Valerie M. / Den Boer, Andrea M.: *Bare Branches. The Security Implications of Asia's Surplus Male Population*, MIT Press 2004

Kahneman, Daniel: *Schnelles Denken, langsames Denken*, Pantheon Verlag 2014

Lohmann-Haislah, Andrea: »Stressreport Deutschland 2012. Psychische Anforderungen, Ressourcen und Befinden«, Bundesanstalt für Arbeitsschutz und Arbeitsmedizin 2012

Meckel, Miriam: *Das Glück der Unerreichbarkeit. Wege aus der Kommunikationsfalle*, Goldmann 2008

Riederle, Philipp: *Wer wir sind und was wir wollen. Ein Digital Native erklärt seine Generation*, Knaur 2013

Small, Gary / Vorgan, Gigi: *iBrain. Wie die neue Medienwelt das*

Gehirn und die Seele unserer Kinder verändert, Kreuz Verlag 2009

Spitzer, Manfred: *Digitale Demenz. Wie wir uns und unsere Kinder um den Verstand bringen,* Droemer 2012

te Wildt, Bert: *Digital Junkies. Internetabhängigkeit und ihre Folgen für uns und unsere Kinder,* Droemer 2015

Toffler, Alvin: *Der Zukunftsschock. Strategien für die Welt von morgen,* Goldmann 1988

Bert te Wildt

Digital Junkies

Internetabhängigkeit und ihre Folgen
für uns und unsere Kinder

Sucht, Vereinsamung und Verwahrlosung sind die Kehr-
seiten des World Wide Web. Als Ersatz für unerfüllte
Wünsche und unerreichte Ziele ist das Internet der Nähr-
boden für neue Verhaltenssüchte. Online-Spielabhängig-
keit, Cybersexsucht und die Abhängigkeit von sozialen
Netzwerken entstehen im Netz, altbekannte Süchte wie
Glücksspiel- und Kaufsucht verlagern sich dorthin.
Der Arzt und Psychotherapeut Bert te Wildt schlägt
Alarm, damit die Digital Natives nicht zu Digital Junkies
werden.

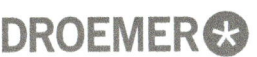

Bert te Wildt

Digital Junkies

Internetabhängigkeit und ihre Folgen
für uns und unsere Kinder

Sucht, Vereinsamung und Verwahrlosung sind die Kehr-
seiten des World Wide Web. Als Ersatz für unerfüllte
Wünsche und unerreichte Ziele ist das Internet der Nähr-
boden für neue Verhaltenssüchte. Online-Spielabhängig-
keit, Cybersexsucht und die Abhängigkeit von sozialen
Netzwerken entstehen im Netz, altbekannte Süchte wie
Glücksspiel- und Kaufsucht verlagern sich dorthin.
Der Arzt und Psychotherapeut Bert te Wildt schlägt
Alarm, damit die Digital Natives nicht zu Digital Junkies
werden.

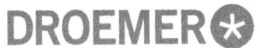